José Lozano Vergara

El cerebro. Una máquina biológica
Sobre el consciente y sus asesores

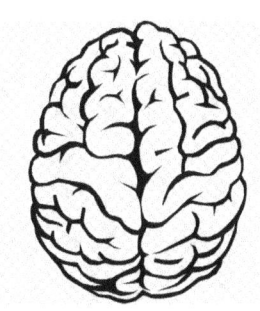

Propósito

En estos momentos, no hay una máquina electrónica, con inteligencia artificial, que no posea una o varias pantallas donde se proyecte la información requerida.

Si observamos un poco, en todos los cerebros de los animales, en especial en el de la especie homo sapiens, continuamente se está proyectando en su interior, alguna señal o dato, que se introduce desde el entorno, o surge de la memoria, durante el estado de vigilia, e incluso también en el periodo de sueño, cuando se produce una ensoñación. Es una mezcla sucesiva de palabras, imágenes, sonidos, olores y otras sensaciones. Podemos decir, a priori, que de esta diversidad de señales, emanan todas las acciones de la conducta de todos los animales.

Las primeras preguntas que debemos hacernos, respecto esta secuencia de datos, son: ¿en qué lugar del cerebro son proyectados? ¿Qué neuronas los están viendo y sintiendo, y qué procesos, paso a paso, siguen después los datos?

He leído muchos libros y artículos sobre el tema del cerebro, y no he visto que estas preguntas hayan sido formuladas ni contestadas por los estudiosos de la ciencia.

Es lógico pensar, que los datos que se introducen por primera vez en el cerebro, deben aparecer en un lugar específico del mismo, en sus formas y colores originales. Se sabe que los datos y señales que proceden del entorno, son recogidos por las neuronas de los receptores sensoriales, y por lógica deben ser proyectados en algún lugar. Y lo mismo debe ocurrir con los datos asentados en las neuronas de la memoria. Si esto es así, a este lugar de proyección deberíamos llamarle el escenario, la pantalla o el plató del cerebro. Y también parece lógico pensar, que las principales neuronas implicadas en los procesos de la intercomunicación, estén conectadas a ese centro de proyección, y también lo estén los grupos que manejan la acción y locomoción.

La intención de escribir este libro, es buscar en los textos escritos por profesionales, información específica sobre la mecánica funcional del cerebro, y tratar de encontrar las respuestas a esas y a otras preguntas que surjan en el transcurso de su lectura.

Índice temático

Introducción

Es un hecho demostrable, que todo cerebro, sea del tamaño que sea, y de la especie animal que lo posea, está operado por una población de seres diminutos e inteligentes, llamados células nerviosas, la mayoría de ellos constituidos desde la gestación, entrenados y especializados, para realizar determinadas funciones. Algunas de estas funciones parecen ser automáticas, sistemáticas, espontáneas, y las neuronas que las realizan, lo hacen con cierta independencia y autonomía. Otras pueden ser dependientes y estar encadenadas y ejecutadas por un sistema intrínseco.

Esas células nerviosas, que en su conjunto componen el sistema nervioso central y el periférico, forman una red de comunicación y ejecución, y cada una de ellas tiene una función o misión que cumplir. Se sabe que esa población de células nerviosas, llamadas neuronas, y que consta de alrededor de cien mil millones de unidades, están conectadas a través de ramales o cables, llamados axones y ramificaciones llamadas dendritas. Esto nos lleva a la deducción, de que gran parte de esa población abastece de información necesaria, a todos los participantes ejecutivos y ejecutores de la red, proyectando la información en un lugar central apropiado. En este lugar central apropiado, se proyectarían los datos y señales, tanto si proceden del medio ambiente, como si se originan en los sensores internos, ya sean señales nuevas o grabadas anteriormente, y desde este lugar de proyección, o centro neurálgico, se distribuiría la información, y se derivarían todas las acciones y operaciones cerebrales del pensamiento y de la conducta de cada ser humano.

De acuerdo a estas características, y dada su similitud en la organización, en su propósito y en sus objetivos, a esta población de seres podríamos compararla con la población de habitantes que componen una nación, o una gran empresa, o también con las piezas que forman una gran máquina sofisticada, operada con inteligencia artificial. Por supuesto nos parecerá lógico que los seres biológicos que constituyen los cerebros, se formaron antes que cualquier máquina mecánica y práctica, por lo que debemos suponer que cualquier organización material práctica, haya surgido por imitación al funcionamiento de los cerebros y máquinas biológicas.

La idea de comparar el cerebro con las tres anteriores estructuras, es por la similitud que hay entre ellas. Por ejemplo, una nación está formada por un conjunto de seres, especialmente inteligentes, organizados con diversos sistemas y normas, para alcanzar un fin. Una empresa también es una organización de personas, trabajando bajo un sistema para conseguir determinados objetivos. Y una máquina inteligente, aunque no está compuesta por seres inteligentes, sí está equipada por un conjunto de piezas que actúan con una mecánica y trabajan para un objetivo. El cerebro también es un conjunto de seres, infinitamente más pequeños, pero inteligentes y organizados con diversos sistemas, para conseguir un fin determinado.

Por otro lado, sabemos que todos los cuerpos u objetos del universo, incluyendo los cuerpos biológicos, están hechos de partículas. Pero si todos están formados por partículas, ¿qué es lo que hace que unos objetos sean animados, como los seres biológicos, y otros inanimados, como una roca o un metal? Debe haber una fuerza o energía, en potencia, que sea la que reúna a determinadas partículas afines o compatibles, y consiga crear con ellas cuerpos o seres biológicos. En este caso debemos suponer que esa fuerza, en principio una fuerza en potencia, es una esencia inteligente, invisible e independiente de la materia, y esta es la que hace que se construyan los seres biológicos, si se dan las condiciones necesarias. Esta fuerza no necesariamente tiene que ser un alma o espíritu. Podríamos decir que la inteligencia es una fuerza creadora universal, en estado potencial, que no es sapientísima, pero sabe cómo construir cuerpos biológicos a base de combinar los átomos, y de hacer con ellos ensayos y experimentos. Empieza construyendo un gen, luego una célula y después, con billones de células, formar diversidad de seres vivos.

La célula, que es la unidad básica de todo ser vivo, está compuesta por un grupo de partículas, organizada con diferentes componentes. Una sola célula ya es un ser vivo, y un ser biológico unicelular ya tiene algo de inteligencia, pues ya sabe hacer muchas cosas. La ciencia moderna nos dice, que a partir de unas primeras células, se han construido todos los seres vivientes del planeta Tierra. Se cree que el total de células que componen el cuerpo de un ser humano asciende a 37 billones. Pero, ¿quién construye a las células? Se sabe que los genes son los que sintetizan las proteínas, con las cuales se construyen y se mantienen todas las estructuras y procesos funcionales de los seres biológicos. Uno de estos seres, supuestamente el más complejo, evolucionado y desarrollado de todos los que habitan el planeta, es el llamado homo sapiens.

La siguiente pregunta que podemos plantear, es ¿qué fuerza inteligente ha creado a los genes? Esta es una pregunta difícil de contestar, pues tal vez no tenga respuesta aún. Hasta ahora, sólo se sabe que los genes son los que sintetizan las proteínas derivadas de los alimentos, y estos genes son los arquitectos e ingenieros que construyen, mantienen e intervienen en casi todos los procesos que realizan las células. Pero parece que no se conoce aún su génesis.

Si observamos un poco, parece que en todo cuerpo biológico hay dos fuerzas o componentes básicos, que podríamos compararlos con los dos platos situados en los extremos de una balanza. Estos dos componentes suelen ser de fuerzas opuestas, pero funcionan en asociación para mantener un constante equilibrio. Es algo parecido a lo que llaman en algunas civilizaciones orientales, el yin y el yang. Estas dos fuerzas se llaman, positiva-negativa, como por ejemplo la que se combina para producir electricidad, o excitatoria-inhibitoria, como los dos elementos que regulan los niveles y el equilibrio de los procesos del cerebro.

Si repasamos la evolución de los seres biológicos, ¿cuántas veces la inteligencia creativa tuvo que mezclar y recombinar las partículas, los genes y las células, y adaptarlas a la fuerza de las interacciones del medio ambiente, para que surgiera un ser pensante, como lo es el homo sapiens?

Con respecto a los sistemas de cooperación y convivencia, que suelen usar los componentes de una determinada población de seres pensantes, ¿cómo tendría que ser un sistema democrático, para que pudiéramos decir que es perfecto? Según mi opinión, una democracia casi perfecta sería aquella en la que toda la población inscrita en un sistema, estuviera viendo y oyendo lo que dicen y hacen, minuto a minuto, sus representantes y gobernantes. Esto parece imposible de conseguirse en la actualidad, en una sociedad compuesta por seres humanos, ya que sus cuerpos están separados y se mueven de un lado para otro. Pero si la idea la trasladamos a la población de neuronas del cerebro, tal vez pueda ser posible, ya que todas ellas están conectadas y enlazadas, mediante una inmensa red de cables. Esta red de comunicación cerebral, podríamos compararla con la red de cables de una ciudad o con la red de servicio de datos, del sistema computacional llamado Internet.

El cerebro del ser humano, es una asociación compuesta por muchos cientos de miles de millones de cuerpos celulares de muchos tipos, y dentro de esos miles de millones de células en general, hay esa población de alrededor de cien mil millones de individuos especializados, que se dedican a captar, procesar y administrar los datos y señales que flotan y circulan en el medio ambiente, y con ello dirigir las acciones corporales que originan esos datos y señales, en el aspecto personal y dentro de un orden social. A estos seres celulares se les llama neuronas.

Esas células llamadas neuronas, son las que componen la red del sistema nervioso, y, según mi opinión, es probable que esa red funcione como una especie de asamblea permanente o en continua comunicación global. Me refiero a que toda señal o información que entre nueva, y después circule por la red, y toda señal que originen los acontecimientos que ocurren en el interior y al alrededor de un cuerpo biológico, se reflejen o proyecten en un lugar al que podríamos llamar escenario o pantalla, y de ese lugar se deriven todas las acciones conductuales de cada ser biológico.

Está totalmente comprobado, que las neuronas son diminutos individuos independientes, con inteligencia propia, y todas están enlazadas, a través de una enorme red de cables y ramificaciones. Estas neuronas, actúan individualmente o en grupos, y sus acciones son coordinadas y ejecutadas casi a la perfección. Y podemos suponer que están estructuradas y programadas por los genes, y se han especializado y organizado sistemáticamente, como suele estarlo el conjunto de seres de un país moderno, en cuanto a sus procesos productivos, administrativos, políticos y sociales.

¿Cómo han llegado a organizarse, tantos millones de diminutos seres, para construir, por sí mismos, el más perfecto instrumento biológico que existe en el planeta Tierra, como lo es el sistema nervioso y el cerebro del homo sapiens? La respuesta exacta aún forma parte de un misterio, pero si usamos la lógica y la deducción, esta nos pueden llevar a pensar que lo han hecho, con la ayuda de esa fuerza creadora universal inteligente, usando los medios necesarios encontrados en su camino evolutivo, y por la insistencia y la práctica diaria, ejercida durante más de tres mil millones de años de experiencia. Es algo tan grandioso y maravilloso, que no podemos dejar de asombrarnos, si nos dedicamos a estudiar sus procesos.

Respecto a esta maravillosa organización, muchas veces me he hecho la misma pregunta. ¿Cómo pueden convivir tantísimos seres, en un recinto tan pequeño, estar tan bien organizados y sincronizados, y sin tener apenas conflictos entre ellos? Y digo a penas, porque puede ser que alguno de sus componentes, en un momento dado, se aparte del sistema, y se desequilibre y desarmonice al resto, creando un conflicto a la propia organización, y a otras cercanas o que tengan algún contacto con ella. Pero en el caso de que se de este desequilibrio, sólo llega a afectar a menos de un cinco por ciento del total de la población.

Hace algunos años tuve experiencias sorprendentes, y al mismo tiempo de mucha reflexión, con una persona que de improviso, y sin saber la causa, tuvo un brote psicótico. Durante diez años, conviví con ella, sobrellevando cinco grandes crisis de hipermanía, acompañadas de ideas y conductas psicóticas, y otras tres o cuatro pequeñas crisis más suaves, de hipomanía sin psicosis.

Desde entonces me he interesado en leer libros relacionados con los procesos cerebrales. Empecé a tener gran interés, en saber cuales son los mecanismos que normalmente hacen funcionar a un cerebro sano, y por qué de pronto ese cerebro no puede funcionar juiciosamente, sin que haya una causa aparente que lo provoque, en la mayoría de los casos.

Pero el cerebro es tan complejo y tan difícil de penetrar en él, que a pesar de todos los estudios hechos, y los aparatos sofisticados construidos para detectar algunas de sus funciones, aún no hay unanimidad entre la comunidad científica, a la hora de describir paso a paso, todos los procesos que determinan sus comportamientos, y cómo se conforman los sistemas de su mecánica operacional.

Entre mis lecturas de libros y artículos sobre el cerebro, he observado que hay dos teorías o creencias, totalmente opuestas e incompatibles. Una de ellas está basada en aquellas tradicionales creencias religiosas y filosóficas, que sugieren o aseguran, que el ser humano, y todos los demás seres biológicos, han sido creados tal y como son en la actualidad, por un ser Divino y Todopoderoso, sin que estos seres biológicos hayan pasado por un proceso evolutivo. Estos pensadores teóricos, creen que el ser humano está hecho de dos componentes: uno es el alma, espíritu o la mente, que sabe cómo dirigir la conducta de cada ser humano, y el otro que es sólo una masa de materia física y burda, que obedece y actúa. Pero estas creencias, aparte de que no están basadas en pruebas científicas, usan un lenguaje muy sofisticado y abstracto. Estos pensadores también propiciaron que durante siglos, no se estudiaran los componentes orgánicos y biológicos del cerebro, al asegurar que no era necesario, porque el cuerpo y el cerebro sólo eran una especie masa burda.

La otra teoría, basada en la idea de la auto creación y evolución de las especies, está sustentada en pruebas y descubrimientos, que han sido obtenidos mediante estudios y métodos rigurosos y consensuados, y han aportado algunos conocimientos y resultados, que son científicamente demostrables.

Mi creencia sobre la existencia de los seres vivos, es la de que tanto los cerebros, como los cuerpos biológicos que los soportan, han sido auto creados por sus propios genes y no por una entidad, todopoderosa, inmaterial oculta y misteriosa. Creo que todo ser vivo, parte desde la conjunción de dos componentes universales, que flotan en el espacio: inteligencia creadora en potencia, y partículas de materia física, y esto movido por determinadas energías.

Muchos de los estudios que se han hecho sobre el cerebro, han sido con animales de laboratorio, enfocándose en el estudio minucioso de determinados procesos y sistemas o núcleos específicos, pero estos sólo aportan algunos datos aislados. Aún no hay un estudio sobre el funcionamiento mecánico global del cerebro. Incluso partes del cerebro, que durante muchos años se creyó que tenían una sola y simple función, como por ejemplo el que le aplicaron al núcleo llamado tálamo, los científicos están descubriendo que la función de este núcleo, abarca muchas más funciones de las que se creía. O el de la función de la molécula llamada histamina, que cuya infinidad de funciones, está siendo estudiada en los últimos años. El estudio del cerebro parece todavía un rompecabezas, en el que sólo se han armado unas cuantas piezas aisladas.

La mayoría de los libros y artículos académicos, que hablan del cerebro, son netamente científicos y dedicados a partes específicas y aisladas del mismo, y además están escritos con un lenguaje demasiado técnico, para que lo entendamos los lectores no profesionales. Esto dificulta un poco su comprensión.

Muchas de las descripciones que hacen algunos autores, sobre determinados componentes y procesos del cerebro, no tienen lógica para mí. Es por esta razón, que decidí escribir este libro, con el cual intento exponer y encadenar algunas ideas, basadas en determinadas lecturas sobre teorías y estudios académicos y en descubrimientos comprobados con experimentos científicos.

Al hablar del cerebro del animal sapiens, no me refiero a los sapiens primitivos, sino al cerebro de los actuales seres humanos. Haciendo un resumen, aunque algo superficial, pero resaltando las portentosas cualidades que ha adquirido el animal sapiens, podríamos decir que su cerebro es parte de una máquina biológica, construida por un sistema autopoyético (que es creado o generado así mismo) con una organización casi perfecta. (*Autopoiesis*, es un neologismo propuesto por los biólogos chilenos, Humberto Maturana y Francisco Varela).

Aunque en los últimos años han aparecido, ordenadores, robots, máquinas y aparatos electrónicos muy sofisticados, y se han hecho estudios con pruebas más precisas, con los cerebros de diferentes animales de experimentación, y de humanos con patologías incurables, usando técnicas no invasivas, aún no se conoce totalmente la mecánica en general, que usa el cerebro de los animales superiores, para llevar a cabo todos sus procesos, en su recorrido día a día por su medio ambiente. Incluso, hay controversias sobre la función que desempeña cada uno de sus núcleos, entre algunos filósofos, psicólogos, psiquiatras y neurobiólogos.

Estudiar los procesos de una máquina tan sofisticada, como es la del cerebro, compuesta por miles de millones de unidades microscópicas, parece que es como si quisiésemos armar un gran puzle de cientos de piezas, y no supiésemos dónde colocar cada una, y además no contásemos con una imagen del puzle, que nos diese alguna pista. Mientras no estén todas las piezas colocadas, no podremos saber qué imagen nos dará el puzle.

Si regresamos millones años hacia atrás en el tiempo, y creemos que las especies se han desarrollado a través de una evolución automática progresiva, debemos suponer que la primera o primeras asociaciones biológicas que surgieron en el planeta tierra, a las que podríamos llamar también instrumentos o micro máquinas biológicas, se formaron por la reunión de un determinado grupo de componentes físico-químicos, (partículas) que estaban disueltos y flotando en el ambiente y en el agua. Para que estos componentes pudieran asociarse y encadenarse, y al mismo tiempo mantenerse firmemente unidos para formar estructuras físicas, capaces de perpetuarse por sí solas, expandir su tamaño, reproducirse y multiplicarse, podemos pensar también, que debió haber existido una fuerza intrínseca con poder constructivo, (¿inteligencia virtual?) de unión y expansión, en cada uno de sus componentes.

A esta fuerza creativa, de asociación y expansión, podemos llamarla inteligencia, pues probablemente, esta fuerza fue la que hizo posible que se reunieran las partículas afines, para construir cuerpos o máquinas biológicas, cubriendo con ellas todos los espacios del planeta, con infinidad y diversidad de tamaños y formas.

A esas estructuras biológicas, especialmente las que constituyen el reino animal, algunos científicos les llaman máquinas, por su parecido a las máquinas mecánicas, en cuanto a sus objetivos y mecanismos de funcionamiento, aunque las biológicas sean sumamente complejas y sofisticadas, y estén compuestas por pequeños seres vivos, las células. Si observamos a las máquinas mecánicas físicas modernas e inteligentes, vemos que cada vez se asemejan más a los seres o máquinas biológicas.

Sabemos que toda máquina artificial, está compuesta de varias piezas, de constitución metálica o plástica, y estas son construidas para un fin determinado. Pero en las máquinas biológicas, que han sido autoconstruidas y auto diseñadas de diversos tamaños, vemos que sus componentes son diminutas piezas, de constitución física y química, con una fuerza o inteligencia intrínseca. Estas diminutas piezas biológicas, han evolucionado, por asociación y expansión, llegando a construir cuerpos o estructuras de diferentes formas y tamaños, dotados de cerebros que evolucionan hacia un nivel superior, y hacia metas de perfección.

Haciendo algunas comparaciones, al observar que el cerebro de los animales, en especial el de los sapiens, y según nos lo demuestra la ciencia moderna, está compuesto por una inmensa población de seres vivos e independientes, podemos decir que en su organización tenga cierto parecido, como he dicho anteriormente, a una empresa, un pueblo, una ciudad o una nación. Esta comparación puede ayudarnos a comprender su organización, aproximadamente.

Vemos que un país o nación está compuesta por una población de varios millones de seres humanos, individuales, de tamaño mediano, que se han equipado con vehículos y herramientas, confeccionadas por ellos mismos y están posicionados sobre una extensión espacial territorial. Estos habitantes también se proveen de sistemas, normas y leyes, para convivir unidos en pacífica armonía.

El cerebro humano esta situado en un departamento o estructura ósea, compuesto por una población de miles de millones de pequeñísimos seres individuales. Estos seres también usan vehículos transportadores y herramientas, dentro de su territorio, (el cráneo y la masa cerebral) aunque todas son biológicas, ya que esos mismos individuos hacen de actores y de herramientas al mismo tiempo. Estos actores usan sistemas y normas, con las cuales llevan a cabo los procesos necesarios, para conducir a su cuerpo por el medio ambiente, y satisfacer sus deseos y necesidades.

La vida diaria de una nación como la de un cerebro, se hace presente y posible, por la actividad sincrónica de sus millones de habitantes, mediante una sucesión de eventos encadenados y relacionados entre sí.

Si tratamos de comparar al cerebro con una máquina, la más apropiada podría ser un ordenador, ya que los ordenadores, aunque se encuentran todavía en etapas iniciales de desarrollo, han surgido a imitación de los cerebros humanos, basándose en algunos de sus principios y procesos.

Estudiar el cerebro analizando sus procesos físicos y mecánicos, no es nada raro en la actualidad, si observamos todos los estudios, experimentos e hipótesis surgidas en los últimos años por un gran número de científicos. Al fin y al cabo, parece que todo lo que existe en el universo, se mueve por medio de sistemas o procedimientos mecánicos.

La misión de escribir este libro, es la de encontrar una aproximación de cómo se organizan, sistemática, mecánica y estructuralmente, esos miles de millones de habitantes neuronales del cerebro, en el reparto de tareas y en la toma de decisiones, para satisfacer sus deseos y mantener la armonía y supervivencia, dentro de la sociedad y el medio ambiente en el que se desenvuelven.

I

El cerebro

"El cerebro es un lugar muy grande
en un espacio muy pequeño".

CARL SAGAN

Procesos y sistemas

El cerebro de los animales, especialmente el de los seres humanos, es parte de una máquina y está construido para captar aquellas señales que proceden de diversas fuentes, y flotan en el medio ambiente, y crear con ellas sistemas de entendimiento y acción. Pero, hablando metafóricamente, el cerebro debe poner mucha atención a lo que ve, oye y siente. Algunas señales, están vestidas con trajes ilusorios, tejidos con hilos de mentiras y verdades. La principal misión del cerebro es aprender a desvestirlas y conocer su interior.

Si queremos estudiar al cerebro, de manera rigurosamente científica, tenemos que verlo pieza por pieza, como si fuera una maquina, aunque esta máquina sea sumamente sofisticada, y esté construida por piezas compuestas de elementos biológicos. Y a demás, debemos tener en cuenta que una máquina es un conjunto de piezas ordenadas y vinculadas entre sí, que mediante un tipo de energía, y un sistema funcional y mecánico, produce uno o varios efectos determinados.

El cerebro del homo sapiens, viéndolo en un sentido práctico y mecánico, está organizado por un conjunto de piezas como cualquier máquina. A estas piezas se les llama grupos, núcleos, formaciones o módulos. Estos núcleos o módulos están constituidos por conjuntos de neuronas, por lo que las neuronas, ya sea individual, o grupalmente, son las responsables de la captura, y la interpretación y circulación de la información, y también de la locomoción y de las acciones de la conducta. Cada neurona y cada grupo o módulo, tiene a su cargo una función exclusiva, que puede ser independiente y ejercerla por separado, o en paralelo con los demás grupos, pero enfocada a una meta final. La perfecta coordinación y conjunción, que realicen todas la neuronas y módulos, hace que se de un estado especial llamado consciente, que es el que determina el comportamiento social de cada ser humano.

Si esto es así, la conducta de cada ser humano, se da apropiadamente o conscientemente, cuando todos los grupos están conectados a la red, aportando cada uno su parte contributiva, y haciéndolo en perfecta sincronía.

Si alguno de los grupos no está conectado a la red, y no aporta su trabajo o no funciona correctamente, se dará un estado de inconsciencia y tal vez se produzca un mal funcionamiento, en alguna de las conductas del ser correspondiente.

Si nos basamos en los últimos estudios científicos, que se han hecho sobre el cerebro, podemos comprobar que cualquier cerebro animal, es un instrumento que se alimenta, aprende y se desenvuelve, mediante las señales y los datos que se introducen en su cerebro, procedentes del medio ambiente, y de aquellas señales que se generan en su propio cuerpo. Si no llegara ningún dato o señal al cerebro, este no sabría qué hacer con el cuerpo, aunque corresponda al de un ser humano.

Haciendo una simple analogía, podemos decir que así como los habitantes de los países o naciones, se han organizado creando leyes y sistemas, formando profesionalmente a sus individuos, fabricando herramientas, etc., las neuronas del cerebro también se han organizado de forma parecida, creando entre ellas grupos o módulos, especializados en determinados procesos y funcionando con sistemas, adaptados a las condiciones del medio ambiente, para conducir el cuerpo físico, de forma segura y positiva, en su tránsito por la vida.

Aún no hay un estudio que demuestre con exactitud, como lleva a cabo el cerebro, paso a paso, segundo a segundo, la mecánica operacional de sus procesos comunicativos y ejecutivos, individuales y grupales. No se sabe si usa un sistema de gobierno jerárquico, si es autónomo, o es autocrático, autoritario o democrático. Al no haber una certeza total de cómo se organiza el cerebro, en sus procesos de intercomunicación y ejecución, individual o grupal, dada su gran complejidad, no sólo no hay unanimidad, sino que hay mucha disparidad y controversia, entre los estudiosos del tema, a la hora de hacer descripciones sobre el funcionamiento exacto de cada uno de los grupos o núcleos, que componen el conjunto de todo el sistema nervioso.

Al hablar de procesos cerebrales, podemos decir que todas las señales que recibe el cerebro del exterior, se introducen por medio de unos receptores primarios, y terminan alojándose en un receptor final, que es el que retiene cada señal y la conserva, para ser usada en algún momento posterior. Es lógico imaginar, que desde su entrada por su puerto correspondiente, hasta que llegan al receptor retenedor final, las señales deben tener un recorrido intermedio, y pasar por determinados procesos durante ese recorrido.

Si queremos saber cómo funciona el cerebro en general, creo que es importante saber qué pasos recorren las señales, y cuales son sus posibles proyecciones, actuaciones y transformaciones, en algunos de los módulos, hasta llegar a la meta de esa primera etapa.

Algunos estudiosos creen que las señales captadas, van directamente a las neuronas de sus zonas de asentamiento en la corteza, sin pasar por análisis intermedios de otros módulos. Dicen que sólo las neuronas de la corteza, son las que analizan, interpretan y definen las propiedades de las señales. En cambio, otros creen que no tiene sentido que las señales que captan las neuronas sensoriales, pasen por diferentes grupos o módulos, sin que estos grupos tengan alguna intervención o realicen algún procesamiento referente a sus aspectos y cualidades, ni hagan alguna observación, interpretación, evaluación, o uso de esas señales. Si usamos la lógica, podemos pensar que parece más probable que las neuronas o agrupaciones, que reciben las señales, (las de la corteza) para guardarlas en su interior y usarlas después, ya las reciban procesadas y definidas por los módulos intermedios.

Ya dijimos que la opinión general de filósofos, psicólogos y religiosos antiguos, era la de que el cuerpo y el cerebro de los seres humanos, sólo era una masa burda, movida por una fuerza invisible, a la que llamaron espíritu, alma o mente. Pero a partir del descubrimiento de las células nerviosas, y demostrada su participación en las funciones especiales de la intercomunicación, y más tarde el descubrimiento de los genes y sus múltiples funciones, la concepción antigua de que una mente, espíritu o alma invisible dirige las funciones del cerebro y el cuerpo, ha cambiado radicalmente.

En el caso de que el cerebro fuera dirigido por un ente espiritual, (la mente, el espíritu o el alma) y no por su propio sistema nervioso, este ente inmaterial también necesitaría datos o señales para aprender. Pues está demostrado que el ser humano aprende mediante los datos que recibe. Si el ser humano fuera dirigido por un espíritu, el cerebro físico sería una especie de ordenador, y el espíritu sería el usuario o manipulador. Pero esta idea parece ahora más bien ciencia ficción.

En esta época de tantos descubrimientos científicos, es más lógico pensar que al cerebro no lo dirige un usuario espiritual invisible, sino que se dirige a sí mismo, automáticamente en base a su población de neuronas especializadas, haciendo uso de los datos o señales que reciba cada día de su existencia. Según los datos y señales que lleguen al cerebro, la interpretación que hagan de ellos sus neuronas, y la posición o fuerza que adquieran esos datos una vez asentados, será el tipo de conducta de cada ser humano, en su andanza por los caminos de la vida.

Según la ciencia actual, el cerebro esta formado por diferentes grupos o departamentos, constituidos por determinadas poblaciones de neuronas, y cada uno de esos grupos tiene una función mecánica independiente, pero asociada y correlacionada con la de los demás grupos. Aunque las funciones mecánicas de cada uno de estos grupos, se lleven a cabo con cierta independencia, cada uno contribuye a formar parte de un todo, al mismo tiempo que ese todo depende de la aportación que haga cada uno.

Se dice que el cerebro es la parte superior de una red global de comunicación, llamada sistema nervioso. Y a los módulos o formaciones departamentales que lo componen, la mayoría bien definidos, los científicos les han puesto nombres, según su constitución y las funciones que desempeñan. Estos órganos, grupos o módulos, funcionan mecánicamente con energía eléctrica, en varios niveles de frecuencia y potencia, (generalmente entre 1 y 100 hercios) y al mismo tiempo complementados por otras moléculas de tipo químico u hormonal.

Este sistema nervioso trabaja con datos, y con cada dato o señal que llega al interior del cerebro, y también con cada experiencia personal, se inicia un proceso cognitivo, impulsado por estas energías. De acuerdo a esta nueva concepción, es lógico pensar que el cerebro no sea movido por un espíritu o alma, sino más bien por una energía y un sistema, auto programado por los genes.

Se puede asegurar, pues está demostrado, que las neuronas del sistema nervioso de todos los animales, reaccionan ante los estímulos y señales que le llegan del interior y el exterior del cuerpo. Esto quiere decir, que el ser humano establece su orientación y organiza sus conductas, en relación con los estímulos, las señales, externas y los datos que ya tiene almacenados en los genes, y en las neuronas de la memoria.

Por lo tanto, podemos estar seguros que el cerebro es una asociación de seres celulares, y de estos seres se desprenden todas las concepciones, funciones, programas y acciones que hacen funcionar al ser humano. No obstante, como la palabra mente está muy arraigada en el lenguaje cultural, habrá que hablar de ella, aunque lo ideal será usar más la expresión procesos cerebrales, que procesos mentales.

Los impulsos eléctricos, llamados también potenciales de acción, son una de las energías que emplean las células nerviosas para comunicarse entre ellas. Por lo tanto, podemos considerar que el cerebro, es algo similar a un instrumento, en parte bioquímico y en parte electro físico.

Uno de los hombres que contribuyó a poner en duda, y a que algunos desecharan la teoría de que al ser humano lo movía y dirigía un espíritu, fue el biólogo boloñés Luis Galvani, que descubrió que había actividad eléctrica en el cuerpo de los animales. Con su descubrimiento, propuso la teoría de que las células neuronales motoras, son capaces de generar una pulsación de corriente eléctrica, que es la que causa la contracción y la fuerza de los músculos.

La potencia y el tipo de frecuencia eléctrica, son sumamente importantes en los cientos o miles de procesos, que hacen funcionar a las células del sistema nervioso. Un ejemplo de ello es que cuando el cerebro y todo el sistema, está en estado de sueño profundo, de coma o anestesiado, su nivel de potencia eléctrica es tan bajo, que no puede transmitir señales o información, entre sus núcleos o grupos de neuronas. Es como si estuviera apagado, y por lo tanto no hay actividad mecánica, comunicativa y conductual.

Muchas de las cosas que hace el cerebro, no las hace por capricho, sino que son generadas, ya sea por determinadas reacciones modulares de sus neuronas, con sus impulsos mecánicos, físicos y químicos internos, o ya sea por el tipo de información externa que le aportan sus sistemas sensoriales, dependiendo incluso de la interpretación que cada cerebro haga de la información que recibe. Aunque la siguiente frase pueda parecer simple, podríamos decir que "la felicidad o la desdicha que pueda sentir una persona, en estado consciente, dependen de la actividad de sus neuronas, y de la interpretación que estas hagan de la información que reciben".

Para entender el cerebro, en su función de interpretar las señales, y el de conducir las acciones del vehículo que lo alberga y lo transporta, (el cuerpo físico) tenemos que estudiar sus piezas, núcleos o módulos, uno a uno, observar individualmente a los micro seres, neuronas que componen esos núcleos, (cada célula nerviosa) y entender los mecanismos que estos módulos emplean. Esta es una ardua labor, por la dificultad que presentan los cerebros, al estar encerrados en una osamenta difícil de abrir, (el cráneo) y por la inmensa pequeñez de sus piezas (individuos, departamentos o formaciones). Y si el cerebro está compuesto por módulos, y estos por seres individuales, que en gran parte ya están identificados y estudiados, deberíamos saber qué constitución anatómica tienen, qué posición ocupan, que funciones desempeña cada uno de ellos dentro de sí mismos y cómo es su relación con los demás. Cuanto más conozcamos sobre los procesos mecánicos que hacen funcionar a cada uno de los grupos, mejor entenderemos cómo y por qué sus dueños y portadores, actúan de determinadas maneras.

A simple vista, podemos ver que el cerebro de cualquier animal es una masa de tejido gelatinoso, compuesta por múltiples tipos de seres diminutos llamados células. Esos seres forman una población total de más de un billón de unidades, y ya hemos dicho que están distribuidos por grupos especializados en diferentes procesos o actividades. Muchas de esas células ya vienen con instrucciones genéticas de funcionamiento y supervivencia, dadas desde el periodo de gestación de cada ser humano. Pero una gran parte de esa población total, está compuesta por miles de millones de micro seres, con misiones futuras, especiales, anatómicamente construidos para actuar en determinadas funciones. Estos seres, a partir del nacimiento ya están listos y dispuestos para entrar en acción, agrupándose y especializándose en algún proceso relativo a la intercomunicación y a las acciones de la locomoción y la conducta, pero en esa primera edad, aún no tienen instrucciones de cómo hacerlo. Esta población son las llamadas neuronas, acompañadas de sus auxiliares las glías, y tienen la misión de ensamblarse, aprender, y especializarse en alguna tarea o acción, reaccionando al tipo de datos y señales que le lleguen de su interior o de su entorno.

Para que el cerebro desarrolle todas sus actividades necesarias, debe utilizar a los receptores sensoriales, a los impulsores energéticos y transportadores elementales, como productos químicos, proteicos, biológicos, eléctricos, etc., para dar respuesta rápida a la comunicación y ejecución de todas sus acciones. Estas acciones, aunque algunas de ellas parecen simples y rutinarias, son sumamente complejas, y más aún por estar programadas y coordinadas, por seres infinitamente pequeños, los cuales sólo los podemos ver a través de un potente microscopio electrónico. El estudio se hace más complejo aún, porque esta población de células, especializadas en la captación y comunicación de señales, está compuesta por cerca de cien mil millones de individuos. Estamos hablando de una población de seres, casi diez veces más grande que la suma de todos los seres humanos que habitan el planeta Tierra.

Si eta organización de células neuronales, está conformada por determinadas piezas, aunque estén construidas con materiales y componentes biológicos, y estas piezas usan energía eléctrica, con programas y sistemas mecánicos para llevar a cabo sus funciones, podemos considerar al cerebro como parte de una máquina, aunque a esta máquina la llamemos biológica.

Casi todos sabemos que los términos hardware y software, son dos palabras inglesas que se usan para definir, una al conjunto de las partes duras o componentes físicos de los ordenadores, y la otra al conjunto partes blandas que son las que componen los sistemas y programas.

Si definimos al cuerpo humano como una máquina biológica, estas dos palabras inglesas las podemos aplicar también al cuerpo y al cerebro del homo sapiens. Las partes duras o hardware del cerebro, serían el cráneo o carcasa, compuesta por los huesos y músculos, y por los grupos de células que conforman la masa encefálica. Las partes blandas o software, serían los datos y señales o la información recibida y retenida por las partes duras, (las células) las cuales dan lugar a sofisticados sistemas, surgidos de la interpretación que cada grupo haga de esa información.

Al hablar de software y hardware, no debemos pensar que son dos cosas que puedan actuar separadas una de la otra, pues las dos son necesarias e imprescindibles, ya que la una se forma por el crecimiento de la otra, y con la participación de las dos se desenvuelve el cerebro y el cuerpo. Podemos decir que las dos facultades, forman una unidad dual en el ordenador, pues si no existiera el hardware el software no se podría aplicar, y si no existiera el software, el hardware no podría realizar ninguna función. Esta misma idea podemos aplicarla al cerebro. Si no existiera la maquinaria física, compuesta por esa población celular, física y especializada, (las neuronas) la información no podría ser retenida y aplicada, y el desarrollo o evolución de la maquinaria biológica, hubiera quedado reducida a sólo unos cuantos seres unicelulares flotando en el agua. Y si esa población neuronal, no creara con su trabajo sistemas y programas cognitivos, derivados de la información retenida, no existiría ninguna civilización.

Parece una forma de expresión fría, el llamarle máquina al cerebro de un ser humano, aunque sólo sea para hacer una comparación, sobre el funcionamiento mecánico que realizan sus componentes. Cualquier comparación que se haga del cuerpo y el cerebro, con una máquina artificial, por muy sofisticada que esta sea, nos puede parecer que se esté pecando de simplista y mecanicista. Pero, debemos tener en cuenta que la ingeniería genética, biológica, autopoyética e inteligente, lleva millones de años haciendo pruebas, construyendo y perfeccionando cuerpos biológicos, con cerebros inteligentes, y en cambio la ingeniería mecánica industrial y artificial, nació hace apenas unos cuantos años. Esto presenta cierta dificultad a la hora de hacer este tipo de comparaciones, pero puede ayudarnos a entender mejor el funcionamiento del cerebro.

Para comprender, aunque sea teóricamente y a groso modo, cómo funciona el cerebro en sus procesos mecánicos, ya que es sumamente complejo, y no podemos penetrar en sus núcleos y seguir detalladamente sus movimientos, podemos hacer algunas comparaciones con la computadora u ordenador, ya que este es el instrumento o máquina inteligente que más se le parece, aunque debemos tener en cuenta que el ordenador, es una copia simple del cerebro, poco evolucionada aún.

La comparación sólo se podrá hacer, en algunas de sus piezas o componentes, relativas a algunos de sus procesos sistemáticos, mecánicos y electrónicos, ya que es imposible hacerla en sus procesos químicos, hormonales, sensoriales y emocionales, pues estos sólo se pueden dar en una máquina biológica como es el cerebro.

Antes de empezar a comparar los componentes, la mecánica y la inteligencia de las dos máquinas, ordenador y cerebro, creo conveniente que nos hagamos algunas preguntas.

¿Son más inteligentes y más complejas, las computadoras de la última generación que las de la primera? ¿Son más inteligentes y están mejor organizados, los cerebros de los homos sapiens actuales, que aquellos ancestrales que habitaban en cuevas y cavernas, hace miles de años?

Es difícil contestar a estas preguntas con un sí o un no. Aparentemente, puede parecer que los dos son más inteligentes, pero si hay diferencias pueden ser sólo de nivel; los sapiens actuales tienen más recursos, están más desarrollados y perfeccionados por su trayectoria evolutiva, y esto podría hacerlos parecer más inteligentes. Pero la inteligencia, no parece un elemento concreto, ni exclusivo, ni está totalmente terminado. La inteligencia podemos verla como una esencia creadora, o como un principio creativo, que se encuentra en estado potencial en todo el universo, y puede hacer muchas cosas como construir cuerpos biológicos, si se encuentra en un lugar apropiado, con determinadas condiciones ambientales, y además tenga a su alcance los materiales apropiados y necesarios.

No nos debe caber la menor duda, de que todo ser humano tiene una capacidad intelectual en potencia, que le acompaña desde que nace hasta que muere. Esa capacidad es la que hace que decida qué hacer y en qué creer. Pero esta capacidad sólo opera plenamente, cuando su cerebro alcance cierto grado de desarrollo físico, y además posea abundante información acumulada en las neuronas de su memoria. Si un cerebro no adquiere información, no tendrá desarrollo cognitivo ni mucha capacidad o nivel intelectual. E incluso si ya ha almacenado información, pero no puede procesarla y usarla adecuadamente, porque tiene alguna disfunción mecánica en algún módulo, tampoco sabrá qué hacer ni cómo comportarse adecuadamente.

De acuerdo a estas observaciones, podemos deducir que la inteligencia se da cuando se reúne un número determinado de elementos (cantidad de neuronas y cantidad de datos). O también podemos decir, que la inteligencia es algo parecido a una esencia o facultad en estado virtual, que puede convertirse en existencia física, pero se tiene que desarrollar aplicando determinados añadidos. Veamos que es un estado virtual.

Un ente o esencia en estado virtual, es aquello que aún no hace nada, pero tiene la facultad y posibilidad de hacer algo, si se dan apropiadas y determinadas condiciones. Para entenderlo mejor, podemos poner el ejemplo de un grano de trigo. Este puede permanecer, sólo como semilla sin ningún desarrollo, durante varios años, si se conserva en un lugar seco y protegido. Pero una vez que se le proporcionan determinados añadidos, se convertirá en algo constructivo y productivo. Podríamos decir que un grano de trigo, es una futura planta que se encuentra en estado virtual, antes de que este grano sea sembrado y humedecido. De acuerdo a esta idea, me surge otra pregunta: ¿podemos comparar al yo o al estado consciente, con una semilla, antes de que este se desarrolle?

Si creemos que la inteligencia es una esencia en estado virtual, su nivel y desarrollo dependerán del lugar donde habite su poseedor, y de los medios de que disponga. En este caso podríamos decir que la inteligencia es una esencia universal creativa, que todos los seres vivos pueden llegar a poseerla, en mayor o menor grado. Aunque también podríamos decir, que el nivel de inteligencia de un ordenador o computadora, y el nivel de inteligencia del cerebro del sapiens, o de cualquier otro animal, dependerá de la calidad y desarrollo evolutivo de sus módulos y componentes celulares, de su estructura arquitectónica, de la cantidad de información que posea en su almacén de memoria, de su historia, sus experiencias y sus circunstancias.

Es un hecho que salta a la vista, que hay personas que entienden y aprenden más rápido que otras, y también tienen facultades o habilidades especiales para destacar en determinadas tareas y funciones, pero su nivel dependerá de la información que posea y la repetición procedimental mantenida. Sobre esto nos habla el psicólogo norteamericano Howard Gardner, en su teoría de las inteligencias múltiples. Para Gardner, *"la inteligencia no es un conjunto unitario, que agrupe diferentes capacidades específicas, sino una red de conjuntos autónomos, relativamente interrelacionados".* Esto mismo podríamos decir del cerebro. Este es un conjunto de piezas biológicas, con funciones independientes específicas, pero relativamente relacionadas entre sí, para conseguir un resultado final global.

Si revisamos la definición que nos da la RAE, sobre la palabra inteligencia, vemos que inteligencia es:

1-. La capacidad de entender o comprender, o de resolver problemas, o el conocimiento o acto de entender.

2-. La habilidad, destreza y experiencia.

La primera definición se refiere exclusivamente a la inteligencia del cerebro humano, pues ningún otro cerebro o instrumento tiene la capacidad de entender o comprender. Pero para que se dé esta capacidad de entender y de resolver problemas, tiene que haber una estructura arquitectónica determinada, fabricada por los genes, que, aunque estos tal vez no entiendan ni comprendan, han sabido construir determinadas piezas, y dotarlas de un mecanismo adecuado para conseguir información, y con ella comprensión y entendimiento global. En la segunda definición, podríamos decir que la inteligencia también la poseen los genes de todos los animales, pues si los genes biológicos no tuvieran habilidad, destreza y experiencia, no hubieran podido construir las células, ni sobrevivir, ni tampoco construir un cuerpo biológico.

La inteligencia podríamos verla también, como una energía universal, que puede hacer infinidad de cosas, aunque en principio no sepa hacerlas totalmente perfectas y acabadas. Para construir diversidad de cuerpos superiores, tiene que hacerlo poco a poco, experimentando con los materiales disponibles.

Podríamos seguir hablando de la inteligencia, preguntándonos si esta tiene por sí sola, la habilidad y la destreza de construir previamente la estructura departamental, y los elementos necesarios para desarrollar grados superiores. Pero para esto tendríamos que remontarnos hasta el surgimiento de los primeros seres biológico del planeta, y quizás hasta mucho antes de la aparición de los seres unicelulares, cuando sólo existían compuestos mucho más pequeños y simples (tal vez los genes). Pero este no es el tema principal de este libro.

Como recientemente han surgido máquinas, con un cierto grado de inteligencia, parecida a la de los cerebros animales, la RAE ha añadido a su diccionario, una definición especial para la inteligencia artificial, la cual nos dice que esta es:

"Una disciplina científica que se ocupa de crear programas informáticos, que ejecutan operaciones comparables a las que realiza el cerebro humano, como el aprendizaje o el razonamiento lógico."

Considerando que hay cierta similitud entre el cerebro y el ordenador, uno por supuesto mucho más complejo y desarrollado que el otro, veamos las principales piezas físicas que conforman a ambos, y algunos de los procesos simples que estos usan, en su sistema organizativo y ejecutivo, basados en los datos o información que se tienen de de ambos.

El ordenador está considerado como un cerebro artificial, aunque muy limitado aún en recursos y funciones, si lo comparamos con los recursos de que dispone el cerebro biológico. El mayor recurso del cerebro es su población, que consta de cerca de cien mil millones de neuronas inteligentes. La limitación del ordenador no alcanza todavía la magnitud del cerebro, porque carece de esta población, y porque está aún en sus primeras etapas de desarrollo y evolución como máquina inteligente.

Las comparaciones que podemos hacer, entre estos dos instrumentos, aunque sólo sea en lo referente a la mecánica de algunos de sus módulos, funciones y procesos electrónicos y programáticos, pueden ser ilustrativas por su similitud en cuanto a la captura, la organización, los programas, distribución y almacenamiento de sus contenidos, ya que el cerebro artificial y el cerebro biológico, aunque construidos con diferentes materiales, trabajan en base a un parecido sistema de aprendizaje, administración y manipulación, usando los dos un determinado número de datos, que sirven para realizar un conjunto de procesos y operaciones. Se sabe que en ambos instrumentos, estos datos se encuentran distribuidos, guardados y almacenados entre sus componentes, para aplicarlos en determinados procesos mentales y acciones conductuales.

En fechas recientes, un equipo de científicos de diferentes países, liderado por la investigadora Danielle Bassett, de la Universidad de California en Santa Bárbara, ha descubierto principios similares, organizativos y cuantitativos, en la organización de las interconexiones del cerebro humano, en la de los circuitos de un ordenador de alto rendimiento, y en la del sistema nervioso de un gusano, conocido como C. elegans. También investigadores estadounidenses, han presentado una nueva generación de microchips de silicio, que recrean el proceso que hace funcionar a las conexiones entre las neuronas.

Al mismo tiempo, investigadores de las universidades de Bath, Bristol, Zurich y Auckland, han logrado crear neuronas artificiales en chips de silicio, que se comportan igual que las neuronas cerebrales. Según fuentes del estudio, las neuronas artificiales no sólo se comportan como las neuronas biológicas, sino que sólo necesitan una milmillonésima parte de energía de la que usa un procesador.

Es necesario aclarar, que las comparaciones entre ordenador y cerebro, sólo podemos hacerlas, en la ejecución de tareas referentes al manejo electromecánico de la información, pero no en los aspectos sensoriales, emocionales y cinéticos, ya que el ordenador es metálico y estático, sin sentimientos ni emociones, y el cerebro es biológico y dinámico, con movimientos, emociones y sentimientos.

Ya vimos que en el ordenador se suelen emplear las palabras *hardware y software*, para describir con la primera a las piezas físicas y materiales, y con la segunda a los programas y sistemas. Veamos las comparaciones que se pueden hacer, con las piezas o los componentes físicos de ambos.

Similitud cerebro y ordenador

A simple vista, podemos observar que hay mucha semejanza entre el cerebro de los animales y una computadora, por lo que podríamos llamar al primero, cerebro biológico, y al segundo cerebro artificial. No obstante podemos observar también, que hay diferencias en sus funciones y capacidades. Pero debemos tener en cuenta, que el cerebro de los seres humanos sabe hacer, y pueden hacer todas las cosas que hace, porque tiene millones de años de evolución. El cerebro artificial puede hacer pocas cosas aún, porque tiene muy pocos años de evolución.

La primera y más elemental semejanza, entre una computadora y el cerebro animal, en especial el de los seres humanos, es que los dos instrumentos capturan datos, los clasifican, los ordenan y los guardan en un archivo. Esos datos pueden ser usados, en ambos casos, ya sea en el momento de la captura, o posteriormente, según sea el contenido de los mismos, y las necesidades de su aplicación.

El cuerpo humano es un vehículo o instrumento, que necesita proveerse de información para saber cómo moverse y actuar apropiadamente, dentro de su medio ambiente.

El ordenador es una máquina o instrumento, que necesita proveerse de información para con ella ofrecer un servicio.

En el cuerpo humano, los genes construyen la máquina y su sistema electro-químico-funcional, y los datos que capta el cerebro, conforman el sistema inter comunicativo que acciona el proceso de la conducta.

En el ordenador, los ingenieros construyen la máquina, con su sistema electrónico, y programas mediáticos, y los datos que ingresen en él, conformarán las funciones que realice posteriormente.

Cualquier persona puede ver que el ordenador es una máquina, compuesta por un conjunto de diversas piezas metálicas como son la pantalla, los chips de memoria, tarjetas, cables, discos, etc., encerrados y ensamblados todos en una caja protectora también metálica. Esta máquina capta diferentes tipos de señales o datos, a través de sus receptores (cámara, micrófono, teclado, línea telefónica, puertos, etc.). Estas señales o datos, como sonidos, imágenes, palabras y símbolos gráficos, son representados en principio en una pantalla, y observados por un cerebro humano (el usuario), que está atento, ordenando y organizando, aquellas señales o datos que le son necesarios para conseguir un propósito futuro. Una vez que los datos son aceptados, los usa a continuación, o los guarda en un almacén general, llamado disco duro, donde permanecerán fijos, por tiempo indefinido, para usarlos posteriormente cuando los vuelva a necesitar.

El cerebro animal, podemos verlo como parte de una máquina biológica, compuesta como ya dijimos por un conjunto de grupos o módulos, a su vez compuestos por diminutos seres vivos, (neuronas y otras células) que están enlazados y encerrados, en una osamenta llamada cráneo. Esta sección de la máquina corporal, global, el cerebro craneal, captura también señales o datos, a través de sus receptores sensoriales, externos e internos, aunque lo hace por sí misma, automática y secuencialmente, sin necesidad de un usuario, mientras está activa y generalmente en un estado llamado de vigilia. Estas señales o datos que captura, como sonidos, imágenes, palabras, sensaciones, etc., no aparecen en una pantalla externa, como ocurre en una computadora, pero si no hay una pantalla externa, deben ser representados o proyectados en algún lugar del interior del cerebro, para que puedan ser vistos, sentidos y observados, interpretados y analizados por determinadas neuronas, en lo referente a su constitución, su forma, su color y su procedencia.

La pregunta ahora es, ¿dónde está ese lugar, en el que son representadas las señales, una vez que son captadas por los receptores. Y si son proyectadas, ¿qué neuronas son las primeras que las contemplan, para poder interpretar, analizar y definir su constitución? Estas preguntas aún no son contestadas por la comunidad científica.

Las señales que manejan los cerebros circulan de afuera hacia dentro, de abajo hacia arriba y también de arriba hacia abajo.

Teniendo en cuenta la similitud que hay entre el cerebro y el ordenador, este lugar de representación o proyección de las señales que circulan por el cerebro, podemos imaginarlo, en principio, como algo similar a un escenario, una pantalla o un plató de televisión. Si nos imaginamos que existe un lugar, donde se proyecten en su versión real, o en su repetición de las señales o los datos captados por el cerebro, es lógico pensar que una vez interpretados y analizados, estos datos deberán ser guardados en un almacén general (una especie de archivo). También es lógico imaginar, que si los datos recibidos son proyectados en un lugar, ahí serán observados, interpretados y analizados, por un módulo o conjunto de grupos de neuronas, cuyo trabajo consiste en realizar esta función. Y también es lógico suponer, que los datos analizados y guardados en el almacén, vuelvan a ser proyectados cuando se necesiten en futuras acciones.

Se dice que el sistema cerebral, está constituido por circuitos o cadenas de procesos, en los que intervienen varios módulos o grupos de neuronas, aportando cada uno una parte parcial, para completar un trabajo global, mediante redes vecinales, conectadas a una red global.

Se sabe que el lugar o zona de almacenamiento y retención de datos, del cerebro, (en esto no hay duda,) se encuentra en diferentes capas y regiones de la corteza, según sea la composición del dato, y la misión que corresponda a cada zona. En este lugar de almacenamiento, al que podemos llamar archivo general, (espacio comparativo al disco duro del ordenador) se dice que permanecerán indefinidamente todos esos datos, sensaciones o señales que fueron previamente analizadas y grabadas, para ser recordadas y poderlas usar posteriormente cuando se necesiten. Es importante tener en cuenta que, aunque a la corteza cerebral le llamemos almacén o archivo, está compuesta por una población de miles de millones de micro seres vivos y dinámicos, (las neuronas y sus auxiliares glías) y estos seres, al mismo tiempo que están hechos de material biológico, también son inteligentes.

Aquí vemos el parecido del cerebro con la computadora, pero debemos hacer algunas distinciones. En el ordenador, las piezas físicas y cables ya están fabricados a su justa medida para ser ensamblados. En cambio en el cerebro, aunque algunas de las piezas o núcleos físicos, ya han sido construidas por los genes durante la etapa de gestación, las que van a realizar los procesos de intercomunicación y las que van a ejecutar las acciones del movimiento y la conducta, tienen que adaptarse y ensamblarse, mediante la extensión de sus axones y dendritas, que son los cables con los que se formará una red global de transmisión y ejecución de la información. Podemos decir que hay una red estructural inicial previamente construida, y una red global funcional consecutiva. La primera es algo reducida, y la segunda tremendamente ampliada, por los ramales nuevos que se tienen que construir, para que transcurra por ellos la información que maneja el cerebro día a día. Esta extensión y ensamble de cables a la red funcional global, lo van determinando los propios genes de cada neurona, adaptándose al tipo de señales que van llegando, de acuerdo a la clasificación de la información, derivada de su análisis e interpretación. Por este proceso de ensamble, se dice que el cerebro tiene cierta plasticidad.

Debemos tener muy en cuenta también, que el ordenador es de una sola pieza, y en cambio el cerebro es dúplex, pues está constituido por dos hemisferios, unidos por un cuerpo calloso a través de miles de conexiones. Estos dos hemisferios tienen estructuras anatómicas repetidas y muy semejantes, por lo que podríamos verlos como dos ordenadores biológicos, interconectados entre sí, y esto puede significar que se ayudan y se reparten las tareas que realiza el cerebro en general. Esto puede tener sentido, porque se sabe que el hemisferio izquierdo maneja el lenguaje, la escritura, las matemáticas, el pensamiento analítico y la lógica, y el derecho las imágenes, los sonidos, la música, el arte, el ritmo y la fantasía.

Cada hemisferio contiene una pieza, de cada uno de los módulos o agrupaciones de neuronas que lo conforman, y estas piezas, cada una con una tarea, son las encargadas de llevar a cabo los procesos necesarios para el aprendizaje y las acciones de la conducta. O sea, cada hemisferio contiene un tálamo, un hipotálamo, un hipocampo, una amígdala, etc. Por esta composición, nos parecerá lógico que estos dos hemisferios se repartan las funciones, según sea la constitución de cada señal, y además se ayuden y se complementen en el caso de que sea necesario, o lo requieran las circunstancias.

El ordenador funciona con energía eléctrica, procedente de un generador, distribuidor o central eléctrica exterior. Sus movimientos son manejados y administrados por un ser humano capacitado y externo a él, y las funciones que realiza son procesadas mediante sistemas y programas ya ideados e instalados de antemano, por un especialista también externo.

El cerebro se alimenta de diversas energías, una de ellas electricidad, generadas en el interior de sus propias células y extraídas de los alimentos. Sus movimientos son manejados y administrados por sus propias neuronas, mediante un funcionamiento automático creado por los genes. Esta mecánica automática y sistemática, originada y derivada de la información recibida, y de los propios procesos del cerebro, hace que se creen diversos sistemas y programas, con los datos y señales que vayan captando las neuronas de los receptores sensoriales, y con la interpretación que se haga de ellas, en los correspondientes módulos de neuronas especializadas.

Una gran diferencia también entre los dos instrumentos, es la de que el ordenador no capta señales gustativas, ni olfativas, ni táctiles, ni se producen en él estados emocionales, puesto que es una estructura metálica y estática, y no tiene que moverse ni desenvolverse, ante las diversas incidencias del medio ambiente.

El cerebro forma parte de un cuerpo biológico, que se mueve continuamente y se tiene que enfrentar por sí mismo, a las dificultades y oportunidades que le presente el medio ambiente, y por lo tanto está dotado de otros receptores, para captar señales gustativas, olfativas y táctiles y también para sentir ciertos estados y situaciones emocionales internas.

En el ordenador podemos ver sus partes, y conocer su funcionamiento, en general, si lo desarmamos y estudiamos su mecánica. Su estructura, funcionamiento y programas, están totalmente definidos, valorados, probados y acreditados, en el momento en que son incorporados.

En el cerebro podemos ver una copia de sus componentes o piezas principales, mediante una maqueta, una operación quirúrgica, o con la trepanación del cerebro de un cadáver, pero no podemos introducir sistemas y programas de diseño de inmediato, ni observar directamente cómo se desarrollan sus procesos, paso a paso, segundo a segundo. Por lo tanto, la descripción que hagamos de sus procesos mecánicos, en el manejo de los datos y señales que son recibidas, interpretadas y guardadas, será solamente a través de las deducciones derivadas de algunos estudios y pruebas científicas, que se han efectuado sobre sus componentes, y con la ayuda de algunas teorías e hipótesis, hechas por algunos científicos y estudiosos del tema.

Así como el ordenador está compuesto por un conjunto de variadas y apropiadas piezas, para llevar a cabo sus objetivos, el cerebro también está compuesto por estructuras, grupos, módulos o núcleos de neuronas, que trabajan enlazadas entre ellas, mediante sus axones y dendritas, y en perfecta sincronía, para llevar a cabo determinados procesos que cumplan las necesidades, los deseos y las acciones y reacciones, del cuerpo en sus conductas diarias.

Aunque aún no se sabe con total certeza, cuál es la labor que desempeña, en su totalidad y en su relación con los demás, cada uno de los módulos o grupos de neuronas que componen la totalidad del cerebro, la mayoría de estos grupos están estudiados, identificados y se les ha puesto nombre.

Veamos primero las principales piezas, o componentes físicos del ordenador.

La parte física o estructura del ordenador, llamada *hardware*, es un conjunto de piezas metálicas, ensambladas dentro de una caja también metálica.

A continuación, se muestra una imagen del contenido interno de un ordenador portátil común, con todas sus piezas ensambladas.

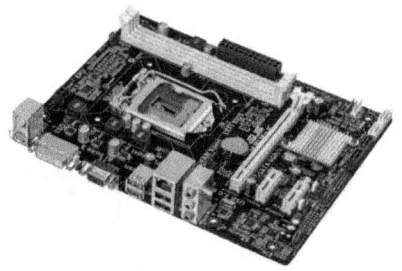

Las principales piezas o módulos del ordenador, se pueden ver ensambladas dentro de una caja que se puede abrir. Estas son: los microchips, la placa madre, el procesador, la tarjeta de gráficos, la memoria RAM o de corto plazo, el disco duro o memoria de largo plazo, la fuente de poder, etc. El monitor o pantalla se encuentra en el exterior o en la tapa en las portátiles.

Como podemos apreciar, se necesita un conjunto de piezas independientes pero enlazadas, para que una máquina o instrumento realice determinada función. Veamos a continuación sus principales características.

1. El PSU, (power supply unit) o fuente de alimentación, es un generador que proporciona a todo el equipo la energía eléctrica, justa y necesaria, y la adapta

al consumo de sus componentes. Esta energía eléctrica, que sirve también para transportar la información, se distribuye a través de cables.

2. El monitor o pantalla, en sus versiones modernas, es un componente, generalmente de cristal líquido, donde se proyectan y representan todos los datos o información, tanto imágenes como textos, ya sean nuevos o aquellos que están guardados anteriormente   en el disco duro. El monitor está conectado a la tarjeta de video, que está instalada en la placa madre.

3. La placa madre es un circuito impreso, al que se conectan todos los demás componentes. Tiene conectores para cables de alimentación eléctrica y de datos o información, ranuras para GPU (Graphics Processing Unit)   y enchufes para CPU (Central Processing Unit.) Desde esta placa, a través de un generador incluido, se distribuye la energía eléctrica a todas las demás piezas y componentes.

4. El procesador o CPU, es una pieza que se encarga de procesar e interpretar las instrucciones del sistema operativo, de los programas o aplicaciones y de los requisitos de cada uno de los componentes. También envía instrucciones para que se ejecuten y realicen las acciones. Esta es una de las piezas vitales del ordenador. Puede contener varios núcleos en su interior.

5. El GPU o tarjeta de gráficos, es la encargada de procesar imágenes tridimensionales o dibujos simples, y proyectarlos en el monitor o pantalla.

6. La memoria RAM (Random Access Memory) o memoria de acceso aleatorio, es una tarjeta de forma rectangular, que retiene la memoria de trabajo donde se almacena, de forma provisional, la información que se está utilizando en el momento. Se dice que retiene la información de forma temporal, (se podría decir de corto plazo) porque cuando se apaga desaparecen los datos que haya en ella. Esta memoria es estática, pues sus movimientos o trasferencias de la información, dependen de la persona que está manipulando el ordenador.

7. El disco duro, es un dispositivo llamado también SSD, (solid state driver) que sirve de almacén, donde se guarda toda aquella información, de forma definitiva y permanente, que haya sido revisada en la pantalla y en la

memoria RAM. También se guarda en este disco, el sistema operativo, los programas y diversas aplicaciones.

Una vez que el usuario decide guardar en el almacén de datos, aquel asunto que ya tiene definido y terminado, interviene un dispositivo que está integrado en el disco duro, o SSD, el cual actúa mediante un mecanismo de lectura de los datos, a través de platos o discos rígidos, recubiertos de material magnético, con cabezas lectoras-grabadoras. Estos dispositivos de grabación modernos, son de tamaño muy reducido, comparados con los antiguos llamados CD/DVD. Se muestra una imagen en el siguiente cuadro.

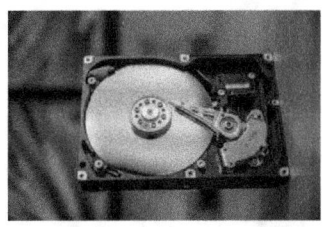

En casi todas estas principales piezas, están instalados varios microchips. Los microchips son pequeñas piezas con circuitos integrados, que sirven para procesar, integrar y distribuir información. Por ejemplo en la placa madre, hay dos conjuntos llamados chipset, que sirven para controlar y organizar los datos, con el resto de los componentes. Los microchips son similares a las neuronas del cerebro.

Al cerebro podemos verlo como el centro de mando de un vehículo o máquina biológica que es el cuerpo. Muchos filósofos y pensadores de todos los tiempos, han refutado esta comparación, diciendo que no se puede comparar al cerebro con una máquina, porque una máquina no tiene consciencia y el cerebro sí. Pero si profundizamos un poco, vemos que las dos trabajan en base a un sistema de cómputo inteligente. La diferencia está en que al cerebro, lo mueve una inteligencia intrínseca, y al ordenador una inteligencia extrínseca. Y en cuanto a la consciencia, las máquinas biológicas disponen de consciencia, por la inmensa población de sus componentes, con cientos de miles de años evolucionando y aumentando su población, y en las máquinas materiales sus componentes son aún muy reducidos, y apenas llevan unos cuantos años de evolución. Pero es muy probable que las máquinas no biológicas, tengan consciencia en el futuro, cuando su número de componentes sea parecido y se organicen como están organizados los del cerebro.

Al cerebro también podemos verlo como una maquinaria, que está esperando un producto, en este caso datos y señales, (información) para empezar a procesarlos, utilizarlos, almacenarlos y reutilizarlos en futuras ocasiones cuando sean necesarios. También podríamos comparar al cerebro con una colmena, donde cada componente tiene una misión que bebe ejecutar sistemática e individualmente, y sin una orden precisa, para que la asociación colectiva se mantenga viva y persista en el tiempo.

Veamos algunas de las piezas principales del cerebro, sus funciones con respecto a la comunicación y las acciones de la conducta, derivadas de la información.

II
Las neuronas

"Todas tus alegrías y tristezas, tus memorias y ambiciones, tu sentido de identidad personal y tu libre albedrío, no son más que el comportamiento de una enorme red de neuronas, y sus moléculas asociadas".

Francis Crick

Unidad principal del cerebro

El componente individual o unidad principal del cerebro, tanto en lo relativo a la captura, análisis e interpretación de la información, como a los procesos de intercomunicación y a las acciones de la conducta, es la célula nerviosa llamada neurona. Estas células no están solas en sus procesos generales, pues le acompañan otro tipo de células llamada glías, que le sirven de complemento, auxilio y sostén.

Si observamos con detenimiento, veremos que sobre la superficie del planeta Tierra hay miles de objetos, como animales, árboles, frutas, flores, piedras, insectos, etc., etc. También hay ruidos, sonidos, música, y también rostros de personas, pinturas, esculturas, objetos decorativos, joyas, herramientas, etc., etc. A todos esos objetos, los seres humanos les han puesto nombres. Cada objeto y cada nombre, es un dato, y según algunos científicos, en base a pruebas realizadas, cada dato se aloja en una neurona. Para conocer y retener esos miles y miles o millones de datos, el cerebro necesita tener miles de millones de neuronas, para que cada dato disponga de una neurona que lo aloje en su interior. La mayoría de estas neuronas contenedoras de datos o señales, se encuentran en diferentes zonas de la corteza.

Es lógico suponer, que cuando al cerebro le llega un dato por primera vez, captado del exterior, por las neuronas sensoriales, debe pasar a continuación por otros grupos intermedios de neuronas, antes de ser alojados en sus neuronas anfitrionas. Y por lógica, también debemos suponer que en estos módulos intermedios, los datos deben pasar por un proceso de reconocimiento e interpretación, antes de llegar a su lugar de asentamiento, que será la neurona que lo va a alojar indefinidamente. Parece lógico pensar, que a las neuronas que fungen como anfitrionas, le lleguen los datos huéspedes ya totalmente definidos y procesados. También debemos suponer, que cuando un mismo y exacto dato, que ya fue capturado, vuelva a aparecer en alguno de los receptores sensoriales, ya no pasará por el proceso de reconocimiento e interpretación, puesto que se repetiría el trabajo y se podría duplicar el huésped y la neurona anfitriona. Por lo tanto, para que no ocurra esto debe haber un sistema de retroalimentación, entre el módulo o grupos de análisis iniciales y la neurona que contiene el dato. Y por esta razón es importante estudiar el trabajo individual que ejercen algunas neuronas y los circuitos que utilizan.

En la década de 1890, el español Premio Nobel de medicina, Santiago Ramón y Cajal, descubrió el método para aislar y estudiar estas células nerviosas, individualmente y en su totalidad. Cajal sentó las bases y formuló los principios de la organización neuronal. Reveló que, pese a su forma compleja, las células nerviosas son entidades individuales y están compuestas por un cuerpo o soma, con un núcleo interno, un axón o ramal largo, y finísimas ramificaciones o terminales llamadas dendritas. A esta concepción tripartita le dio el nombre de neurona. La estructura arbórea de la neurona es muy diversa, y a veces se despliega sobre una región bastante amplia. Algunas llegan a tener cientos o miles de ramificaciones, y sus axones pueden medir desde uno hasta varios centímetros de largo.

Podemos suponer que la labor principal de las neuronas se centra en tres acciones fundamentales: primero, cubrir sus necesidades vitales materiales y energéticas, como cualquier otro tipo de célula. Segundo, responder a los estímulos e incidencias que se presenten, procedentes del entorno o medio ambiente, y tercero, actuar en consecuencia para cubrir necesidades y protegerse de las adversidades, y también contribuir o satisfacer, en lo posible, los deseos que se originen en el propio cerebro y en otros órganos del cuerpo. Para cubrir estos requisitos, deben abastecerse de los medios materiales necesarios, y también de toda la información que les sea posible.

Cuando nace una persona, su cerebro ya contiene casi el total de la población de millones de cuerpos neuronales, pero muchos de estos cuerpos aún no tienen construidos sus axones, o ramales largos, ni el total de sus ramificaciones o dendritas. Esta población neuronal de miles de millones de individuos, es anatómicamente independiente, porque todos sus componentes están separados unos de otros, y de otras células, por un pequeño espacio. Pero por estar separados, necesitan el auxilio de otras células llamadas glías, que son las que forman el tejido o masa, en la que las neuronas se sostienen.

En el interior del cuerpo de cada neurona, también llamado soma, están todos los componentes básicos, inherentes a cualquier tipo de célula, como son el núcleo, los genes, las mitocondrias, los ribosomas, etc.

Las neuronas son células nerviosas que se dedican a contener y a transmitir la información nueva y anterior, entre ellas y entre diferentes zonas, y lo hacen mediante impulsos eléctricos llamados potenciales de acción, junto con otras moléculas asociadas, conduciéndolas a través de sus largos axones y dendritas. Al pasar la información de una neurona a otra, esta se hace con el potencial de acción, más el aporte de una especie de molécula química llamada neurotransmisor, y de otra molécula llamada hipocretina u orexina. A este momento de la transmisión, o transferencia de señales o datos entre las neuronas, se le llama sinapsis. A la neurona que envía la información se le llama presináptica y a la que la recibe, postsináptica. Al espacio que hay entre esas dos neuronas, y entre todas la demás, se le llama hendidura sináptica.

Hay varios tipos de neuronas, según su forma estructural, su tamaño, su función, su localización, el tipo de neurotransmisor que utiliza, etc. Ya hemos visto, que cada neurona es un pequeñísimo ser con inteligencia propia, dispuesta e instruida para cumplir una determinada misión, ya sea individual, de equipo o de conjunto. Se dice que en lo referente a sus funciones, a unas se les puede llamar neuronas ejecutivas con poder de opinión y de decisión, y a otras motoras o mecánicas con poder de ejecución. Esto no quiere decir que unas son más importantes o tienen más poder que otras, pues es de suponer que en un momento de necesidad o urgencia, cualquier neurona podría actuar por decisión propia.

A continuación se muestra el dibujo de una neurona clásica.

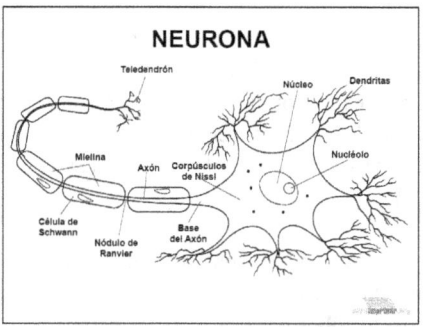

Dibujo tomado de Paraimprimir.org

Las neuronas suelen especializarse en determinadas acciones o tareas. Podemos decir que de unas neuronas depende el análisis, reconocimiento e interpretación de las señales, de otras el aprendizaje y la formación de la memoria, de otras la configuración del discurso y el lenguaje, y de otras la ejecución de los movimientos motrices, relacionados con las acciones de la conducta.

Poniendo un ejemplo, podemos ver a simple vista que todo ser vivo perteneciente al mundo animal, realiza diversos movimientos corporales. Los encargados de realizar estos movimientos son los más de 600 músculos repartidos por todo el cuerpo. Cada uno de estos músculos es movido por un grupo de neuronas motoras, que tienen a su cargo esa encomienda. Y se sabe que para que los músculos realicen sus movimientos, necesitan que las neuronas motoras los impulsen con potenciales de acción (electricidad).

Algunos cerebros tienen grupos especiales de neuronas, más capacitadas para unas tareas que para otras. Por ejemplo, una persona puede tener excelente facultad para ser un buen músico, pero no la tiene para ser un gran orador y viceversa. A estas facultades, el psicólogo Howard Gardner les llama inteligencias múltiples.

Las células nerviosas llamadas neuronas, merecen dedicarle especial estudio, seguimiento minucioso, análisis y atención, aunque esto no quiere decir que la neurona sea la célula más importante de los seres biológicos, pues todas las demás células también son importantes, ya que entre todas forman un colectivo o población comunitaria, y todas cooperan para llevar a cabo los actos y las decisiones que caracterizan, en especial y en particular, al homo sapiens en su vida diaria.

Las neuronas responden automáticamente, y con gran rapidez, a los elementos efectores, físicos y químicos, que flotan en el medio ambiente, como la luz, el sonido, las moléculas químicas, el viento, la temperatura, la humedad, etc., y también a las señales y estímulos internos, que recogen los receptores sensoriales del sistema nervioso, de diferentes partes del cuerpo.

Se cree que en el momento del nacimiento de una persona, la mayoría de las neuronas que forman parte de la población total del cerebro y sistema nervioso, sobre todo aquellas que intervienen en la comunicación, no tienen su axón o ramal largo extendido, porque aún no hay necesidad de intercomunicación de la información, ya que aún no hay datos que circulen por el interior del cerebro, ni tampoco hay datos asentados en esas neuronas de la corteza. En principio, se cree que algunas neuronas sólo tienen unas cuantas dendritas, para empezar a hacer asociaciones con las neuronas cercanas. Cuando empiezan a llegar al cerebro las señales o la información, se empiezan a extender los axones o ramales largos, y a crear muchas más dendritas. En la construcción de estos ramales largos, intervienen los genes de las propias neuronas, y lo hacen para entablar comunicación entre neuronas situadas en zonas distantes, y para poderlo hacer con mayor rapidez.

Al haber un espacio entre cada una de las terminales de cada neurona, estas no podrían sostenerse si no hubiera un tejido que las sostengan. Ese tejido, en gran parte, es el que está formado por las células glías y los astrocitos. Estas células que sirven de soporte, no solamente realizan esa función, también tienen otras funciones, como construir la mielina o envoltura de los axones, suministrar determinados productos necesarios, recoger los deshechos que se producen en las sinapsis, recapturar neurotransmisores que puedan ser reutilizados, y algunas otras.

Según datos extraídos, de pruebas hechas sobre la población de células cerebrales, se calcula que cada neurona tiene a su disposición, como ayudantes y auxiliares, alrededor de diez células glías. Esto significa que si contamos todas las neuronas, y a ellas les sumamos todas las glías, la población de células nerviosas, dedicadas exclusivamente a la comunicación y a la ejecución de las acciones de la conducta, más sus auxiliares, sobrepasa el billón de unidades.

Se sabe que cada neurona tiene una constitución anatómica, y una instrucción específica, dada y ordenada por los genes, dentro del grupo y lugar que ocupe en el cerebro, y está relacionada con la información que maneje, para que cumpla una función y una misión determinada, dentro del ordenamiento que requiere el conjunto de la población.

Quiero señalar, que aunque a simple vista las neuronas no se parecen en nada a una cámara de video, es lógico pensar que en algunas de sus funciones, operen de forma parecida a una videocámara. Esta comparación podemos hacerla, en base a que cada terminal dendrítica de una neurona, llamada botón sináptico, actúe como el ojo u objetivo de una cámara, o como una antena, ya que las neuronas pueden captar imágenes, sonidos, sensaciones, etc., las pueden conservar dentro de sí mismas y pueden transmitir una copia a otras neuronas, e incluso proyectarlas en algún lugar del cerebro, donde puedan ser vistas, como ocurre cuando nos aparece proyectado el recuerdo de un paisaje, de un rostro conocido, o un pensamiento, un ensueño, etc.

Hemos visto que la neurona es la célula principal del sistema nervioso, por su característica de ser la especializada en realizar todos los procesos de la comunicación, entre todas las piezas del cerebro, y entre todas las ramas internas y periféricas de una red global, y también por ser la que acciona el sistema de la locomoción y ejecuta las acciones de la conducta de un ser humano, en su intimidad y en la sociedad. Por lo tanto, si consideramos a las neuronas como seres independientes e inteligentes, y estas constituyen una población de cerca de cien mil millones, me parece oportuno comparar también a esta población, con los habitantes de una ciudad o una nación, en cuanto a su organización, su misión social y a su desempeño laboral, dentro de una comunidad o asociación de cooperación colectiva.

La similitud que puede existir entre la población de neuronas del cerebro, y el conjunto de seres humanos que pueblan una ciudad o nación, podemos verla en base al trabajo que aportan unas y otros, con la finalidad de cubrir los requerimientos materiales de subsistencia, y satisfacer las necesidades creadas del conjunto

Así como los habitantes de un país, están asentados en núcleos urbanos, grandes o pequeños, distribuidos sobre un espacio territorial geográfico, las neuronas están apiñadas en un recinto craneal, asentadas en núcleos y grupos, dispuestas en preciso orden para ejercer diferentes funciones, como las de hacer de receptoras sensoriales, de retenedoras de información, de intérpretes o analistas de señales o datos, de consejeras del yo, transmisoras de las señales o datos, espectadoras, etc., y también como motoras y ejecutoras de la mayoría de las acciones de la conducta.

Es importante señalar que los habitantes del cerebro humano, relativos sólo a las llamadas neuronas y las glías, es veinte veces mayor que el de los habitantes de todo el globo terráqueo, pues ya hemos dicho que contiene aproximadamente un millón de millones (un billón) de seres individuales biológicos, y cada uno desempeña una misión individual o de grupo. Parece algo asombroso, que una población de tal magnitud, se coordine con tanta perfección en un recinto tan pequeño como es el cráneo. Sólo se puede entender esto, por la pequeñez de su tamaño, por su inteligencia, su instrucción procedimental programada, y por los millones de años que lleva experimentando y evolucionando.

Tal vez en el futuro, aunque aún lejano, dentro de unos cuantos siglos más de evolución, los homos sapiens, en determinados territorios del planeta, se organicen y se comporten con la misma perfección que lo hacen las neuronas de sus cerebros.

Dentro de esa perfecta coordinación que integra a la población neuronal, debemos señalar también, que si algunas neuronas tienen la misión de reaccionar, y de ejecutar las acciones necesarias de la conducta con precisión, (por entrenamiento previo) es lógico suponer que para ello, cada una de ellas esté conectada a un sistema de red electrónica, para que puedan saber cómo y cuándo hacer su trabajo. Quiero decir con esto, que esas neuronas, a las que llamaríamos ejecutivas, por lógica necesiten estar continuamente conectada a un centro de proyección, situado en algún lugar de la red, en el cual aparezca reflejado, todo lo que esté pasando en el interior y el exterior de cada ser humano. ¿Pero cuáles serían los mecanismos para que se pudiera dar este proceso? Esto aún no está definido en un contexto global, pero es algo tan sugestivo que merece la pena estudiarlo.

Para que determinadas neuronas, sobre todo aquellas que tengan datos o información en su poder, puedan aportarlos para ejecutar una acción por decisión propia, es lógico suponer que deben estar programadas y entrenadas para ello, y al mismo tiempo, conectadas a un sistema global de comunicación y proyección. Por ejemplo, en algunas situaciones de peligro, las neuronas ejecutoras y motoras, serán las encargadas de poner en marcha los músculos de la acción y la locomoción, sin necesidad de aprobación anticipada por otras neuronas ejecutivas o por el grupo consciente. Es lógico suponer que actuarán por sí mismas, si ven que hay una situación de necesidad o de peligro inminente. Y esto sólo lo podrían lograr, si esas neuronas que ejecutan una acción, están viendo, oyendo o sintiendo, lo que está sucediendo en el cuerpo y a su alrededor, en cada segundo. En el caso de que no exista una situación de peligro o urgencia, es de suponer que la mayoría de las decisiones, se tomarán después de realizar una especie de diálogo, o reflexión, entre diferentes grupos o neuronas, ya sea el grupo consciente o de grupos inconscientes. ¿En estos casos, cómo se llevaría a cabo este diálogo?

III

Grupos, módulos y formaciones
Funciones y facultades

Sobre las señales, externas o internas, que continuamente se están proyectando en algún lugar del cerebro, es lógico suponer que los grupos que intervienen en las acciones de la conducta, ya sea que pertenezcan al consciente o al inconsciente, estén atentos y reaccionen a esas señales. Por lo que podemos deducir que estos grupos no actúan siempre por decisiones jerárquicas, sino por lo que aparezcan en las proyecciones, sin tener en cuenta si la señal viene del exterior, si es de un recuerdo, de un deseo o de un ensueño. De todos los grupos intervinientes, es probable que haya uno que sabe distinguir. A este grupo podríamos llamarle grupo juicioso o consciente.

Agrupaciones básicas

Cuando nace un ser biológico, su cerebro ya tiene módulos, núcleos o grupos de neuronas, anatómicamente diseñados y acoplados, constituidos durante la gestación, unos para ejercer una función determinada, y otros para conformar un sistema de comunicación entre ellos, a partir de la información que irá llegando en el futuro. Todo ese diseño práctico y funcional, es obvio que haya sido programado por los genes, para poder llevar a cabo todas las acciones de la conducta. A partir de esa edad, los grupos y conjuntos neuronales, sólo tienen que expandirse hasta alcanzar su tamaño de adulto.

Muchas de esas partes orgánicas y algunos de sus sistemas integrados, ya funcionan de forma automática, como el corazón, la circulación sanguínea o el proceso de la digestión, la respiración, etc., y sus movimientos musculares están regulados por grupos motores, neuronales y específicos, con programas automáticos, preestablecidos genéticamente. Sus funciones son totalmente autónomas, y trabajan con procesos automáticos para mantener vivo a todo el cuerpo, y hacer que sobreviva y se desarrolle de acuerdo a los códigos genéticos heredados. Por ejemplo, todos los órganos del tubo digestivo, están regulados por una red de más de cien millones de neuronas que lo envuelven. Esta red, aunque también está conectada al sistema nervioso autónomo o central, es independiente del cerebro craneal, de tal manera que incluso algunos especialistas, le están llamando el segundo cerebro o el cerebro entérico o intestinal.

Lo mismo podemos decir de la mayoría de los órganos, como son los vasos sanguíneos, las glándulas, los músculos del movimiento, determinados sistemas, etcétera. Estos órganos están regulados, programados y accionados por grupos de neuronas del sistema nervioso, y ya están constituidos para hacerlo, durante el proceso de la gestación en el vientre de la madre.

Pero aparte de los componentes físicos y sistemas genéticos, automáticos y heredados, constituidos para mantener vivo al cuerpo, hay otros componentes y sistemas que se tienen que desarrollar, expandir y perfeccionar a partir del nacimiento, y estos están a cargo de una población de neuronas, situadas en puntos clave y precisos del sistema nervioso y del cerebro. Estos componentes son, el cableado de la red global de comunicación, el sistema motor del movimiento especializado, el de la locomoción, el del aprendizaje cultural y general, el de la constitución de la memoria, el habla y otros. Todos esos medios, son los que intervendrán en la conducta personal y social de cada ser humano.

Es un hecho comprobado, y esto debemos tenerlo muy presente al estudiar el funcionamiento del cerebro, que los procesos de la intercomunicación, la locomoción, las acciones de la conducta y la percepción de los sentimientos y emociones que surgen del interior, los ejecutan las neuronas por medio de impulsos eléctricos con el aporte de determinadas moléculas químicas. Por lo tanto, podemos ver que la electricidad interviene en todos los procesos del sistema nervioso y del cerebro, tanto en lo referente a los procesos sensitivos, como a los cognitivos y a los motrices.

Esta electricidad que utilizan las neuronas, debe ser administrada proporcional y adecuadamente, pues un desequilibrio en su aplicación, puede ocasionar disfunciones como ataques de epilepsia, espasmos y calambres musculares, alteraciones en el sueño, etc. Este es un elemento primordial del sistema nervioso, por lo que podemos señalar que el cerebro craneal, que es parte del sistema nervioso, funciona en su parte mecánica, parecido a una máquina electrónica moderna. Por poner un ejemplo, es un hecho que entre las neuronas del cerebro, se dan diferentes frecuencias, y diferentes oscilaciones eléctricas, cuantificadas por un número determinado de hercios (HZ) y cada frecuencia o potencial de acción, proporciona los diferentes estados de excitación o relajación, que se producen durante el estado de vigilia y en el tipo de sueño.

También debemos tener presente, que son las propias neuronas con sus auxiliares las glías, las que con sus cuerpos o somas, y sus ramales los axones y dendritas, componen las redes y actúan como elementos materiales formando estructuras, semejantes a herramientas físicas, y al mismo tiempo también son las que realizan las funciones cognitivas, ejecutivas y programáticas.

Para tener una ligera noción de la constitución del cerebro, repasemos las principales piezas, (núcleos, módulos y formaciones) de la parte física o estructura arquitectónica del cerebro del sapiens, llamada masa encefálica. Estas son un conjunto de grupos o piezas biológicas, orgánicas (hemisferios, lóbulos, núcleos, ganglios, etc.) formadas cada una por un determinado número de neuronas, entrelazadas, encadenadas o adheridas, formando una masa dentro del recinto craneal.

Si empezamos a describir las piezas, grupos o núcleos que intervienen en el proceso de la transmisión de la información, y en la ejecución de los actos, desde donde termina la médula espinal, las principales son: la formación reticular, el cerebelo, el tálamo, hipotálamo, hipocampo, amígdala, pituitaria, ganglios basales, el claustro, los lóbulos de la corteza y los puertos o receptores sensoriales periféricos, como la vista, el oído, el olfato, y el gusto. Estas piezas están formadas por células nerviosas (neuronas) de diferentes estructuras y diferentes cualidades y especialidades, y cada una de ellas tiene una misión que cumplir, que obedece incondicionalmente a una instrucción, a un sistema, a una meta, ya sea individual o de grupo.

Estas piezas, grupos o núcleos, están definidas y estudiadas por la ciencia, aunque no del todo comprendidas, ya que no se pueden ver a simple vista, por la dificultad que ello presenta, como se pueden ver las piezas del ordenador. Se sabe, por el uso de los potentes microscopios electrónicos, y con pruebas a base de disecciones y tinciones, realizadas en cerebros de animales, que estas piezas están formadas por millones de células nerviosas, las neuronas, acompañadas de sus auxiliares las glías.

Para tener una idea aproximada, sobre el mecanismo que usa el cerebro en la transmisión de la información, datos, señales y sensaciones, debemos conocer, aunque sea de un modo simple, algunas de las funciones que desempeña cada uno de estos grupos. Demos primero un repaso rápido a los componentes principales, llamados núcleos, agrupaciones, formaciones, lóbulos, y demás.

Debemos señalar primero, que el cerebro, a partir de su base, está constituido por dos partes gemelas llamadas hemisferios, unidas en el centro por un cuerpo calloso, con miles de fibras conectoras que lo atraviesan. Y cada hemisferio ya hemos visto que contiene los mismos módulos, núcleos o piezas. Por lo que podríamos decir, que cada hemisferio es casi idéntico al otro, y cada uno opera como un ordenador cerebral, dedicado a procesar diferentes tipos de señales informativas, según sea la constitución y el desempeño de cada una de ellas.

Los componentes orgánicos y estructuras anatómicas, son los mismos en cada hemisferio y los procesos muy similares. Por lo tanto, cada hemisferio tiene formaciones, redes o núcleos casi idénticos. Esta duplicación, nos hace suponer que cada hemisferio debe desarrollar determinadas funciones, de acuerdo al tipo de señales que tenga asignadas. El hecho de que haya dos hemisferios, compuestos por las mismas piezas, no creo que sea un capricho de la biología. Lo más lógico es que hayan sido construidos, para repartirse el trabajo, complementarse en las diversas funciones según la temática e identidad de las señales, y para ayudarse relevándose y adjudicándose tareas uno del otro, en caso de que existiera esa necesidad.

Si empezamos a hacer la descripción, desde la base de cada hemisferio, que empieza donde termina la espina dorsal, debemos señalar un módulo sumamente importante, que es el formado por un conjunto de agrupaciones o fibras neuronales entremezcladas, al que llaman la formación reticular. Se dice que la función principal de esta formación, es la regulación y el mantenimiento del estado de vigilia, contribuyendo a mantener activo también, el estado de consciencia. Una lesión o manipulación errónea de esta zona, puede producir un estado de coma, o cualquier otra anomalía.

A un lado de la formación reticular, en la parte posterior del cráneo, está el cerebelo. Más arriba, en el centro del cerebro, está un grupo de núcleos, a los que les llaman la zona límbica, y cubriendo y rodeando la zona límbica, están las capas que conforman los lóbulos de la corteza.

Al cerebelo se le asignan funciones de coordinación de los movimientos, por sus conexiones con las vías motoras y sensitivas, así como la regulación del equilibrio, el aprendizaje de tareas motrices y algunas otras.

La zona límbica y central del cerebro, es de suma importancia por su participación en diferentes procesos de regulación y de respuestas fisiológicas y emocionales. Este conjunto de núcleos o agrupaciones, ocupan el centro de la masa encefálica, y los núcleos más importantes son el tálamo, hipotálamo, amígdala, hipocampo, hipófisis, ganglios basales, y otros. A cada uno de estos núcleos se le asignan tareas, correspondientes a los procesos emocionales, a la recepción e integración de datos, al análisis e interpretación de la información, la distribución de la misma, y a su transferencia de esta hacia la corteza, para que allí sea consolidada y asentada como memoria definitiva o de largo plazo.

El más grande, importante e influyente de los núcleos que componen la zona límbica, según algunos modernos neurocientíficos, es el tálamo. Su tamaño es como un huevo de codorniz, y se compone de más de cincuenta sub núcleos, con algunas sub divisiones. Las piezas de este conglomerado, realizan infinidad de funciones, algunas de ellas no del todo identificadas y concretadas. Se cree que todas las señales, procedentes de los receptores sensoriales externos e internos, exceptuando las olfativas, pasan primero por algunos de los sub núcleos del tálamo. Esto nos debe hacer pensar, que el tálamo puede ser una estación central de recepción de señales, y de clasificación, representación, integración, proyección o escenificación, distribución, etc., de las mismas y de todos los procesos cerebrales que intervienen en la cognición y en la conducta. Incluso puede que sea también el punto convergente y divergente, de toda la red neuronal del cerebro, enlazando e integrando a diversos módulos y a casi todos los procesos de la intercomunicación.

Se cree que esto puede ser posible, porque los sub núcleos de este conglomerado del tálamo, están densamente conectados entre sí, y a casi todos los demás núcleos de la zona límbica, y también a diferentes capas de la corteza, a través de los haces de columnas de vías comunicativas, llamadas tálamo-corticales y cortico-talámicas. La masa blanca que existe entre los núcleos de la zona límbica, y las capas de la corteza, corresponde a los millones de ramales axónicos que enlazan estas dos zonas, y su color obedece a que están cubiertos de una capa de mielina. La mayoría de estos axones, corresponden a las vías de ida y vuelta, existentes entre el tálamo y la corteza (vías llamadas aferentes y eferentes).

El hipotálamo es otro de los núcleos importantes, y se encuentra debajo del tálamo, pero es mucho más pequeño. Se le atribuyen funciones como la regulación de algunas emociones, la de participar en los ciclos del sueño, regular la temperatura, la sed, el apetito, la tensión arterial, frecuencia cardiaca, fabricación de importantes moléculas y algunas otras. Tiene gran influencia en la glándula pituitaria o hipófisis, y en otras glándulas del sistema endocrino, en cuanto a la generación e inyección de sustancias que intervienen en la comunicación, y además producen diferentes estados anímicos y de comportamiento.

Encima del tálamo se encuentra un circuito de sub núcleos, con funciones diferenciadas, llamados ganglios basales. Algunos de los sub núcleos son el cuerpo estriado, el caudado, el putamen, el globo pálido, la sustancia negra, etc. A cada uno de estos grupos, se les atribuyen funciones específicas, en combinación con los sub núcleos del tálamo, como aquellas que están relacionadas con los movimientos conscientes, inconscientes y rutinarios. Estos grupos están interconectados con algunas zonas de la corteza y con otros de la zona límbica.

Pegados como si fueran una extensión o la cola de este circuito de ganglios, se encuentran la amígdala cerebral y el hipocampo. Dos núcleos importantísimos, la una especializada en el estímulo de algunas emociones, entre ellas el miedo, y el otro en el procesamiento y aportación de los datos y señales, a la constitución de la memoria de corto plazo, y en el procesamiento y asentamiento en la corteza, de algunos de esos datos, para conformar la memoria de largo plazo.

Encima y alrededor de la zona límbica, se encuentran, una zona llamada claustro, y a continuación las seis capas de neuronas que forman la corteza, que está dividida en zonas, según la función que desempeña cada una de ellas, y el tipo de información o acción que manejan. A estas zonas le llaman lóbulos, y ellos son el occipital, el frontal, el temporal y el parietal, por lo que cada hemisferio, a derecha e izquierda, posee cada uno los cuatro lóbulos.

Estas zonas, a las que en su conjunto llaman la corteza, es la región neuronal más extensa del cerebro. Entre sus neuronas, grabados como memoria permanente, se encuentran todos los datos y sensaciones que ha recibido el cerebro desde el nacimiento, tanto del exterior como del interior del cuerpo, durante las horas de vigilia. Podemos decir que parte de estas capas componen el gran archivo, almacén o zonas de asentamiento, de todo lo acontecido, sentido, aprendido y asimilado, por cada ser humano durante toda su vida. También en estas capas se encuentran las neuronas que manejan el lenguaje y las acciones del movimiento y la locomoción.

Algunos científicos creen, que en estas capas de la corteza se asienta la consciencia, por el hecho de haber aparecido en los seres humanos, en etapas recientes de la evolución de las especies, pero esto no parece que sea realmente así. La corteza la tienen todos los animales vertebrados, incluso los reptiles, aunque con diferentes estructuras, tamaños y capacidades. Lo más acertado sería decir que la corteza empezó a surgir, en ciertas especies animales, como una necesidad de guardar cada vez más información, empezando con una sola capa fina de neuronas, y poco a poco las capas fueron creciendo y extendiéndose, a medida que fueron evolucionando las especies, hasta llegar al animal más evolucionado, el homo sapiens. Los seres humanos disponemos de seis capas, dos más que las que poseen cualquier animal menos desarrollado e inteligente. Por lo tanto, y según mi percepción, la corteza no debe verse como de reciente aparición, en los seres humanos. Simplemente podemos verla como una necesidad de expansión, creando más capas, para darle a su cerebro más capacidad de contenido, y poder guardar muchísima más información.

Los investigadores Tazo Aoki, e Hitoshi Okamoto, del Instituto de Ciencias del Cerebro, RIKEN, en Japón, visualizaron que la información almacenada en la corteza del pez cebra, como memoria de largo plazo, es la que guía las elecciones de su comportamiento. El estudio fue publicado en la revista "NEURÓN". Con este estudio, podemos imaginarnos la antigüedad que tiene la formación de la corteza cerebral en el mundo animal.

Otro equipo de científicos ha descubierto estructuras cerebrales, similares a las del cerebro humano, en un gusano marino. El estudio, publicado en la revista Cell, explica que los orígenes del cerebro del sapiens, puede que se deriven de un ancestro común al gusano Platynereis dumerilii, desde hace 600 millones de años. Según Raju Tomer, autor principal del estudio, del Laboratorio Biológico Molecular Europeo, cree que otros invertebrados, como insectos o crustáceos, poseen órganos similares a la corteza cerebral de los seres humanos, en cuanto a la memoria y el aprendizaje. A continuación se muestra la imagen de corte transversal de un gusano.

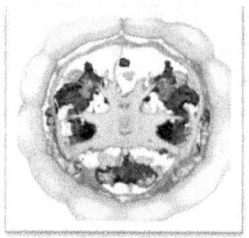

Imagen tomada del periódico El País (ciencia)

Con estas descripciones, podemos deducir que el grado de consciencia e inteligencia de cada especie animal, no sólo lo determina la aparición de las dos últimas capas, sino el trabajo global del número total de neuronas que componen su corteza cerebral, y esto se demuestra si contamos el número de neuronas que contienen el cerebro de diferentes especies animales. Si hacemos un conteo, comprobaremos que a mayor número de neuronas en la corteza de una especie animal, mayor es su inteligencia respecto a otra con menor número de neuronas.

Vistas de forma rápida, las piezas o grupos más relevantes del cerebro, veamos detenidamente algunas de sus funciones mecánicas, comparándolas con las del ordenador.

Empecemos por el grupo que participa en el encendido y el apagado de la red global, el cual está catalogado como el generador o modulador de los impulsos energéticos, y del tipo de frecuencia eléctrica, y como el mantenedor y regulador, en parte, del estado de vigilia y por inhibición, el del sueño. Estados que podríamos llamar también consciente e inconsciente.

Formación reticular

Parte de los sistemas y de las acciones mecánicas cerebrales, funcionan con energía eléctrica, especialmente en las neuronas. La fuente de la alimentación eléctrica del cerebro no procede del exterior, como ocurre en el ordenador, sino que esta electricidad la producen las mismas células, a través de los alimentos, mediante el sistema o mecanismo llamado bomba sodio-potasio. Este tipo de electricidad se crea con la generación y con la unión de los llamados iones, positivos y negativos.

Se sabe que todas las células, incluyendo las neuronas, producen estos iones, (energía eléctrica) los cuales se usan para llevar a cabo la conversión y el transporte de las señales, que forman parte de la información, y la acción de los impulsos y corriente eléctrica en tono continuo, (potenciales de acción) que hacen funcionar a los músculos.

La energía eléctrica es necesaria para poder impulsar los datos, sensaciones y emociones, de una neurona a otra, de un grupo a otro y de una zona del cerebro a otra. Esta energía eléctrica la regula cada neurona o grupo, y cada zona puede tener diferentes tipos de pulsaciones al mismo tiempo. También es probable que se concentre en algunos puntos más que en otros, formando una especie de disparador, para desde ahí producir impulsos y descargas que tengan un determinado efecto en determinados núcleos, o en el encendido de ciertas funciones e incluso, en la generación de algunas disfunciones como ocurre en la llamada epilepsia.

Como vimos anteriormente, en la zona que abarca la protuberancia y el bulbo raquídeo, se encuentra esa red o conjunto de fibras, llamada formación reticular. A este conjunto o haces de redes, formado por más de veinte fascículos de fibras neuronales, le llaman el sistema SARA, que quiere decir, sistema activador reticular ascendente. Estos fascículos producen neurotransmisores excitantes, y determinados impulsos eléctricos de diferentes frecuencias, que se proyectan hacia el tálamo y a otros núcleos, y también directamente a algunas zonas de la corteza. Estos impulsos son los que se cree producen el despertar, y el mantenimiento del estado de actividad o vigilia, y que inyectan energía durante el sueño, a aquellas zonas que participan en los ensueños (lo que llaman la etapa del sueño REM).

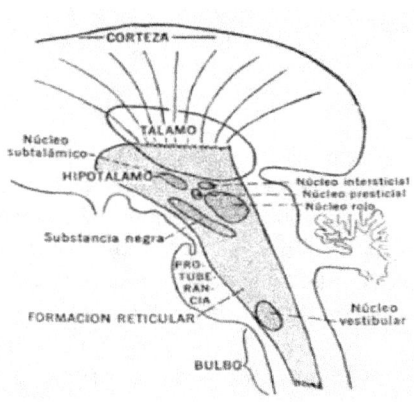

En el dibujo se muestra de forma simple y sombreada, este conjunto de neuronas, llamada la formación reticular.

Según resultados sobre estudios y experimentos, realizados durante el efecto de la anestesia y en los estados de sueño y de coma, muchos científicos le atribuyen a uno de estos grupos de fibras neuronales, de la formación reticular, la regulación del sueño, el mantenimiento de la vigilia, el estado de coma y otros estados de nula consciencia. Esta regulación se lleva a cabo mediante la activación o la inhibición de la corriente eléctrica que fluye desde el sistema, más la activación o inhibición de algunos productos químicos necesarios, en general los llamados neurotransmisores, que suelen ser de efecto excitante.

Debo aclarar que no he encontrado una descripción completa y unánime, en la literatura científica, de todos los procesos que realizan los componentes de esta formación reticular. Según los propios escritores, aún hay mucho por descubrir sobre todas las funciones y conexiones de la formación SARA.

Según la describen neurólogos y neurobiólogos modernos, esta formación arranca, como muestra el dibujo, desde donde termina la médula espinal. Son la continuación de la médula espinal, que se expande en su ascenso por el bulbo raquídeo y la protuberancia. Sus largos axones se enlazan con el cerebelo, con algunos nervios de los pares craneales, con el hipotálamo, con el tálamo y otros núcleos de la zona límbica (centro del cerebro), llegando también, directamente con alguno de sus axones, a inyectar electricidad a determinadas zonas de la corteza durante el sueño.

Los científicos que estudiaron estas agrupaciones, las distinguieron por la presencia de determinados tipos de neurotransmisores, y otros estudios hechos sobre el sueño y la vigilia. Se cree que aquí se producen neurotransmisores como el glutamato, la noradrenalina y la acetilcolina, todos ellos de acción excitante. Por esta presencia y por las proyecciones de ondas apropiadas de los impulsos eléctricos, concluyeron que esta formación es la que mantiene tonificados a los músculos de la locomoción, y a todo el cerebro cuando está despierto, activo, consciente y atento, o sea, en estado de vigilia. Cuando los flujos y procesos activadores de esta formación se inhiben, el cerebro entra en un estado inactivo, llamado de sueño, coma e inconsciencia. Algunos autores sugieren que estas agrupaciones intervienen en la aparición y en la desaparición de la actividad consciente o de la consciencia, en combinación y sincronía con otros procesos del tálamo y del hipotálamo.

Podríamos señalar que esta formación reticular, actúa como estación distribuidora, impulsora, reguladora y abastecedora de algunos productos energéticos, para mantener activas a las neuronas de la zona central, a algunas zonas de las capas de la corteza, y a las neuronas motoras del movimiento, de la acción y la locomoción. Si nos dan un golpe en esta zona, caemos al suelo de inmediato. Esta zona es tan importante, que una lesión en ella puede producir un desmayo, un coma y hasta la muerte.

De acuerdo a la descripción anterior, podemos deducir que desde la formación SARA, se proyectan las energías eléctricas y otras moléculas, para activar las partes del cerebro que están en reposo o en estado de sueño, y poner a todo el cuerpo en estado activo o de vigilia, hasta que vuelva a dormirse, por la inhibición de estas energías.

Debemos señalar las diferencias que hay entre el generador de corriente del ordenador, y la formación SARA del cerebro, pues esta no sólo envía impulsos a diferentes zonas, sino que también produce o almacena algunos neurotransmisores, especialmente de tipo excitativo. Estas diferencias obedecen, a que el ordenador no necesita moléculas químicas, como son los neurotransmisores o péptidos, para producir diferentes efectos emocionales, como los que se producen en los procesos del cerebro.

Encima de la formación reticular, (SARA) más o menos en el centro de la masa cerebral, se encuentra un conjunto de grupos, definidos como los principales componentes de la zona límbica y participantes en la generación de las emociones y otros procesos de la cognición, e integración de la consciencia. Veamos las principales características, de algunos de los grupos de esta zona.

El tálamo

El tálamo está situado en el centro del cerebro, y es el conjunto de sub núcleos, más grande de la zona límbica, habiendo un tálamo en cada hemisferio. Está formado por más de veinte sub núcleos o fascículos, según algunos expertos y estudiosos, y en más de cincuenta según otros. Algunos de estos núcleos tienen sub divisiones. Alrededor de cada tálamo, en cada hemisferio, está cada uno de los pares de otras estructuras como las del hipotálamo, de la hipófisis, el hipocampo y la amígdala.

En el pasado, se le dio poca importancia al conjunto talámico, considerándolo como una simple estación de relevo, sin ninguna otra función especial, más que la de impulsar los datos o señales procedentes de los receptores sensoriales, y reenviarlos hacia la corteza sin alguna intervención. Pero en el presente, se ha extendido el interés de los neurocientíficos por el estudio de este conjunto, proponiéndolo algunos como la principal estructura de la zona límbica, y del sistema comunicativo tálamo-cortical, y asignándole diversos procesos e importantes funciones. Creen que este conjunto de módulos, opera como un regulador, procesador, distribuidor, que participa, directa o indirectamente, en muchas de las actividades y procesos cerebrales. Estos autores han clasificado sus sectores, en tres clases o categorías: los de primer orden, los de orden superior o asociativo, y los de funciones no específicas.

Los sub núcleos considerados de primer orden, son los primeros que reciben las señales procedentes de los receptores sensoriales externos e internos, y son considerados como sub núcleos de orden sensorial. Los subnúcleos de primer orden más estudiados, son el geniculado lateral, (NGL) que recibe directamente las señales visuales procedentes del nervio óptico, y el núcleo geniculado medial, (NGM) que recibe las señales auditivas y otras no visuales.

Los subnúcleos de orden superior más estudiados son el pulvinar, que creen estar relacionado con la visión y la atención, el posterior medial, y otros. Se ha demostrado que estos sub núcleos reciben y también envían, numerosos axones de enlace y de conexión con la corteza, construidos en la etapa que va desde el nacimiento hasta la adolescencia. Sus funciones son también de asociación e interconexión, con otros procesos que se llevan a cabo, entre diferentes regiones.

Los núcleos inespecíficos están considerados como ejecutores de procesos diversos, y son el sub núcleo reticular talámico, los intralaminares y los de la línea media. Se relacionan con otros subnúcleos del mismo tálamo, con los grupos circundantes de la zona límbica y con otras regiones más alejadas del sistema nervioso.

Está demostrado que algunos subnúcleos del tálamo, se comunican con la corteza mediante diversas columnas de ramales, llamadas micro columnas, compuestas por diversos tipos de neuronas, unas llamadas de proyección, otras piramidales y algunas más llamadas neuronas fusiformes de económo. Cada columna o sistema de canales tálamo-corticales y córtico-talámicas, tiene sus propias funciones, y cada una recibe y proyecta un tipo de información, hacia cada área específica. Estas columnas son las vías más abundantes e importantes de la comunicación global del cerebro.

El tálamo también envía conexiones a los núcleos auxiliares de la zona límbica, a los receptores sensoriales del cerebelo, del tallo, de la médula espinal y a casi todas las regiones del cerebro. Esta masiva y diversa comunicación, hace que debemos tener muy en cuenta, que el tálamo no es una simple estación de relevo, sino que puede ser un centro neurálgico, de integración de la información, y de distribución de diferentes funciones y ejecuciones.

Los primeros investigadores del cerebro, no le dieron mucha importancia al tálamo, pues pensaban que sólo funcionaba como un relé, o sea, una simple estación energética, que sólo servía para potenciar la conducción de la información, procedente de los receptores sensoriales, e impulsarla hacia las zonas de la corteza. Pero tantos núcleos con tantas y variadas tareas, y con millones de vías recíprocas de comunicación con la corteza, y con otras zonas, hicieron pensar a otros destacados y modernos científicos, que este complejo de sub núcleos multifuncionales, debía ser algo mucho más que una estación o relé, de sólo el traspaso de la información.

Creo importante incluir aquí un párrafo, extraído de un informe presentado por dos profesores, que son considerados como líderes sobre estudios en las conexiones tálamo-corticales y córtico-talámicas. Estos científicos son, Murray Sherman de la Universidad de Chicago, y Rainer Walter Guillery, de la Universidad de Oxford, Inglaterra.

[...Durante mucho tiempo, se ha considerado el tálamo como una simple vía para transmitir la información, procedente de los sentidos, hacia la corteza cerebral. Pero en la última década, la naturaleza funcional del tálamo ha atraído la atención de forma significativa. Mientras que la concepción antigua tendía a relegar la función del tálamo, a una simple máquina o relé de transmisión, una investigación reciente nos demuestra que existen infinidad de conexiones o circuitos complejos, con una rica variedad de propiedades de los subnúcleos que componen el tálamo. Ahora tenemos claro que la función del tálamo no es meramente trivial. (Sherman y Guillery 2006).]

La comunicación entre el tálamo y la corteza, debe ser sumamente importante en los procesos cerebrales, pues existe un proyecto llamado Blue Brain, dirigido por Herry Markram, neurobiólogo de la Ecole Polytechnique Federale, (Suiza) con el cual intentan reproducir una de las columnas del sistema tálamo-cortical de la rata.

Si el tálamo está en el centro del cerebro, rodeado por otros pequeños núcleos, y es el núcleo más grande de esta zona, (80% del total de la zona), es de suponer que este núcleo sea una importante estación, donde se interpreten, se cataloguen, se valore su utilidad, y se tome la decisión más apropiada, sobre la dirección, la situación y la aplicación que se deban dar a las señales que llegan procedentes de los receptores sensoriales. Si esto es así, a este núcleo podríamos considerarlo como uno de los más importantes de todo el cerebro, en los sistemas de procesamiento, análisis y comunicación interneuronal.

Veamos un resumen con más detalle, de cuales son algunas de sus divisiones, y algunas de sus funciones, según algunos científicos modernos.

1-. Los núcleos específicos geniculados laterales, los geniculados mediales, los ventrales posterolaterales, los ventrales posteromediales, ventral anterior, ventral lateral y núcleo anterior del tálamo, reciben aferencias de neuronas sensitivas y motoras, para procesar la información, y luego proyectarla hacia la corteza. A estos núcleos les asignan procesos relativos al campo visual, al campo auditivo, al del sensitivo y de otros tipos.

2-. Los núcleos del pulvinar, el lateral posterior, el lateral dorsal y el dorsomediano, tienen conexiones recíprocas con diversas áreas de asociación cortical, y se le asignan procesos relacionados con las diferentes sensaciones internas, con la atención en las tareas, y con algunos actos de la conducta, durante el estado activo o de la vigilia.

3-. Los llamados intralaminares, los reticulares talámicos, los de la línea media, etc., establecen muchas conexiones con otros sub núcleos del propio tálamo, y con algunas otras regiones del sistema nervioso.

Una pregunta que surge, acerca de las funciones de todo este conjunto de subnúcleos, es la siguiente:

¿Por qué y para qué existen tantas conexiones de ida y vuelta, entre el tálamo y la corteza? Son demasiados millones de axones, entre las dos zonas, para pensar que el tálamo sea sólo una estación de paso de la información hacia la corteza. Además, existen muchas más conexiones de diferentes zonas de la corteza, hacia los núcleos de orden superior del tálamo, que de estos a la corteza. Esto está demostrado por las tomografías que aportan los nuevos aparatos, y el empleo de las nuevas pruebas de técnicas de trazado. Otra pregunta sería, ¿qué tienen que decirle las neuronas de las diferentes zonas de la corteza al tálamo? Las respuestas podrían ser varias, pero lo más lógico, dado el números de axones existentes, es pensar que estos dos componentes, tálamo y corteza, mantengan un intenso dialogo constante entre sí.

La deducción más lógica que podemos hacer, sobre este conglomerado de sub núcleos talámicos, sería la siguiente:

Si existe esta densa red de conexiones, de ida y vuelta, entre la corteza y los sub núcleos talámicos, es lógico pensar que haya también una densa y continua intercomunicación entre estas dos zonas. Es de suponer que esta red, aparte de servir de envío del tálamo a la corteza, de la nueva información captada y analizada, también sirva para que la corteza, envíe al tálamo la información que tiene en su poder cuando sea necesaria, y con ella informe, reconfirme y mantenga diálogos de observación y reflexión, en los proyectos, en los pensamientos, en los deseos y en la toma de decisiones de cada persona, en cada día de su existencia.

¿Se podría comparar la tarjeta madre del ordenador con el tálamo? Comparar una pieza o núcleo tan complejo como es el conglomerado de sub núcleos del tálamo, con una simple pieza del ordenador, no es nada sencillo y menos porque aún no hay consenso entre los científicos, de que haya un núcleo en el cerebro, que tenga la característica de ser una pieza principal de distribuciones, como la que tiene la tarjeta madre del ordenador. Es más probable que el mando del cerebro no resida en un sólo grupo, (al que podríamos llamar el consciente) sino que esté repartido entre dos o más grupos, sobre todo en la toma de algunas decisiones.

En el caso de que supusiéramos que el mando de los asuntos importantes, esté compartido por más de un grupo, uno podría ser el tálamo y el otro la corteza, y entre los dos, trabajando unidos y en perfecta sincronía, se complementaria esa facultad a la que llaman en psicología y filosofía, el consciente o la consciencia.

La lógica me inclina a pensar, que si hubiera en el cerebro una pieza principal, con atributos de ser el componente único de la consciencia, a esta le correspondería estar situada en el centro del mismo, o sea, en la llamada zona límbica. En este caso correspondería al tálamo, pues este está en el centro, es la pieza más grande de tamaño de la zona emocional, pues consta de muchos compartimentos, enlazados, con cientos de miles de axones o ramales, de ida y vuelta, a las diferentes capas de neuronas de la corteza y a muchas otras zonas y núcleos ejecutivos y ejecutores del cerebro. Parece menos lógico, que si existe un solo núcleo con la función exclusiva de ser el consciente, esté situado en un extremo del cerebro.

Al tálamo podríamos verlo también, similar al conjunto de edificios que alojan a los diferentes departamentos del gobierno de un país, llamados secretarías o ministerios, los cuales sirven para administrar y controlar, los principales aspectos de la vida de una nación.

En cuanto a la pieza del ordenador llamada procesador, podríamos equipararla también con el tálamo, pues es en este conglomerado de sub núcleos, donde, según estudios y pruebas recientes, se procesa la información que llega de los receptores sensoriales, antes de ser enviada a la corteza, para ser guardada como memoria permanente.

En su libro, La búsqueda científica del alma, Francis Crick nos dice lo siguiente: *"¿Cuánto aprenderemos sobre la base neural de la conciencia visual al estudiar el tálamo? Dado que la atención es importante para la conciencia, sería una tontería descuidarla. Para descubrir cómo vemos las cosas, no solo debemos comprender el funcionamiento de la neocorteza, sino también el del NGL y el del pulvinar".*

La atención es una parte importante de la consciencia, y esta se le atribuye, según diversos estudios recientes, al sub núcleo pulvinar del tálamo.

Por otro lado, debemos tener en cuenta que antes de que llegue la información a la corteza, partiendo del tálamo, debe pasar por otro núcleo que es el que se encarga de retenerla y utilizarla momentáneamente, para aplicarla como memoria provisional, y grabarla después de forma permanente, para poderla utilizar cuando se necesite en el futuro. Este núcleo es el hipocampo, el cual participa en el procesamiento de convertir los trozos o bit de información que recibe el cerebro, en memoria global.

En cuanto a la función de recepción, grabación y conversión de la información en memoria permanente, están de acuerdo casi todos los expertos, en que esta unción corresponde al núcleo del hipocampo, pues se ha demostrado que si este núcleo sufre una alteración, por demencia, por algún tipo de lesión, o por su extirpación, a partir de ahí la persona ya no puede aprender nada, ni grabar ningún dato nuevo en la memoria. Si esto es así, es obvio pensar que toda señal nueva que entre en el cerebro, o cualquier hecho, pensamiento o comunicación interna entre sus núcleos, debe pasar por el hipocampo, para que este haga algún tipo de procesamiento, antes de enviarla a las neuronas contenedoras o de archivo, situadas en la corteza.

Si la información pasa por varias estaciones, en su recorrido hacia su lugar de asentamiento en la corteza, también es lógico pensar que en esas estaciones se lleven a cabo procesos de interpretación, calificación y definición de dicha información. Si esos procesos sólo se hicieran en las zonas de la corteza, como creen algunos autores del tema, ¿qué sentido tendría la existencia de tan importante grupo de núcleos como parecen ser el conjunto del tálamo, y el del hipocampo con su trabajo de procesar la memoria de corto y largo plazo? Lo que sí puede ser probable, es que haya varias vías de comunicación paralelas, que unan el tálamo, la corteza, el hipocampo y otros. Esto puede ser factible, pues ya hemos visto que existen millones de axones, desde neuronas de la corteza, a neuronas de los núcleos del tálamo y el hipocampo.

Veamos ahora este núcleo del hipocampo, que es el que realiza el proceso del reconocimiento de la información, su retención si es necesario usarla para trabajar con ella momentáneamente, y la transferencia y grabación posterior de una parte de esa información, para que quede asentada permanentemente en las neuronas que constituyen la memoria.

El hipocampo

El hipocampo, está considerado como uno de los núcleos más importantes del cerebro, pues de él depende el proceso por el cual, todas las señales sensoriales, así como la información nueva recibida y procesada en el tálamo, y toda la que surge posteriormente de la memoria, sobre los hechos vivenciales, el hipocampo la retiene y la usa como memoria de trabajo, llamada también memoria de corto plazo, y la deposita en otras zonas como memoria permanente, llamada de largo plazo. Se sabe que este núcleo, es el que interviene en los procesos de la memoria, y por lo tanto en el proceso de la cognición y aprendizaje, por la aportación de algunos estudios y experimentos que han hecho sobre él, y que son irrefutables. Procesa tanto lo que vemos, sentimos y lo que nos ocurre por primera vez, como lo que pensamos, o sentimos, rememoramos, soñamos y lo contamos después.

Se considera información nueva para el hipocampo, a la que se deriva de las impresiones que se reciben continuamente del medio ambiente, y de los actos que realizan los seres humanos, en su día a día. El hipocampo tiene una estructura curva, compuesta de varias regiones o subnúcleos, y está ubicada entre el hipotálamo y la amígdala, en un extremo de la zona límbica y pegado al lóbulo temporal. También está compuesto de varias capas de neuronas. Y por tener estrecha comunicación con diversas zonas de la corteza, y otros núcleos de la zona límbica, se le llama también el sistema hipocámpico.

Aun no se han estudiado en profundidad todos los procesos del grupo hipocampo. Se cree que este núcleo juega un papel importante, como mediador y procesador de todas las señales procedentes de los receptores sensoriales (las imágenes, los sonidos, las del tacto, el olor, el sabor y los sentimientos). Se cree que todas las señales procedentes de los receptores sensoriales, y los recuerdos y acciones de los sucesos biográficos de cada persona, pasan por el sistema hipocámpico, en forma de pulsos u ondas eléctricas, generadas por una especie de marcapasos en cada lado.

El hipocampo es tan importante, que si se lo extirpan a alguien en cualquier edad, a partir de ese día no aprenderá nada, ni se acordará de nada de lo que le suceda en el futuro. Esa persona sólo se acordará de lo que transfirió este núcleo a la corteza, antes de ser dañado o extirpado.

Las dos más importantes funciones, de este núcleo o sistema hipocámpico, son el manejo de las señales, en su uso como memoria primaria, inmediata, operacional o de corto plazo, (esto es mientras trabajamos con ellas) y la transferencia de parte de esas señales a las neuronas de la corteza, para que sean asentadas como memoria de largo plazo o permanente. Por poner un ejemplo, la memoria de corto plazo es aquella, con la que estamos reteniendo un número de varias cifras, para hacer una llamada telefónica ocasional inmediata, pero después lo olvidamos. Y la de largo plazo o permanente, es cuando repetimos alguna frase, o cantamos varias veces el estribillo de una canción, o cualquier cosa que hagamos, y ello se queda grabado en la memoria definitivamente. La memoria de corto plazo, tiene una capacidad de retención, limitada a seis o siete datos al mismo tiempo. Se graba sólo una parte de la información, porque no todo lo que captan los sistemas sensoriales, queda grabado en la memoria permanente, ya que no cabría en la corteza todas las señales que recibimos durante el estado de vigilia, de toda nuestra vida.

Es lógico suponer que el tratamiento que el hipocampo le de a la información que recibe, va a depender del interés y el tipo de información que le llegue. No es lo mismo manejar un número de teléfono que vamos a marcar, y no nos interesa grabarlo para siempre, que si estamos viendo u oyendo algo muy atractivo o de gran interés para nosotros. Esta información es la que se enviará a las neuronas de la corteza, y formará parte de la llamada memoria episódica o declarativa, que es en la que guardamos todo lo que hemos hecho, lo que hemos dicho y lo que nos ha pasado, positivo o negativo, en el transcurso de nuestra vida.

¿Se podría decir que el núcleo del hipocampo, es algo similar a la tarjeta de la memoria RAM de un ordenador? Según mi percepción, las funciones de uno y otra tienen mecanismos muy parecidos.

Al hablar de la memoria de largo plazo del cerebro, nos referimos a la llamada memoria episódica o declarativa (experiencias autobiográficas) y a la llamada memoria no declarativa, o también procesal o procedimental (habilidades, hábitos y comportamientos rutinarios).

La memoria no declarativa, procesal o procedimental, interviene cuando ejercitamos algunas de nuestras habilidades, como aprender a tocar un instrumento, a bailar o a montar en bicicleta y cuando grabamos hábitos o rutinas del quehacer diario, etc. Estas habilidades pasan a ser procesadas mediante un programa automático.

Si tenemos en cuenta la función de grabación, que ejerce el hipocampo, y a las diversas conexiones que este tiene con otras zonas, es obvio deducir que la información que llega a la corteza, para que esta sea asentada como memoria final, debe pasar antes, o paralelamente, por este núcleo. Al hipocampo podemos imaginarlo como una especie de grupo de compartimentos de procesos de memoria transitoria, e intermedia, como grabadora de datos nuevos y de aquellos otros antiguos que se vuelven a usar en procesos posteriores del cerebro.

Es importante señalar, los descubrimientos recientes que ha hecho un equipo de científicos, del Consejo Superior de Investigaciones Científicas (CSIC), de España. La investigadora del CSIC, Liset Menéndez de la Prida, que dirige el Laboratorio de Circuitos Neuronales del Instituto Ramón y Cajal, nos dice lo siguiente:

"Hemos descubierto que las neuronas principales del hipocampo, son menos uniformes de lo que se creía, ya que adoptan una organización similar a las de la corteza, dividida en capas superficiales y profundas".

Esto nos puede dar una idea, de que los procesos del sistema hipocámpico son sumamente sofisticados. Las neuronas superficiales y profundas del hipocampo, durante la consolidación de la memoria, operan de forma complementaria, como capas de procesamiento en paralelo. Recordemos que este núcleo se compone de varias capas.

Otro estudio del CSIC, en colaboración con la Universidad Pablo de Olavide, de Sevilla, España, ha demostrado que es imprescindible la existencia del receptor D2, (un sub tipo del neurotransmisor llamado dopamina) en las neuronas del hipocampo, para poder modular los cambios sinápticos, en la memoria de largo plazo.

La investigadora Liset añade: *"Hemos descubierto cómo se organiza la región CA2, que juega un papel clave en la representación de los atributos sociales y temporales, que determinan la memoria episódica. Los tipos de memoria social y temporal, representan dos componentes cruciales de la memoria episódica. Entender cómo está organizada funcionalmente, cómo responde a los estímulos multi-sensoriales, y cómo codifican la información estas neuronas, es clave para comenzar a desentrañar su función y disfunción".*

El neurobiólogo del Instituto Cajal, Javier de Felipe, también ha explicado que el hipocampo humano se compone de varias regiones, conectadas entre sí, entre las que están el sub cubículo CA1, el CA2, el CA3 y el giro dentado. Asegura que esta es la primera región del hipocampo humano, que se estudia a nivel nanoscópico.

Existe cierta seguridad y consenso entre la mayoría de los científicos, cuando afirman que el módulo del hipocampo es el procesador de la memoria, precisamente por haber comprobado en muchos casos, que a las personas que les han extirpado el hipocampo, o han tenido alguna lesión en él, a partir de ahí, esas personas ya no graban nada de lo que les acontece. Las neuronas de la corteza que componen la memoria general, o de largo plazo, ya no recibirán ni asentarán ninguna señal nueva. La persona afectada, recordará sólo aquello que tenía grabado en la corteza antes de la lesión, y del cese de actividad del hipocampo. Esta puede ser una prueba, de que todo lo que le ocurre a un ser humano, en su día a día, debe pasar por el núcleo del hipocampo, antes de llegar a la corteza, para que sea grabado en la memoria. Por supuesto mientras este núcleo esté funcionando correctamente.

Se cree que las disfunciones del hipocampo, están también relacionada con la enfermedad de alzhéimer. Estas disfunciones no interfieren en lo ya aprendido, pues todas las experiencias ya grabadas, siguen funcionando mediante los programas y los motores, porque fueron constituidas cuando el hipocampo funcionaba correctamente, y actúan por otras vías. Pero esto puede ser una muestra de que toda señal que entra en el cerebro, o acción que realiza un ser humano, debe pasar antes por el grupo del sistema hipocámpico. Podemos deducir que el hipocampo es un grupo imprescindible para el aprendizaje, y para aplicar el asentamiento de ese aprendizaje, en las neuronas de la corteza.

En cuanto a la suspensión en el proceso de memorizar, ocurre lo mismo cuando le extirpan el hipocampo a un animal de experimentación.

Ahora podemos hacernos otra pregunta: ¿cuál es la similitud entre el núcleo del hipocampo y la tarjeta de memoria RAM del ordenador? Veamos de nuevo la función de la tarjeta RAM, pues esta tarjeta es la que procesa la memoria aleatoria o de trabajo del ordenador.

La función de la memoria RAM, o memoria aleatoria, es la de retener la información, temporalmente, en cada una de las aplicaciones abiertas en el ordenador, mientras está encendido. Después, esta información la grabará el ordenador en el disco duro si se le ordena o se borrará cuando se apague. Esta tarjeta es una placa de forma rectangular, hecha con diversos materiales con circuitos impresos, la cuál tiene diversos compartimentos, llamados bancos o celdas de memoria, formados por chips de circuitos integrados. También tienen muchas pequeñas ranuras, desde las que se enlaza a la placa madre. Esta tarjeta de memoria RAM, necesita corriente eléctrica continua para mantenerse activa. Una vez que se apaga el ordenador, desaparece toda información transitoria que contenga, si no fue grabada en el disco duro, y también se borrarán los programas con los que se está trabajando.

La función del hipocampo, es la de retener las señales analizadas, unos segundos o minutos, (memoria transitoria o de trabajo de corto plazo) mientras se trabaja con ellas, y enviarlas después, o al mismo tiempo, a las neuronas de la corteza o almacén, donde se instalarán como memoria de largo plazo, para que permanezcan allí días, meses, años o toda la vida. Se puede decir que este núcleo es el que convierte la información, que entra nueva y la que se mueve por el cerebro, en memoria provisional de trabajo, y al mismo tiempo o después, en memoria definitiva. Por lo tanto, podemos asegurar que participa en el aprendizaje, (aprender es entender y grabar lo comprendido) al ser una estación de transición, conversión, y transferencia de las señales sensoriales hacia la corteza, tanto las que llegan del exterior, como las que se producen en el interior.

Este núcleo hipocampo, difiere del de la memoria RAM del ordenador, en cuanto a que es dinámico, continuo y automático. No depende de la decisión personal de un usuario externo, como depende la memoria RAM del ordenador. En el ordenador, el proceso de grabación de datos se realiza cuando el usuario le da la orden, pero este proceso es automático en el cerebro, mediante la función mecánica del núcleo hipocampo y otros asociados, que no se detienen mientras estamos despiertos.

También el hipocampo necesita corriente eléctrica para estar activo. Una vez que se desconecta, o baja la frecuencia al mínimo, como ocurre en los estados de sueño, coma o anestesia, suspende toda su actividad de grabación.

La amígdala

La amígdala, tiene forma de almendra, y está constituida por pequeños y diferentes fascículos, por lo que también recibe el nombre de complejo amigdalino. Está vinculada a ciertas emociones, tanto de efecto desagradable y angustioso, como puede ser el miedo, la ansiedad, etc., como de efectos agradables y placenteros, como aquellos sentimientos de placer, de alegría, de entusiasmo, etc. Estas emociones se llevan a cabo mediante la producción e inyección, de determinadas sustancias químicas, en el grupo de neuronas receptoras sensibles.

La amígdala es clave en dichos procesamientos emocionales, tanto en animales como en humanos, particularmente en los estímulos de tipo negativo. Se dice que genera y almacena determinados productos químicos, que producen emociones tales como la sorpresa, el miedo, la angustia, el cariño, la alegría, la agresividad y muchas otras. Forma parte también del sistema endocrino, ya que también libera algunos de sus productos en el sistema sanguíneo, desencadenando con ellos cambios fisiológicos en el sistema nervioso autónomo. Esto está demostrado, por las pruebas hechas con técnicas de neuroimagen funcional, estudios psicológicos, estadísticas, y diversos experimentos aplicando electrodos especiales.

Una prueba de que la amígdala influye en la carga de las emociones, se puede ver en los trastornos de agnosia emocional. Los que padecen esta patología, suelen reconocer un rostro y saber de quién es, pero no saben distinguir si la persona está alegre, o está triste y depresiva. Estos enfermos también carecen de emociones, pues al no saber comparar o distinguir lo positivo de lo negativo, su amígdala no sabe qué tipo de hormona debe producir, para que se de la emoción correspondiente a la vivencia. Hay también ejemplos de casos de personas que tenían un carácter agresivo, y al extirparle un tumor que tenían en la amígdala, su carácter cambió radicalmente. Esto podemos verlo también, como un ejemplo de que el carácter de las personas esté relacionado, en parte, con su amígdala.

La amígdala envía y recibe conexiones de otros núcleos de la zona límbica (tálamo, hipotálamo, hipocampo, etc.), y de las distintas áreas corticales de asociación sensorial.

Un equipo de científicos del Campus de Excelencia Internacional Moncloa (UCM-UPM), España, ha demostrado que la amígdala cerebral, es capaz de extraer información rápida, referente a las amenazas que puedan aparecer en la escena visual. Los investigadores han conseguido saber cómo viaja la información entre la zona visual y la emocional. Los propios autores argumentan lo siguiente: *"Gracias a este estudio, podemos considerar con más importancia el procesamiento visual temprano e inconsciente, y los efectos que puede tener en nuestro organismo. Nos permite entender mejor, por qué el miedo, muchas veces, está fuera de nuestro control voluntario"*. Esto, probablemente nos quiere decir, que la amígdala actúa mediante un sistema de estímulo directo y automático, y este no procede de las neuronas del grupo consciente, sino de un lugar general de proyección de escenas.

Está comprobado por muchos experimentos, aplicando electrodos intracraneales, que las señales visuales que pasan del nervio óptico al tálamo, avanzan de este hacia la corteza occipital y también hacia la amígdala, por vías indirectas. Por lo que podemos suponer que el tálamo es una estación de proyección, y la amígdala reacciona en consecuencia al tipo de señales que se proyecten y se deriven de los procesos de análisis e interpretación, que haga el tálamo sobre la información. Esto nos puede hacer pensar, que es posible que haya un centro de representación y distribución general de señales, desde el cual extraigan la información secuencial, tanto la amígdala como todos los núcleos y neuronas individuales, que participan en los sentimientos y en la conducta. Este centro de proyección pudiera estar en el tálamo, pues estamos comprobando que las señales que llegan a los sub núcleos NGL y NGM, se distribuyen de ahí al hipocampo, a la amígdala, a la corteza y a otros grupos.

Se dice que la amígdala también está involucrada en patologías como la depresión, la ansiedad, la anorexia nerviosa, y tal vez en otros trastornos cerebrales como el llamado trastorno bipolar, y en otros psicológicos llamados trastornos de la personalidad.

Se sabe por los experimentos realizados en animales y en humanos, y también por nuestra propia reflexión, que el recordar un evento emocional que hayamos vivido, y quedó grabado en las neuronas de la corteza, puede tener efectos similares al recordarlo que cuando sucedió, y por consiguiente interferir continuamente en la vida de una persona durante años. ¿Cómo puede ocurrir esto? Es lógico suponer, que el recuerdo del evento sea proyectado en algún lugar, y por ello actúa la amígdala, derramando los productos químicos que producen el sentimiento. Veamos un ejemplo que puede corroborar esta idea.

Un hecho o evento que nos produzca miedo o dolor, queda grabado, automática y permanentemente, en una o más neuronas de la corteza, en el momento que nos ocurre. Podemos decir que es un episodio biográfico más, de los miles que guardamos en nuestras neuronas de archivo, mediante los procesamientos del hipocampo. Mientras este evento esté encerrado en su archivo, y no sea proyectado, no sentiremos ninguna reacción de sentimiento o emoción relativa a ese evento. Y si no lo vemos, quiere decir que está encapsulado. Pero si la neurona contenedora proyecta las imágenes de aquel evento, de forma espontánea, estas imágenes nos vuelven a producir un efecto sentimental, como cuando ocurrió realmente el hecho.

Recordar un hecho del pasado, quiere decir que el grupo de neuronas que guardan las imágenes, las están proyectando en algún lugar donde son vistas por las neuronas que reaccionan a los recuerdos. Y si el grupo de neuronas que manejan los sentimientos, las están viendo proyectadas, es porque las neuronas de archivo que las contienen, las están liberando, enviando una copia a un lugar de proyección general. Si esto es así, al estarse proyectando el hecho lo estará viendo la amígdala, y por eso reacciona inyectando moléculas que producen el sentimiento. Parece lógico pensar que haya un lugar de proyección de imágenes, y este lugar sea una especie de plató, escenario o pantalla.

Si las neuronas que guardan los episodios que hemos vivido en nuestro pasado, nos proyectan una copia para que la veamos, ¿no es lógico pensar que haya un escenario o pantalla en el cerebro, donde se proyecten los recuerdos? Otra pregunta que debemos hacernos es la siguiente: ¿por qué la proyección de un recuerdo nos produce casi el mismo sentimiento que cuando ocurrió, si ya sólo es una imagen tenue y difusa, y que además no está ocurriendo? Esto nos hace pensar que la amígdala, que es la que reacciona, no sabe si el hecho pertenece al pasado, e inyecta hormonas que producen aflicción, porque cree que el hecho está pasando en ese momento, al verlo proyectado en la pantalla. Su reacción es la misma que cuando ocurrió el hecho, que también apareció proyectado tal vez en en el mismo escenario. ¿Nos quiere decir esto que la amígdala no es consciente por sí misma, ni entiende de tiempos pasados o futuros, y sólo actúa de acuerdo a lo que aparezca en cada proyección, proceda esta de los sentidos o de las neuronas de la corteza?

De lo anterior, podemos deducir, que si la proyección del recuerdo de un hecho traumático, nos produce casi el mismo efecto que cuando ocurrió, es porque la amígdala tiene la misma reacción electroquímica y mecánica, que la que tuvo cuando ocurrió el hecho real. Esto sólo puede significar, que tanto un hecho que esté ocurriendo en tiempo presente, como la proyección posterior del mismo, se proyecten en una pantalla. También podemos deducir, como consecuencia, que si la amígdala reacciona en respuesta a lo que aparece en un centro de proyección, es probable que otros núcleos y neuronas individuales, aquellos que intervienen en los procesos de la intercomunicación, funcionen con la misma mecánica que lo hace la amígdala, esto es reaccionando de acuerdo a lo que aparece en cada proyección. Si esto fuera así, es lógico pensar que todas las señales que entran nuevas, y las antiguas que circulan por las redes neuronales, se reflejen en un centro de proyección global, y de este centro se derivan las acciones de la conducta.

Hemos visto que los expertos están casi todos de acuerdo en que algunos componentes hormonales de la amígdala, son los que actúan como efectores en la aparición de los sentimientos y emociones, inyectando sustancias activadoras, descargas eléctricas o neurotransmisores excitadores.

De acuerdo a lo anteriormente expuesto, sobre los procesos de la amígdala, podemos deducir que la paciencia, la ecuanimidad, la ira o la agresividad de cada ser humano, probablemente no dependan de un yo consciente, sino de cómo reaccione su amígdala en muchos casos. Y también podemos preguntarnos: ¿depende el carácter de cada persona, de cómo sea la constitución y el tipo de reacciones de su amígdala? Es obvio que debe tener determinada influencia en la conducta, ya que cada persona hace diferente interpretación, y tiene diferente sentimiento y reacción ante los mismos hechos.

Otro núcleo que interviene en muchos e importantes procesos cerebrales, es el hipotálamo.

El hipotálamo

El hipotálamo es otro de los núcleos más importantes de la zona límbica. Está compuesto por varios sub núcleos, situados debajo del tálamo y ligados a la hipófisis y a la pineal, con las cuales interactúa, enviando señales a otros grupos cerebrales, y también al sistema glandular o endocrino.

Sus dos partes principales son la medial y la lateral. En su parte medial es donde se concentran la mayor cantidad de pequeños sub núcleos, con mayor cantidad de somas, axones y dendritas.

Se dice que el hipotálamo genera algunos tipos de hormonas, las cuales almacena en la glándula hipófisis y la pineal. Algunas de sus funciones son la regulación del hambre, la del metabolismo de las grasas, la de la temperatura, la presión sanguínea, la función muscular, la del estado de sueño y de vigilia y algunos otros. En el mecanismo del sueño y la vigilia, lo hace, en combinación sincrónica con el sistema SARA, con su inhibición o activación en la aplicación de hipocretina, y su aportación de varios tipos de neurotransmisores. Si esto es así, podríamos decir que el hipotálamo interviene en procesos tanto del sistema nervioso como del endocrino.

Los ganglios basales

Los ganglios basales son un conjunto de pequeños núcleos, (el caudado, el lenticular, putamen, globo pálido) con forma de circuito, situado entre el tálamo y la corteza. Tienen múltiples conexiones con otros núcleos, y se les adjudica la función de intermediario en la iniciación, la modulación e integración de los movimientos musculares voluntarios. También se les relaciona con algún proceso de cognición, en cuanto a la focalización de la atención, el razonamiento lingüístico y otros aspectos de la memoria procedimental.

La corteza cerebral

Por encima y alrededor de los núcleos descritos anteriormente (los que componen la zona límbica), se encuentra la corteza o neocórtex. Esta extensa zona la forman las seis capas de neuronas, y abarca desde la frente hasta la nuca. En esas capas de neuronas que conforman la corteza, se encuentra grabada como memoria de largo plazo, toda la información que le ha enviado el tálamo y el hipocampo. En sus correspondientes zonas se encuentran algunos planos, patrones, programas, y también los motores que accionan el movimiento de algunos órganos, de las extremidades, de la locomoción, de los gestos y del lenguaje.

Los médicos Paul Pierre Broca, Korbinian Brodmann y Karl Wernicke, descubrieron que en las capas de la corteza, se encuentran asentados todos los conocimientos que adquirimos durante nuestra vida. Estas capas las dividieron en zonas, topográficamente definidas y numeradas.

Ya vimos que algunos estudiosos del cerebro creen que en el neocórtex de los seres humanos, están los centros ejecutivos y superiores del cerebro, y lo creen porque dicen que esta zona, ha surgido en las últimas etapas de la evolución de los mamíferos. Pero esta explicación no parece ser suficiente. Es muy probable que las capas de la corteza se hayan ido formando progresivamente, empezando con muy pocas neuronas, hasta llegar a tener los millones de los que dispone en la actualidad. En esta corteza es donde guardan sus conocimientos y experiencias todos los animales, aunque está claro que su tamaño es diferente, según sea la especie animal.

La corteza de los seres humanos, podemos verla no como nueva, superior y poseedora de mayor jerarquía o inteligencia, sino como una expansión utilitaria y necesaria del cerebro, ideada por la propia biología creadora, para abarcar más información. Por ejemplo, podríamos verla como si al edificio antiguo y principal de una empresa, le añadieran nuevos edificios auxiliares, porque esa empresa está creciendo comercialmente. O como si el dueño de una casa antigua, construyera una o dos habitaciones nuevas, porque han crecido sus necesidades de alojar a más personas en la casa, o de darle algún otro uso complementario. O también como si un granjero construye un almacén, al lado de su vivienda, porque necesita guardar allí sus productos y herramientas, ya que en su granja ha aumentado la actividad y la producción. No por el hecho de que el almacén es lo último que ha construido el granjero, ese recinto sea más importante o superior a los recintos más antiguos de la casa antigua original.

A la corteza cerebral, en gran parte de su espacio, también podríamos compararla con una gran biblioteca pública, en cuanto a la organización, a la distribución espacial, a la sección del contenido informático y al servicio que presta la biblioteca a los usuarios. Examinemos, a grandes rasgos, esta comparación y sus semejanzas, teniendo en cuenta que una biblioteca es una organización rígida, material, estática y manejada por seres humanos, y la corteza es una organización dinámica, operada por seres biológicos neuronales.

Una biblioteca es un recinto, amueblado con anaqueles provistos de módulos o compartimentos, conteniendo elementos informativos, como libros, cuadernos, etc., y cada uno con diferentes temas. La información ingresa en el recinto, mediante la búsqueda, selección y adquisición del bibliotecario jefe.

La corteza cerebral es una zona del cerebro, compuesta por grupos, redes o módulos de neuronas, y cada uno guarda información, de diferentes propiedades y naturaleza. Dicha información ingresa en la corteza, procedente del medio ambiente, de forma continua y automática, recogida por los receptores sensoriales, observada, interpretada y seleccionada por grupos auxiliares intermedios.

En la biblioteca, la información está al servicio de las personas que la solicitan, y funciona mediante un sistema de recogida y devolución de la información, ya sea en forma impresa o en un sistema electrónico a través de internet.

En la corteza, la información está al servicio del yo, de los grupos auxiliares del yo, de las neuronas motoras del leguaje, de las neuronas motoras de la conducta, y podemos suponer que funciona mediante la proyección de una copia de la original, que posee la neurona que funge como archivo o memoria.

La expansión de la corteza y la mayor acumulación de información contenida en sus neuronas, es la que produce mayor nivel de inteligencia y mayor amplitud de consciencia. Podríamos asegurar que las neuronas de la corteza, aunque no las consideremos más inteligentes o superiores que a las de otras zonas, sí son importantísimas ya que contienen y aportan información necesaria, y pueden ser fundamentales para la toma de decisiones, en las acciones y reacciones de la conducta.

Si observamos la evolución de la biología, desde que aparecieron los primeros seres vivos unicelulares, hasta el moderno homo sapiens, se ve que la superioridad de cada especie, se debe al desarrollo paulatino, secuencial, de la ampliación de todos sus núcleos y zonas cerebrales, y de la especialización de sus funciones. Por lo que también podemos pensar, que las nuevas capas de neuronas del neocórtex, no son estructuras hechas expresamente para tener rangos superiores, sino sólo como una ampliación de las más antiguas, para poder albergar en ellas más cantidad de información, sobre todo la correspondiente a todas las imágenes archivadas, y a todos los signos del lenguaje. Sólo para tener la capacidad de hablar, el cerebro necesita albergar en su corteza, muchas miles de palabras que se necesitan para hablar un idioma.

La necesidad de albergar en el cerebro de los homos sapiens, un diccionario de palabras, condujo a sus genes a crear más capas de neuronas, para que estas las contuvieran y se creara con ellas el lenguaje.

Se sabe, por las radiografías y pruebas del cerebro, que los animales con menor nivel de inteligencia que el homo sapiens, también tienen corteza cerebral, incluso hasta los más primitivos. Por todo esto, podemos pensar que la diferencia de inteligencia entre un cocodrilo y un ser humano, no es por la calidad de las neuronas de sus cerebros, sino por la ampliación en el número de sus componentes. No es cuestión de calidad sino de cantidad, pues la población de neuronas que contiene el cerebro del sapiens, es millones de veces más grande que la de cualquier reptil, y que la de cualquier otra especie animal.

Si medimos las poblaciones neuronales de distintas especies animales, y las comparamos con su nivel de inteligencia, veremos que a mayor cantidad de neuronas en sus cortezas, más alto es su nivel o grado de inteligencia. Por ejemplo, la corteza de un ratón tiene dieciocho millones de neuronas, la de un perro ciento sesenta millones, la de un chimpancé seis mil doscientos millones y la de un ser humano, dieciséis mil doscientos millones. Esto nos demuestra que la superioridad la proporciona el conjunto y no la individualidad.

Veamos las cuatro zonas de la corteza, llamadas lóbulos, situados en cada lado de la cabeza, encima de cada hemisferio.

El Lóbulo Frontal

Estos dos lóbulos, derecho e izquierdo, son los más grades, y como indica su nombre, están situados en el interior de la frente. Teóricamente, los científicos le asignan a sus neuronas funciones ejecutivas y complejas, como son el razonamiento, la planificación, la coordinación de movimientos voluntarios, y otras por extensión como establecer metas, la articulación del lenguaje y la regulación de las emociones. Estos lóbulos realizan estas funciones, en combinación con los núcleos del tálamo y el del hipocampo, aportando la información que le fue suministrada por esos mismos núcleos desde el nacimiento. Información que ya debió pasar por algún proceso de análisis e interpretación.

Estos lóbulos frontales, mueven o aportan su información, en coordinación con los núcleos de la zona límbica y otros núcleos y formaciones. Se dice que en esta zona están los patrones y mapas de habilidades aprendidas y las principales neuronas que podríamos llamar ejecutivas, porque son las que intervienen o proyectan la información, que contribuye a la creación del pensamiento imaginativo y abstracto. Al ser contenedoras, y estar situadas en la zona más grande y estratégica de la corteza, son las que aportan importante información, al conjunto y al sistema global. Su aportación y colaboración, la hacen a través de las vías tálamo-corticales, córtico-talámicas y córtico-tálamo-corticales.

Los Lóbulos Temporales

Estos dos lóbulos están situados en los lados laterales, a la altura de los oídos. En el lado izquierdo se encuentra asentado, generalmente, el contenido de las palabras del vocabulario, y la función del leguaje, y en el lado derecho la música, los sonidos en general y otros tipos de señales. Estos datos son transferidos desde los núcleos del tálamo y de los hipocampos, derecho e izquierdo, según el tipo de dato. Encima de estos lóbulos, se encuentra cada uno de los lóbulos parietales.

Los Lóbulos Parietales

Estos lóbulos ocupan la mitad superior y posterior de la corteza. Reciben información sensorial de todas las partes del cuerpo: de los receptores sensoriales de la piel, de los músculos, y de las articulaciones, también a través del tálamo.

El parietal izquierdo controla la habilidad de escribir, de construir el discurso escogiendo las palabras y frases, enviándolas al aparato fonador para pronunciarlas, la habilidad de leer y construir la escritura, y la de realizar funciones motoras del lado derecho del cuerpo. Este lado izquierdo es parte del archivo de todas las palabras, frases, ideas y creencias, que hayamos adquirido durante toda nuestra vida. Cualquier daño en el lóbulo parietal izquierdo, produce afasia que es un trastorno del lenguaje.

El parietal derecho se especializa en archivar los sentimientos, en la comprensión de las artes, de la música, los sonidos en general y otros procesos auditivos, en los olores, la orientación espacial, los colores, el reconocimiento de imágenes y muchas otras actividades no verbales. Se encarga también de las funciones motoras y de los movimientos del lado izquierdo del cuerpo. Los daños producidos en este lóbulo, causan algunos trastornos correspondientes a sus funciones.

El Lóbulo Occipital

Está ubicado en la parte posterior del cerebro, (encima de la nuca) y guarda información de tipo visual (las imágenes). En el lóbulo occipital, se encuentran asentadas la mayoría de las imágenes que hemos conocido, de personas, lugares, monumentos, películas y objetos que hemos visto a lo largo de nuestra vida. Se cree que las neuronas que conservan las señales visuales, se comunican con el lóbulo frontal, y otros lóbulos, a través de vías de comunicación interna, llamadas córtico-corticales, y también de otras triangulares llamadas, córtico-tálamo-corticales.

Las lesiones del lóbulo occipital pueden producir ceguera o agnosia, aun cuando los ojos estén en perfecto estado. Las personas con esta lesión, ven los objetos, pero sus neuronas de la zona, no los reconocen o confirman. Es como si el cerebro creyera que está viendo por primera vez, los mismos objetos que ya había visto antes.

Gracias a estos grandes lóbulos de la corteza, y sólo por tener más capas de neuronas, somos más inteligentes que el resto de los animales. Si no tuviésemos estas capas, para almacenar millones de datos, y no tuviésemos los motores que producen la ejecución y la fonación del lenguaje, seguiríamos siendo simples homínidos. No hubiésemos pasado de ser unos simples monos, viviendo aún en la selva o en cuevas.

El claustro

Se dice que las neuronas que conforman el claustro, poseen una estructura relativamente uniforme, y muchos de sus axones no salen del claustro, por lo que se consideran interneuronas.

También se ha comprobado que existen infinidad de conexiones entre el claustro y la mayoría de las zonas de la corteza, y entre el claustro y casi todos los grupos y núcleos del interior del cerebro. Estas proyecciones se dirigen hacia el mismo lado de su hemisferio, aunque algunas se proyectan al hemisferio contra lateral.

Por otra parte, la mayoría de las zonas de la corteza, también envían proyecciones al claustro, generalmente a muchas partes de él. ¿Nos quiere decir esto que el claustro es el punto de unión de eventos dispares, para convertirlos y concentrarlos en una sola percepción? Aún no hay respuesta a esta pregunta, pero podemos suponer que el claustro podría ser una especie de escenario o pantalla del cerebro, pues está interconectado con sus axones, con el lóbulo frontal, el hipocampo, la amígdala, la corteza motora, las regiones visuales del lóbulo occipital, las cortezas temporales, las áreas somato sensoriales, la corteza olfativa y algunas más.

Veamos lo que nos dice Francis Crick y Christof Koch, dos autores de prestigio, y unos de los pocos que han estudiado esta formación: *"El claustro está presente en todas las especies de mamíferos examinadas hasta ahora, desde el insectívoro hasta el hombre, aunque su forma precisa y algunas de sus conexiones, parecen variar de una especie a otra. Entonces, ¿qué es y dónde está el claustro?*

"La palabra claustro, (añade Francis Crick), *significa escondido, y es una lámina delgada irregular, de materia gris, situada a cada lado de la cabeza. Existe una tendencia general, a pensar que cualquier área cortical está conectada con su área del claustro más cercana. También las neuronas del claustro se proyectan hacia la*

corteza contra-lateral. Por lo tanto, sus mapeos están lejos de formar un mapeo local preciso, y tienden a ser más bien de orden globales, es decir, todos para todo. También está interconectado con el lóbulo frontal, con la corteza motora, la corteza pre frontal, la temporal, la parietal-occipital, y a muchos otros núcleos como el hipocampo y la amígdala. Son tantas y variadas las conexiones, que no se sabe si hay alguna región cortical que no reciba una entrada del claustro.

En resumen, sugerimos que el claustro puede contener mecanismos especializados, para sincronizar diferentes modalidades perceptivas, cognitivas y motoras".

En el año 2017, el mismo Christof Koch, especuló que *"el claustro podría estar coordinando estímulos, entrantes y salientes, en todo el cerebro, para crear consciencia".* Esta idea es respaldada por el reporte de una mujer con epilepsia, que perdió la consciencia, en un momento en el que su claustro fue estimulado eléctricamente. ¿Qué fue lo que ocurrió con el estímulo? ¿Hubo una especie de cortocircuito o demasiados hercios en las proyecciones de la información, y no se podía crear conciencia, al no haber claridad o interferencia en las señales?

La experiencia con esta paciente, puede ser una pista de que el claustro sea un escenario o pantalla, y el estado consciente dependa en parte de la proyección de señales en ella. Al introducir una corriente eléctrica en el claustro, esta puede interferir en las proyecciones secuenciales, lo cual puede provocar una desorientación en los procesos conscientes.

Por otro lado, un equipo de investigadores del Instituto de Ciencia Cerebral RIKEN, en Japón, ha hecho el siguiente descubrimiento. Durante el sueño profundo, en los momentos en los que no estamos soñando, la corteza cerebral emite ondas eléctricas muy bajas y lentas. Los investigadores, dirigidos por Yoshihiro Yoshihara, han descubierto que las neuronas del claustro, pueden silenciarse o activarse mediante estimulación eléctrica. Cuando activaron artificialmente el claustro, mediante estimulación de luz optogenética, (destellos de luz en un grupo de neuronas) silenciaron la actividad cerebral existente en la corteza.

"Creemos que el claustro juega un papel fundamental, en la activación de los estados de baja actividad o de ondas lentas, a través de sus entradas en muchas áreas corticales. Cuando estas áreas ingresan posteriormente a un estado ascendente, y se activan en sincronía, esto sirve para reproducir recuerdos,

transferir información entre áreas y consolidar recuerdos. Todas estas funciones, pueden contribuir indirectamente a un estado consciente", nos dice Yoshihiro Yoshihara.

La coautora del experimento, Kimiya Narikiyo, añade: *"El claustro es una red cerebral generalizada, que cubre áreas involucradas en el proceso cognitivo, y alcanza todas las zonas superiores del cerebro, y todos los tipos de neuronas. Esto lo convierte en un orquestador potencial, de la actividad en todo el cerebro"*.

También Christof Koch, anunció que habían descubierto tres neuronas gigantes, situadas en el claustro cerebral. Una de ellas hace contacto con todos los grupos que componen el cerebro. Este contacto lo hace a través de sus largos axones y sus miles de dendritas. Se cree que esta neurona envuelve a todo el encéfalo, como si esta neurona fuera una telaraña de dendritas, haciendo sinapsis con cientos de miles de neuronas de todo el cerebro.

Este descubrimiento nos lleva a preguntarnos, ¿cuál es la función de esta neurona, que se asienta en un bloque, el llamado claustro cerebral, al que no se le ha dado hasta ahora mucha importancia, ni se sabe cuál es su intervención en los procesos del cerebro? De acuerdo a estas declaraciones me pregunto: ¿no será el claustro un centro de proyección de señales y desde ese centro se alimentan todas neuronas ejecutivas y ejecutoras, que participan en la cognición y en la conducta?

Al parecer, todos los núcleos o agrupaciones del cerebro, tienen una función individual y una global al mismo tiempo. Además no tendría ningún sentido, pensar que su existencia sea un capricho de los genes. Será de suma importancia, saber y entender cuál es la función de estas neuronas gigantes.

Todos estos grupos o núcleos que hemos repasado de forma superficial, deben estar activos, conectados e integrados, para que se de el estado pleno de vigilia y de consciencia. Cuando dormimos, algunos de estos grupos están desconectados de la red, y mantenidos a un nivel muy bajo de hercios, según la fase del sueño. En los ensueños, probablemente algunos grupos se activen aunque no todos. Sólo cuando se activan todos y se integran a la red global, el yo consciente se da cuenta que estaba soñando, y entonces se recuerda el ensueño y se memoriza.

Si observamos la comparación cerebro ordenador, podemos ver la similitud en cuanto a que los dos están constituidos por piezas enlazadas, que trabajan en equipo para conseguir un fin. Aunque debe quedar muy claro que el ordenador es una copia simple del cerebro animal, y más aún del cerebro del homo sapiens.

IV

Sistemas y conexiones neuronales

Todas las cualidades superiores que distinguen a los cerebros de los homo sapiens, se generan por la información adquirida, y esta información produce sistemas y programas, derivados de las acciones que realizan las neuronas que la procesan. Si no acumuláramos suficiente información, los homo sapiens no tendríamos esas cualidades superiores que nos distinguen de los animales inferiores.

Procesos automáticos de la información

A las percepciones que recogen los receptores sensoriales del cerebro, podemos llamarles señales, datos, información o conocimientos. Esto nos lleva a pensar que el cerebro es como un gran centro de recogida y retención de todo tipo de conocimientos. Las percepciones externas, generalmente entran en el cerebro de una en una, por los puertos diseñados para ello, los llamados receptores sensoriales o los cinco sentidos y algunos otros. Las internas son captadas por diferentes sensores del sistema nervioso, central y periférico. Cada percepción es un dato, cada dato, una vez que pasa por determinados núcleos y procesos, se aloja en alguna de las neuronas de la corteza, que es su lugar de asentamiento. Cada neurona que contenga un dato, lo guardará indefinidamente, y actuará aportándolo en su momento preciso, para contribuir con él a los procesos generales de la comunicación y la conducta. Al conjunto de estos datos retenidos en las neuronas, se le llama memoria general.

Todas las cualidades llamadas mentales, superiores, en estado virtual, del cerebro de los homos sapiens, se activan y se desarrollan con la llegada de la información, siempre que haya una perfecta sincronización de sus módulos. Si no nos llegara información, las cualidades constitutivas intelectuales del cerebro, se quedarían sólo en un estado virtual o posible potencial. Si no acumuláramos extensa información, el entendimiento del mundo de un adulto estaría tan limitado, como lo está el de un niño pequeño. La superioridad intelectual del homo sapiens, no le llega sólo por que su cerebro tenga una esencia especial o un desarrollo anatómico exclusivo, sino también por la información y la experiencia que han acumulado sus neuronas.

Veamos algunos pasos simples:

Cada imagen o palabra es una unidad lingüística que contiene un dato.
Cada dato tiene un significado el cual proporciona una información.
Cada información puede guardarse en un archivo individual o colectivo.
Un diccionario de la lengua, es un archivo colectivo de mucha información.
Un archivo puede consultarse cada vez que se necesite su información.
Algunas neuronas son archivos individuales, ejerciendo diversas funciones.

Algunas zonas de la corteza cerebral, funcionan como archivos colectivos. Si una persona sabe algo, es porque cuando lo supo lo guardó en un archivo. Muchas de nuestras acciones, suelen ser generadas por una neurona archivo.

Cuando un ser humano llega a le edad de adulto, su cerebro puede contener en las neuronas de la memoria, más de cien mil datos. Y por lógica, y en estos están de acuerdo todos los neurocientíficos, estos datos deben estar contenidos y asentados, en diferentes zonas y en diferentes neuronas, de las que constituyen su corteza. Es menos lógico pensar, que estos datos estén circulando todos al mismo tiempo, por la red de circuitos que forman el cableado del cerebro. Sería probablemente un caos, si los cientos de miles de datos que contiene el cerebro, estuvieran todos circulando por él al mismo tiempo. Lo más probable es que cada dato adquirido, esté quieto y asentado en una neurona, y no circule mientras no se necesite. Sólo estarán circulando los datos nuevos que se estén captando, o aquel que ya fue guardado, y se esté usando en un momento dado, o aquel que sea proyectado espontáneamente por alguna neurona, por alguna circunstancia, deseo, necesidad o capricho.

También es lógico pensar que cada dato, antes de llegar a su neurona anfitriona en la corteza, deba hacer escala en varias estaciones, donde pasará por diferentes procesos. No tendría ningún sentido que existieran esos módulos intermedios, que existen entre los receptores sensoriales y las neuronas de la corteza, y sus miles de cables entre ambos. Es de suponer que en la primera estación, (los sub núcleos del tálamo) cada dato deberá ser identificado e interpretada su procedencia y su composición. Después pasará por otro núcleo (suponemos que es el hipocampo) donde será retenido unos segundos, y tal vez usarlo momentáneamente. A este otro grupo corresponderá si el dato debe ser borrado o enviado a un lugar apropiado de la corteza, para ser guardado en la memoria permanentemente.

Entre el hipocampo y otros grupos de la zona límbica, y la corteza, se encuentra el grupo llamado el claustro, donde puede ser probable que se proyecte cada dato, mostrando su forma y sus propiedades, antes ser guardado.

Es lógico pensar que este sea el procedimiento del cerebro, porque cada imagen nueva que aparezca en los ojos, debe tener algún proceso al pasar por el tálamo, por los ganglios basales, por el hipocampo y por el claustro, antes de llegar a su destino final, que es hospedarse en el interior de una neurona anfitriona de la corteza. No tiene mucha lógica, el pensar que todos los procesos cognitivos, de análisis e interpretación de las señales, se realicen en una zona de la corteza, o en cada neurona anfitriona, y estas sean las que evalúen individualmente cada señal, pues de ser así, las neuronas receptoras sensoriales, enviarían sus axones directamente a las de la corteza, y en ese caso no tendría ningún sentido, que existieran los grupos intermedios de neuronas, en especial el conglomerado del tálamo y el del sistema hipocampo. Un ejemplo de esto es que si el grupo del hipocampo se inutiliza, la información ya no se grabará en la corteza.

Cada dato, señal o sentimiento percibido, constituye un tipo de información. A medida que vamos recibiendo estas señales, y las vayamos interpretando, comprendiendo, guardando y acumulando en sus respectivas neuronas, vamos desarrollando y ampliando nuestra capacidad de entender mejor el mundo que nos rodea, y así es como vamos tomando cada día y en cada momento, mejores y más acertadas decisiones.

Si la población de neuronas que trabajan en los procesos de la comunicación de la información, y en las acciones de la conducta, está compuesta por una población de casi cien mil millones de neuronas, y estas están agrupadas formando módulos, circuitos y formaciones, es lógico pensar, que cada uno de esos grupos tenga una función especial y exclusiva, y todos ellos estén enlazados mediante una gran red, para poder trabajar en conexión global, sincrónica y simultánea.

Podemos pensar que esa población de neuronas del cerebro, se organice como lo hacen los habitantes de una nación. O sea, formando asociaciones o departamentos administrativos, como son los ministerios, las instituciones, las diferentes colectividades, oficiales y civiles, centros educativos, partidos políticos, etc.

Desde el momento del nacimiento, la mayor parte de las neuronas que componen los diferentes grupos del cerebro ya están construidas y posicionadas físicamente. Pero estas neuronas aún no están totalmente integradas a la conexión global, por lo que deberán extender sus axones, para producir las sinapsis con otras neuronas vecinas o lejanas, una vez que se aloje en ellas un dato. Además, a esas neuronas aún no se le han asignado las funciones o misiones que van a desempeñar cada una o cada chipset, (grupito de neuronas) tales como ser ejecutivas aunque probablemente, su misión corresponderá con su estructura y el lugar donde esté ubicada.

A medida que van llegando señales, datos y sensaciones (información general) a las neuronas de la corteza, estas se van integrando a una red de conexión y cableado global, y se van creando grupos de neuronas especializadas en determinados procesos de la intercomunicación y de la conducta. Algo parecido a como lo van haciendo los individuos de una nación, especializándose en alguna ocupación, tarea o misión, dentro del tejido social.

Las neuronas de la corteza son muy adaptables. Se dice que cuando llega un nuevo dato o señal a una neurona vacía, esta la retiene y empieza a alargar su axón y a generar muchas dendritas, según sea su especialidad el tipo de señal que haya recibido, y en qué lugar de la corteza se encuentre.

Una incesante llegada de información, es el sustento y generación de la programación, y esta definición podemos aplicarla tanto al ordenador como al cerebro. Esta similitud sólo podemos verla como una aproximación, ya que el ordenador más moderno, por muy grande y perfecto que sea, aún no llega ni al uno por ciento de complejidad y de funciones que realiza el cerebro. Las comparaciones con máquinas u organizaciones, sólo podemos verlas como ejemplos teóricos.

La información se compone de datos y señales, que una vez ordenados, asentados en neuronas individuales o en grupos como los chipset de los ordenadores, se transforman en base de datos, en patrones, mapas y programas. Estos datos o señales, son el alimento cognitivo de todos los cerebros, tanto el de los animales como el de los seres humanos, pero especialmente el de estos últimos. Un cerebro que no contenga datos, o no estén integrados, ordenados y bien dirigidos, es un cerebro inútil o disfuncional.

La adquisición de datos para las neuronas del cerebro, es tan vital como el alimento nutritivo para todas las células del cuerpo. Un cerebro que contenga pocos datos, tiene menos entendimiento de la realidad, y menos posibilidades de éxito, que uno que tenga abundante cantidad de datos. El ejemplo podemos verlo en el cerebro de un niño pequeño. Asistir a la escuela y a la universidad, es precisamente para adquirir abundancia de datos.

Como ya hemos señalado, y según mi percepción, a las neuronas que contienen información, podemos compararlas con las cámaras de video. Y podemos suponer que entre todas formen una red global, mediante sus cuerpos, sus axones y dendritas, y su trabajo será el de recibir unas de otras, las señales, diferente datos o imágenes y proyectarlas en algún lugar del cerebro, al que podríamos llamar escenario, pantalla o plató central.

Si el cerebro se compone de una población de miles de millones de neuronas, y entre todas manejan cientos de miles de datos, que día a día capturan, retienen y mueven con impulsos eléctricos, o potenciales de acción, podemos decir que el sistema nervioso y el cerebro es el mayor y más sofisticado instrumento electrónico, autoconstruido hasta ahora en el planeta tierra.

Se sabe, y están de acuerdo casi todos los estudiosos del cerebro, que cada información que recibe nuestro cerebro, desde que nacemos hasta que morimos, sea el bit o la señal informativa del tipo que sea, está alojada en alguna neurona de las seis capas que forman el total de la corteza. Esta información está compuesta por todo tipo de datos y señales.

De acuerdo a los contenidos y al espacio que ocupan los contenidos, podríamos imaginarnos que la corteza cerebral es como un enorme ejército de neuronas dotadas de datos, y cada neurona contenedora actúa según la misión asignada, como poseedora de su dato, y lo aportará cuando la circunstancia lo requiera, o ella lo crea necesario. Lo importante es saber cuál es el mecanismo de esta coordinación.

Si nos imaginamos a la corteza como un enorme almacén de datos, podemos compararla con una gran biblioteca, la cual se compone de módulos o habitaciones, donde se alojan los productos según su temática. Es lógico suponer que en la corteza, las neuronas que contienen datos, también están distribuidas por zonas o módulos, según sea la temática y la composición de sus datos.

Está demostrado que en el interior del cerebro, existe un proceso de intercomunicación continua entre sus neuronas y entre sus núcleos, durante el estado de vigilia, e incluso en las escenas de los ensueños que se proyectan cuando dormimos. Y para que haya comunicación, es lógico suponer que las neuronas son las que la reciben, la contienen, y la transfieren o la proyectan. Esta comunicación puede ser de recorrido corto, por ejemplo entre neuronas vecinas, o más largo de un extremo a otro del cerebro, ya sea con axones directos o pasando por diferentes núcleos o estaciones intermedias.

Toda información recibida y retenida, forma parte del aprendizaje, y el proceso de aprender es el de adquirir nuevas y variadas informaciones, conocimientos y sensaciones, y el de tener diversas experiencias. Esta es la primera etapa de la llegada de la información.

Para que haya inicio de aprendizaje tienen que darse tres elementales pasos sucesivos, que son: captura de la información, proceso de interpretación y archivo de la información.

Con la llegada al cerebro de los datos que componen la información, ya hemos dicho que las neuronas van creando grupos, asociaciones o circuitos, líneas de conexión, procesos de interpretación y de grabación, centros de depósito, motores de acción del habla y la locomoción, y patrones, programas o mapas de hábitos y rutinas. Conforme todo eso se va integrando, y la información va aumentando, el cerebro va adquiriendo un estado o sistema, al que podemos llamar estado consciente, y es cuando una persona empieza a darse cuenta de quién es, dónde está, y de que puede tomar algunas decisiones por sí mismo. Es lo que le ocurre a cualquier persona cuando llega a cierta edad, con una determinada acumulación de información general.

Si observamos esto detenidamente, vemos que mediante la acumulación y distribución de datos o señales informativas, mas el ensamble y la creación consecuente de una red global de cables, y de un determinado procesamiento exclusivo y progresivo de las señales, se crea el medio por el cual ciertas neuronas y núcleos del cerebro, están preparadas para saber cómo, cuándo y por qué deben actuar o tomar una decisión. Esta toma de decisiones empieza a surgir a partir de cierta edad, y va siendo progresiva conforme aumenta la cantidad de información y las experiencias vividas. Esta cadena de acontecimientos forma las raíces y el tronco, de todo el enramado del árbol cerebral y del sistema nervioso.

Una vez bien enlazados e integrados a la red, todos los grupos de neuronas, y teniendo suficiente información guardada, el cerebro estará capacitado para tomar el mando de la ejecución de los deseos y de la conducta de su cuerpo. Pero respecto al mando, ¿es una sola neurona o un grupo exclusivo de neuronas, las que tienen la capacidad de decidir cómo y cuándo actuar en cada situación? ¿Es este grupo, si existe, al que se le puede llamar el consciente? Puede que sea así, pero también pudiera ser que cada acción, reacción o decisión referente a la conducta, no la ejecute siempre un grupo exclusivo. También pudiera hacerlo aquella neurona que tenga la misión de actuar, según la naturaleza o la urgencia de la misma.

En el caso de que sea una neurona individual, para que sepa cuando y por qué debe actuar por su cuenta, tendrá que saber qué esta sucediendo en cada momento, dentro y fuera de su cuerpo, y esto puede ser posible, si todo lo que está sucediendo se está proyectando continuamente en algún lugar del cerebro, y también si todas las neuronas ejecutoras están conectadas a ese lugar de proyección. Si hay un centro de proyección en el cerebro (escenario o pantalla) las neuronas independientes o grupos, ejecutivos y ejecutores, que estén conectados a ese centro, reaccionarán en consecuencia, aplicando la acción correspondiente.

Según cuentan la mayoría de los neurocientíficos, en el cerebro aún no se ha encontrado un jefe único, ni hay jerarquías propiamente establecidas. No parece que haya neuronas superiores a otras, en inteligencia, en poder de mando o en determinados controles. Ni haya un grupo de neuronas que sea el único que dirija todas y cada una de las acciones de la conducta. Cada neurona tiene una estructura apropiada, y una función determinada que la ejerce cuando crea que le corresponde. Aunque también es probable que haya un grupo especial de neuronas, al que podamos llamar el grupo consciente, aunque no siempre actúe como un jefe único en todas las órdenes de ejecución. Es probable que este grupo, sólo sea una pieza más de un conjunto o sistema general, y sólo ejerza determinadas acciones como, observar, concientizar, aclarar y corregir errores, modificar creencias, etc.

De acuerdo a esta idea, todas las neuronas, ya sean del grupo al que podemos llamar consciente, o las de otros grupos no conscientes, actuarán por reacción automática según el caso y la circunstancia y según su constitución anatómica, y cada una tendrá la misión de realizar una parte del trabajo global, ya sea de forma individual o grupal, para el cual ha sido creada y entrenada. Esta misión le ha sido asignada de forma automática, para ejecutarla mientras esté viva y se mantenga sana. Si esto fuese así, y todas las acciones de la conducta se derivasen de lo que aparezca en el centro de proyección del cerebro, las neuronas trabajarían de una en una, en pareja o en grupos, y cada una actuaría cuando crea que le toca actuar, según las señales que aparezcan proyectadas.

Si analizamos el cerebro de un recién nacido, veremos que ya tiene la maquinaria neuronal lista para recibir la información, pero aún le falta construir sus conexiones necesarias para guardarla y ordenarla, y además extenderlas para enlazarse a las red global, participar en circuitos, adherirse a los programas, a las creencias y a los motores y patrones de conducta. Esto lo irá haciendo el cerebro del recién nacido, aunque no lo hace conscientemente, pues es el sistema automático y el impulso que crea la misma información, lo que provoca que todo eso se vaya desarrollando paulatinamente, y las neuronas participantes vayan creando e integrándose automáticamente al mecanismo.

Es lógico deducir, que aquellas neuronas del cerebro, que intervienen en la locomoción, en la comunicación, en el aprendizaje y en las conductas sociales, son las que tienen que desarrollarse y ensamblarse a partir del nacimiento. Nadie nace sabiendo, dice un dicho popular, por lo tanto, la comunicación entre las neuronas se inicia y se desarrolla a partir del nacimiento, y a consecuencia de la llegada de la información. La locomoción se aprende con el ejercicio repetitivo, y el aprendizaje se adquiere con programas y ejercicios lingüísticos, culturales, conductuales, unos esenciales y otros rutinarios. Estos ejercicios y programas o conjunto de normas, se irán auto implementando poco a poco, para adaptarse a las necesidades, costumbres y reglas de la sociedad a la que pertenezca cada individuo.

Aunque no lo parezca, con la información que va llegando al cerebro, se van creando automáticamente programas de conductas, similares a los programas inteligentes del ordenador. La diferencia estriba en que los programas del cerebro se crean poco a poco, de forma automática, y son dinámicos y reprogramables, ya que están manejados por seres vivos como son las neuronas. En cambio los del ordenador son fijos y algo estáticos, por la constitución y rigidez de sus componentes físicos.

Toda interacción que tenga el cerebro, con las señales que surjan del medio ambiente y de su entorno, y con las de algún sentimiento interno, es una experiencia personal, y con cada experiencia se inicia un proceso de aprendizaje, que se inicia desde unos receptores, generadores o emisores. Esta experiencia personal, puede terminar asentándose en una neurona contenedora final, situada generalmente en la corteza. Cada dato o señal guardada en la corteza, es un fragmento de la información total, (bit neuronal) que se va sumando a la llamada memoria general o de largo plazo.

Se puede decir, que toda la actividad de las neuronas que intervienen en la comunicación interna y externa, y en las acciones de la conducta, se deriva de la información que llega al cerebro desde el nacimiento, y esta actividad que se genera en las neuronas del cerebro y en las del sistema nervioso, la producen las diferentes reacciones químicas del interior, y los efectores físicos y químicos que llegan del ambiente, como la luz, el sonido, las moléculas químicas, la temperatura, la humedad, etc., y todo esto es información. Nuestras neuronas receptoras son como instrumentos detectores de señales, y con el conocimiento del conjunto de esas señales de diversa composición, actuamos en nuestro medio ambiente.

La información es imprescindible para el cerebro de cualquier animal, pero especialmente para el del homo sapiens. Así como las neuronas son la base de las principales funciones comunicativas, conductuales y motoras del cerebro, la información es la base y el sustento principal de las neuronas. La información es el alimento que nos capacita para contribuir a la formación de una comunidad sociable, y nos sirve para poder observar sus reglas de convivencia. Estos dos elementos, las neuronas y la información, con sus diversos productos derivados, han sido los motores fundamentales, con los que se han construido todas las civilizaciones de la historia del planeta.

Podemos decir que la información que llega al cerebro, procedente de diversas fuentes, externas e internas, es la fuerza motora y el hilo conductor que genera la relación entre sus neuronas, y con la fuerza de la información se crean los patrones, programas y sistemas. A esta integración de procedimientos, puede ser apropiado llamarle el software o paquete de programas con los que trabaja el cerebro.

Podemos observar que la mayor cantidad de datos o señales, que se convierten en información, entra por los ojos, por los oídos y por la piel. Estos datos son las imágenes, sonidos y palabras, que estamos viendo, oyendo y las sensaciones que estamos sintiendo, mientras estamos despiertos. Le siguen las que llegan por los sensores del gusto y del olfato y los órganos internos.

Los principales elementos de la información, que procesa la población de neuronas del cerebro, proceden del ambiente, de las imágenes y del lenguaje. El lenguaje es más importante que las imágenes, porque con la vista se pueden hacer comparaciones internas pero no se pueden explicar. Con el leguaje se pueden hacer comparaciones y además se pueden explicar. Tal vez por esta razón, las áreas donde se alojan las neuronas que producen el lenguaje, (lóbulos parietales y frontales izquierdos) ocupan la mayor parte de la corteza. Podemos decir que casi toda la superioridad intelectual del ser humano, con respecto a la de otros animales, se debe mayormente al lenguaje hablado y al escrito. Otros receptores o alimentadores, algo menos activos, pero no menos importantes, son los del tacto, los olores, los sabores, las emociones, los sentimientos, etc.

Si vemos a la información como el componente principal de los programas, que generan las acciones y reacciones de la conducta, podemos imaginar que la forma de actuar de cada ser humano, no surge por una simple actitud caprichosa de su yo, si no que depende, en parte, de cómo recibe e interpretan la información, esa población de casi cien mil millones de seres diminutos y especializados, que habitan en su cerebro. El comportamiento de la población de neuronas del cerebro, está relacionado en gran parte y directamente con la herencia genética, y además, e indirectamente, con el tipo de información recibida, por los diversos asesores y educadores externos que intervienen en la educación, por el adoctrinamiento, por la formación académica y profesional, el ejemplo, los sentimientos, las experiencias y muchos otros factores ambientales y sociales.

En definitiva, a todos esos procesos y mecanismos que se producen con la llegada de la información, les podemos llamar el software o el conjunto de programas que actúan en el cerebro. Con esa información recibida, los grupos de neuronas especializadas, ejecutivas y ejecutoras, construyen los programas, y estos hacen que se ejecuten las acciones de la conducta.

Programas o software

Las diversas señales, bit o fragmentos de información que recibe cada día el cerebro, y una vez que han sido procesadas, grabadas, ordenadas y asentadas en sus neuronas contenedoras, se convierten en enseñanza, en aprendizaje, y en parte de la historia de cada ser humano. Al integrarse los grupos entre sí, gran parte de esas señales, actúan como una especie de instrucciones, que en su conjunto podemos darle el nombre de paquete de programas neuronales.

En lo referente a la variedad de información que recibe el cerebro, como imágenes, hechos, recuerdos o deseos, ya hemos dicho que se encuentra contenida en las redes de neuronas que constituyen las seis capas que conforman la corteza. Esto está aceptado por la la comunidad científica y la mayoría de los estudiosos del cerebro. En lo que no se ponen de acuerdo, es en qué módulo, o qué neuronas son las que toman la decisión de actuar en el estado de vigilia. O sea, cuál es o dónde está el director del cerebro, o si existe o no existe un director o jefe único.

Al margen de que exista esta controversia, entre algunos científicos o estudiosos del cerebro, la lógica nos dice que, aunque no haya un grupo de neuronas que funjan como jefe único, si parece lógico que haya entre los diversos componentes del cerebro, un grupo especial, que tenga mayor injerencia o relevancia en la interpretación, discernimiento, razonamiento, y en la toma de algunas decisiones y posibles correcciones, y sea también el que, con su intervención, integre el estado de consciencia total. A este núcleo podríamos verlo como una especie de observador, procesador, administrador, corrector y distribuidor de tareas.

Aún en el caso de que exista este núcleo de mayor relevancia, el poder de decisión y ejecución, puede estar compartido entre varios núcleos y grupos de neuronas, y a estos correspondería la acción de decidir y actuar, según fuese la necesidad, la importancia o la urgencia de la ejecución en turno. Incluso, cabría la posibilidad de que hubiese neuronas o pequeños grupos, que tengan mucha influencia en la conducta, hasta el punto de que en algunos casos, alguno de estos grupos sea el que genere estados obsesivos y otros trastornos de la personalidad. Sea como sea, para que todo ello se pueda dar, en sincronía y con rapidez, es lógico suponer que todas las neuronas y grupos ejecutivos, estén conectados a una estación central de proyección, incluyendo al grupo de mayor relevancia.

Se dice que un programa, en términos generales, es un conjunto de órdenes e instrucciones que recibe una máquina, un instrumento, o incluso un cerebro, en nuestro caso el del homo sapiens, para realizar determinadas funciones.

Los programas de cómputo son una serie de instrucciones, reglas y aplicaciones, que se les da a los componentes físicos del ordenador. En los primeros ordenadores se solía aplicar un sólo programa muy simple, pero a medida que se fueron reduciendo de tamaño sus componentes, y aumentando sus funciones y sus capacidades y especialidades, se fueron añadiendo programas más extensos y con más diversas funciones y aplicaciones.

El cerebro también se mueve de acuerdo a ciertas instrucciones, reglas, creencias, costumbres, etc., que han sido introducidas no por un solo programador, sino por la enseñanza y la diversa información recibida. En general, el cerebro del sapiens se conduce mediante una serie de programas y sistemas, automáticos, independientes, auto construidos, a los que una vez unidos y enlazados, podríamos llamar un paquete o conjunto de programas, que trabajan en coordinación y sincronía, para conseguir un resultado global.

Veamos parte de la dinámica que genera ese paquete o conjunto de programas, (el software) generado automáticamente por la información que recibe el cerebro.

Memoria y aprendizaje

Aprender es el proceso de adquirir nueva información y conocimientos, y saberlos interpretar y aplicar. La memoria es retener los datos y conocimientos adquiridos, para recordarlos y usarlos posteriormente cuando los necesitemos, y aplicarlos cuando tengamos que ejecutar alguna acción, relacionada con una determinada situación.

Ya hemos dicho que la acumulación de datos específicos o información general, incide proporcionalmente en el grado de inteligencia. Por lo que podríamos casi asegurar que a mejor y mayor cantidad de datos guardados por las neuronas, y mejor o más rápido sean recordados en el momento en que se necesiten, mayor será el grado o nivel de inteligencia de una persona.

Por otro lado, debemos tener en cuenta que todo lo que sabemos cuando somos adultos, no existe en nuestro cerebro cuando nacemos. Una parte de lo que sabemos la adquirimos por observación e imitación, pero gran parte de nuestros conocimientos, los hemos recibido de otras personas, de unas más y de otras menos, y podemos considerarlos mejores o peores según la interpretación que hagamos de ellos, y según los resultados que obtengamos. Y con la particularidad de que muchos de esos conocimientos los hemos adquirido de forma gratuita.

Ya hemos visto que en el momento de nacer, las neuronas que constituirán la memoria están totalmente vacías y desprovistas de conocimientos. Y cuando ya somos adultos, deberíamos tener en cuenta qué conocimientos hemos recibido, en qué forma nos hayan beneficiado, y cuándo y de quién los hemos recibido, para estarles eternamente agradecidos, pues debemos reconocer que hemos recibido una gran riqueza. El mayor problema que tenemos la mayoría de los seres humanos, es que solemos olvidar y tenemos poca costumbre de agradecer. Este problema corresponde a que no hemos instituido o instruido, adecuadamente a nuestras neuronas influyentes, para que de vez en cuando nos lo recuerden. Que sean proyectados un tipo de recuerdos o de avisos, por nuestras neuronas ejecutivas, asesoras mensajeras, o sean proyectados otros, depende la efectividad del sistema neuronal, en lo referente al ejercicio de la memoria.

Se dice que la memoria la definió el psicólogo canadiense Endel Tulving, como la capacidad de los organismos biológicos, de captar, retener y utilizar todo tipo de conocimientos e información diversa. Esto es, un proceso por el cual, toda señal, representación o sensación, externa o interna, que es captada por las neuronas sensoriales, especializadas, mediante un sistema complejo, dinámico y automático, son procesadas a continuación, y entregadas a otras neuronas anfitrionas. también especializadas, situadas en diferentes zonas de la corteza. El aprendizaje y la memoria, son una cadena de eventos y procesos, continuos y automáticos, que van sucediendo y se van engranando, unos mientras estamos despiertos y otros incluso cuando dormimos.

La adquisición de señales, conocimientos o representaciones, puede ser en parte deliberada y en parte involuntaria y automática. En conjunto, esas señales son la base de la existencia de todo ser viviente. En los seres humanos, todas las señales constituyen también la razón, la coherencia, la acción, los sentimientos, etc., que al fin y al cabo son su razón de ser. Sin estas señales, datos y representaciones, no seríamos nada.

Se sabe que aproximadamente un 20% de lo que vemos, oímos y experimentamos, queda grabado definitiva y permanentemente en la memoria. Por lo que podemos suponer que el 80% de todas las señales que recibe el cerebro no son grabadas. La pregunta sobre esta definición serían las siguientes: ¿en qué estación, en el camino que recorre la información se decide, qué señales son las que deben ser grabadas en las neuronas de la corteza? ¿En los sub núcleos del tálamo? ¿En el complejo del hipocampo? ¿En las láminas del claustro? ¿O en las neuronas de las zonas correspondientes de la corteza?

Se sabe que la información inicial, desde que la recogen los sistemas primarios, hasta que queda asentada en las neuronas de la corteza, pasa por varios núcleos o estaciones, donde es lógico pensar que recibe un determinado proceso. Es probable que el proceso se difunda por varias estaciones o vías paralelas al mismo tiempo, desde una primera estación o distribuidor central. Al proceso inicial se le llama recepción sensorial; el siguiente paso corresponderá al análisis e interpretación; después sigue un proceso de retención provisional de los datos, por el núcleo que maneja la memoria de corto plazo; a continuación pasa por el grupo del claustro, y al final, parte de los datos se asentarán en la corteza, en las neuronas que constituyen la memoria de largo plazo.

Aún no se ha descubierto que haya un lugar físico en el cerebro, donde las señales que proceden de los receptores sensoriales, y las que proceden de las guardadas en las neuronas de la corteza, sean representadas o proyectadas como imágenes en su forma original, en una pantalla plana o en sistema 3D. Sólo se dice que las señales que ingresan por los sistemas sensoriales, son convertidas en impulsos eléctricos. Pero estos impulsos deben ser transformados en imágenes, para adquirir su forma y color, y esto deben hacerlo, por lógica, los grupos intermedios. Si no adquiriesen su apariencia original, ¿cómo podrían saber las neuronas anfitrionas de la memoria, qué forma y qué color, por ejemplo, tiene una naranja o una flor? La lógica me sugiere, que es probable que las señales captadas, convertidas en principio en impulsos eléctricos, sean después reconvertidas y proyectadas en su forma original, y ese lugar pudiera ser un escenario, pantalla o plató. Este escenario o pantalla probablemente esté en uno de los núcleos del tálamo, dada la situación central, su relación y el tamaño de este conglomerado de sub núcleos, y dados los millones de conexiones de ida y vuelta, que existen entre el tálamo y la corteza y otros grupos. También es probable que haya una pantalla en el hipocampo y otra en el claustro.

Ya hemos dicho que los principales sistemas sensoriales son la visión, la audición y el tacto. Veamos, aunque de forma muy superficial, algunos de los sistemas y los procesos por los que pasa la información, en su recorrido por las estaciones o grupos intermedios, desde sus lugares de origen, hasta su asentamiento en las neuronas anfitrionas de la corteza.

Sistema de la visión

Si visitamos una fábrica, como por ejemplo la de procesar frutas en conserva, y queremos saber cómo se realiza todo el procedimiento de fabricación, de principio a fin, tenemos que recorrer la cadena de compartimentos que efectúan los pasos que recorre la fruta, desde que llega del campo, hasta que termina envasada en un frasco de cristal o una bolsa de plástico. Si observamos cada paso, siguiendo el recorrido del proceso, y un experto nos va dando alguna explicación, podemos tener una idea clara de cómo se fabrica un producto. En estas máquinas es fácil ver los principales pasos del proceso, y entender su funcionamiento mecánico, si los vamos observando y alguien nos lo va explicando, pero en el cerebro, los pasos que recorre una señal desde que aparece en los ojos, hasta que llega a su alojamiento en las neuronas anfitrionas de la corteza, es imposible que podamos verlos en la actualidad.

Sería mucho más fácil entender el cerebro, si pudiéramos seguir los pasos que recorre cada señal, desde que aparece en su lugar de origen, hasta que llega a su lugar de asentamiento en la corteza, y también seguir después las intervenciones sucesivas, que cada neurona haga con cada señal, en los procesos y aplicaciones posteriores. Pero por el momento, esto tenemos que dejárselo a la imaginación, o a la deducción basada en algunos estudios y pruebas aisladas, pues aún no se sabe con certeza, cuál es el proceso y el recorrido que hace un dato o señal, desde el momento que entra en contacto con uno de los receptores sensoriales, hasta que llega a su lugar de asentamiento, en una o varias neuronas de la corteza. Ni cuál es el recorrido de ese mismo dato, cuando la neurona aporte ese dato en intervenciones posteriores.

Referente a la parte estructural del cerebro, ya dimos un repaso superficial a algunos de los módulos, equiparándolos a las partes físicas del ordenador. Veamos o imaginemos ahora, qué hacen estos módulos, también llamados núcleos, al pasar por ellos cualquier señal que se introduzca en el cerebro por primera vez, por ejemplo la de una imagen.

Imaginemos la imagen de una naranja que aparece por primera vez en el cristalino de los ojos de un ser humano. Esta señal inicia un proceso y un recorrido por varias zonas del cerebro, hasta llegar a la zona de la corteza donde tendrá su asentamiento, y ahí quedará guardada como referente, para ser reconocida cuando se la vuelva a ver de nuevo, o para ser usada si fuera necesario. Este recorrido se realiza mediante un proceso mecánico y automático, accionado por medio de un sistema, por un tipo de neuronas y por diferentes impulsos eléctricos, acompañados de algunas moléculas químicas (neurotransmisores y péptidos). Aquí debemos tener en cuenta que el proceso no será el mismo, si la persona tiene tres meses o un año de edad, y aún no habla ni sabe qué es una fruta, o si la ve por primera vez, cuando ya tiene veinte años de edad o más, y conoce muchas otras frutas. En el ejemplo que vamos a usar, la persona ya tiene cierta edad avanzada, ha aprendido a hablar un idioma, y ya conoce muchas otras frutas.

Pero antes de ver el recorrido por el cerebro, de la imagen de la naranja, hagamos una observación comparativa, sobre las imágenes que se proyectan continuamente en la pantalla de un televisor.

Las imágenes que llegan a los televisores, antes de que aparezcan en la pantalla, han sido comprimidas y transferidas en forma de ondas electromagnéticas, y enviadas por un aparato emisor desde un punto lejano. El proceso es el siguiente: una cámara de video capta y recoge una señal en algún lugar, la comprime, la convierte en pulsos electromagnéticos, la transmite por el aire o por un cable, la introduce en un aparato receptor (el televisor), este la descomprime por diferentes sistemas, y la presenta en su forma y color, en una pantalla, en la misma forma que la captó la cámara, y en un tamaño apropiado al modelo del televisor. Las pantallas de los televisores actuales, trabajan con un número de pequeños elementos o puntos de luz llamados pixeles. Este conjunto de pixeles es el que forma la imagen, y se dice que cuantos más pixeles haya concentrados, más clara será la imagen.

Este principio de conversión, que se usa en la transmisión de señales de televisión y de telefonía móvil, es muy parecido al que debe actuar también con cualquier imagen que recoge el cristalino de los ojos. Los objetivos de las neuronas de los ojos, al parecer son similares a los objetivos de las cámaras. En el ejemplo de la imagen de la naranja, estos objetivos de los ojos recogen la imagen, la comprimen y la convierten en pulsos electromagnéticos, y mediante estos pulsos, o potenciales de acción, las neuronas transmisoras, a través de sus axones, la envían por medio del nervio óptico a un primer receptor.

Si usamos la lógica, debemos suponer que en este primer receptor del cerebro, sea descomprimida la imagen de la naranja y aparezcan en su forma real. Aquí debemos detenernos y hacernos algunas preguntas. ¿Cuál es este primer receptor del cerebro, donde llega la imagen procedente del nervio óptico? Está demostrado que la primera estación receptora de las imágenes, es un sub núcleo del tálamo, el llamado geniculado lateral (NGL). En esto no hay controversia. Todos los científicos están de acuerdo en que las señales que captan los ojos, son enviadas por las neuronas del nervio óptico, a las neuronas del NGL, por medio de impulsos eléctricos y otras moléculas químicas llamadas neurotransmisores. A este proceso de entrega, desde unas neuronas a otras, se le llama sinapsis.

Es necesario que nos detengamos en esta primera estación, ya que es lógico suponer que en este lugar receptor del tálamo, (NGL), se realicen determinados procesos. Algunos científicos creen que este NGL, es sólo un relé impulsor repetidor, y creen que es en la corteza visual donde se procesan las imágenes, se observan, interpretan y analizan, y adquieren su forma original, pero no dicen qué neuronas lo hacen. Para mí es más lógico suponer, que el proceso de aparición de la imagen y su análisis, se realice en la primera estación, el NGL, donde la señal comprimida sea convertida en imagen, tal como lo hace un televisor, y se vea ahí cómo es la naranja en su forma real. Una vez analizada la imagen, seguirá su recorrido, pasando por otros núcleos como el que realiza el proceso de consolidación de la memoria, (el hipocampo) antes de llegar a las neuronas de la corteza visual, donde la imagen será recibida, ya analizada y definida, y allí sólo ser asentada y guardada.

Una prueba de que este núcleo geniculado lateral del tálamo, es algo mucho más que un relé impulsor, es la obtenida en los últimos experimentos realizados por un equipo del Consejo Superior de Investigaciones Científicas, del Ministerio de Ciencias, España, publicados en la revista *Neurón*. En estos experimentos, se confirma que el NGL es la primera estación encargada de recibir las señales visuales procedentes de la retina, y ahí ser descomprimidas. Luis M. Martínez, director del experimento, ha descubierto que la función de este fascículo del tálamo, el geniculado lateral, actúa parecido a una cámara digital, o un teléfono móvil, a la hora de ampliar la resolución de una fotografía. *"El ojo funciona como una superficie formada por un conjunto de pixeles"*. *"Hemos descubierto que la relación entre los dos tipos celulares principales del tálamo, dos masas esféricas de tejido gris, situadas dentro de la zona media del cerebro, permite compensar los efectos adversos de la interpolación de la misma manera que lo haría, por ejemplo, una cámara digital"*, nos dice Luis M. Martínez.

De acuerdo a este experimento, ¿no parece más lógico que sea en esta primera parada o estación, donde se descompriman las señales electromagnéticas que llegan de los ojos, a través de la retina, y estas señales sean proyectadas en este núcleo (como una pantalla), tal y como son originalmente, igual que ocurre en el televisor, el teléfono móvil o el ordenador? Si en esta estación no ocurriese ningún proceso, no tendría sentido que existiera el tálamo, que es una estructura con más de cincuenta sub divisiones, una de ellas este fascículo o núcleo geniculado lateral. Si no se descomprimen aquí, ¿dónde lo hacen? ¿Siguen adelante sólo como impulsos eléctricos sin descomprimirse, hasta llegar a las neuronas que las van a contener? En este caso, cada imagen tendría que descomprimirse en la neurona anfitriona, y no parece que esto suceda así. Por lógica, las señales deben ser clasificadas antes llegar a la corteza, para saber en qué zona deben ser asentadas, pues si son visuales irán al lóbulo occipital, y son auditivas irán al temporal o frontal.

Tengamos en cuenta que las señales deben pasar también por el grupo del hipocampo, que es el que usa las señales como memoria de corto plazo y las convierte en memoria de largo plazo, al ser asentadas en las neuronas de la corteza. Tampoco parece lógico que al hipocampo le lleguen las señales, sin que estas se hayan descomprimido.

Es de suponer que las señales lleguen ya descomprimidas, porque cuando las recordamos las volvemos a visualizar tal y como las captaron los ojos, aunque tengamos los ojos cerrados. Por lo tanto, es importante saber, en qué lugar del cerebro se descomprimen los impulsos electromagnéticos, y se transforman en su imagen real, para que esta pueda ser observada y analizada, y también pueda ser confirmada cuando vuelva a ser recordada o usada en alguna acción posterior. La pregunta en este caso sería, ¿dónde es más lógico que se descompriman los impulsos electromagnéticos, en el NGL, en el núcleo del hipocampo, en las láminas del claustro, o en las neuronas de la corteza?

Antes de continuar con el ejemplo del supuesto recorrido de nuestra imagen de la naranja, es necesario que echemos un vistazo a lo que se sabe de este fascículo, el núcleo geniculado lateral (NGL) del tálamo. Este sub núcleo geniculado lateral, se encuentra en cada extremo, de la región o fascículo llamado pulvinar que tiene cada tálamo, y ya vimos que hay un tálamo en cada hemisferio. Este sub núcleo geniculado lateral, es una pequeña porción del tálamo total, y tiene forma de rodilla. Y se sabe que se compone de seis capas de neuronas, unas más grandes y otras más pequeñas, y entre cada capa hay otra de neuronas más pequeñas aún. Estas capas tienen forma de cono.

Según algunos neurocientíficos, hay una gran similitud entre los campos receptivos que componen las neuronas del NGL y las neuronas ganglionares que componen la retina. Por esta similitud, y su forma de cono, es lógico suponer que en este fascículo, se descompriman las señales y estas se proyecten como imagen, y en esta zona se efectúe un primer análisis en cuanto a sus propiedades físicas, tales como su forma, el tamaño, el color etc. Si observamos la estructura fisiológica del núcleo geniculado lateral, y la comparamos con una pantalla de los antiguos televisores, podemos ver que hay alguna similitud entre los dos, en cuanto a la forma y al sistema.

Veamos una imagen del NGL y la de una pantalla de TV.

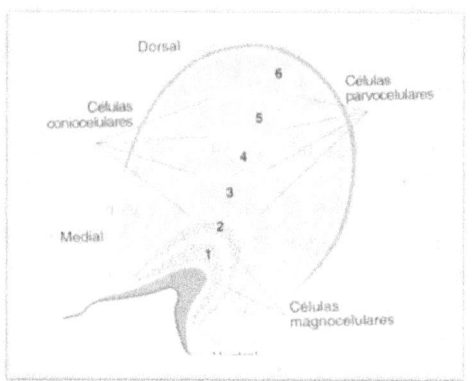

Imagen ampliada del núcleo geniculado lateral del tálamo

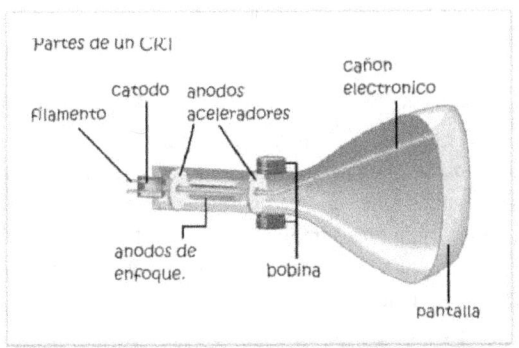

Imagen de una antigua pantalla de rayos catódicos de TV

Cualquier tratado de anatomía sobre el sistema de la visión, nos indica que del NGL parten las imágenes, ya supuestamente procesadas, analizadas e interpretadas, hacia otros núcleos (el hipocampo y el claustro) y llegan después a las distintas capas de la corteza visual, (lóbulo occipital) donde se dice que son guardadas. En esta primera llegada a la zona occipital, la nueva imagen se asientan sólo en su forma, tamaño y color, pues el cerebro aún no sabe el nombre, a menos que la persona ya sepa hablar, y alguien le esté pronunciando el nombre, al mismo tiempo que le enseña la imagen. Esta zona occipital, está considerada como la zona de la corteza, especializada en guardar sólo las imágenes que llegan al cerebro, desde los receptores sensoriales. Los nombres sonoros de las imágenes, son guardados en otras zonas.

Es lógico suponer, que antes de que la imagen llegue a la zona occipital, para ser guardada, también esté apareciendo en las capas de neuronas del núcleo hipocampo, que es la estación donde se retienen las señales o datos, para ser usados en ese momento, y al mismo tiempo ser guardados en las neuronas de la memoria, según su importancia o necesidad. Si el hipocampo ya la está usando y procesando, es muy probable que también la esté viendo proyectada en su forma original. Este núcleo forma parte del proceso de constitución de la memoria y de la cognición.

Está demostrado, que desde el NGL, y desde otros subnúcleos del tálamo, parten cientos de miles de axones a otros núcleos de la zona límbica, y hacia la corteza visual primaria, y también reciben cientos de miles de axones de algunas de las capas de la corteza visual, y de otras zonas de la corteza. Estos miles de ramales de enlace entre zonas de la corteza y el tálamo, nos pueden dar una idea de la importancia que tienen el tálamo en la comunicación, y la función de esta primera estación receptora, llamada el NGL.

Precisamente, el espacio existente entre las dos zonas, la límbica y la corteza, lo ocupan los axones o ramales que enlazan a las neuronas de esas dos zonas. Estos axones están cubiertos de mielina, y de ahí le viene el nombre de masa blanca del cerebro. Aunque debemos tener en cuenta, que en esta masa blanca, que llenan el espacio entre la corteza y la zona límbica, existe otra lámina alargada de masa gris, que son las neuronas que componen el grupo llamado claustro. Este grupo de neuronas ha sido poco estudiado.

Se puede observar mediante aparatos, que en el cerebro de un recién nacido hay muy pocos axones de enlace, entre los núcleos de la zona límbica y la corteza, y esto puede ser una indicación, de que los miles de ramales que existen en la edad adulta, se van formando y extendiendo conforme va llegando la información. Y si la información nueva, llega primero a los grupos geniculados del tálamo, es lógico pensar que por cada dato que ingresa en el tálamo, y se asiente al final en una neurona de la corteza, se genere un axón o ramal de ida y probablemente otro de regreso, entre ambas regiones. Las preguntas a esta hipótesis serían las siguientes: ¿para qué sirven tantos miles de axones tálamo-corticales, y córtico-talámicos, si no es para mantener estrecha comunicación? ¿Cuándo y cómo se generan estos ramales? ¿Se generan al mismo tiempo los de ida y los de vuelta? ¿Se generan en el momento de la llegada de la información, o lo hacen mientras dormimos o descansamos? ¿Cuál es la función del hipocampo, en este proceso de transferencia de datos, y en la formación de las densas columnas de axones tálamo-corticales?

En el momento del nacimiento de una persona, las neuronas de la corteza, que constituyen la gran población que contendrán todo tipo de datos, y manejarán determinados procesos de la información, aún están vacías y muchas de ellas, no tienen aún extendidos sus axones. Es lógico pensar que la mayoría de los axones se van extendiendo con la llegada de la información a los sub núcleos del tálamo, pues serán necesarios para enlazarse con los núcleos intermedios, y con otros más lejanos de la corteza. Este es el comienzo del proceso, de la formación de la red global de líneas de comunicación del cerebro.

Es probable que haya algunos axones constituidos y extendidos desde la gestación, que se podrían considerar como vías principales, pero la gran mayoría se irá generando a medida que vaya llegando la información al tálamo, y a cada neurona de la corteza, y se vaya consolidando la memoria, y la retroalimentación entre las zonas de la corteza, y los núcleos de la zona límbica. Es lógico pensar que esto ocurre así, pues se puede ver a través del microscopio, y en radiografías primarias y luego posteriores, que a medida que va creciendo el cráneo de un niño, y van llegando a él e interactuando las señales diarias, va aumentando el número de axones entre las dos zonas, hasta llegar a tener en la edad adulta, millones de ellos.

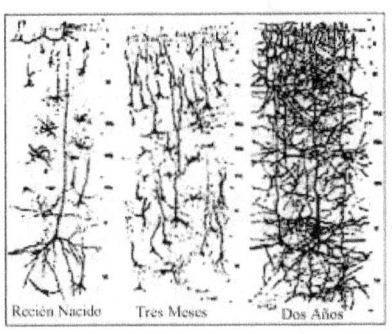

El crecimiento de los axones y sus dendritas, podemos verlo en el dibujo anterior, donde se puede apreciar como va aumentando la población de neuronas y ramales, en el cerebro de un recién nacido, según aumenta la edad y la información.

Es probable que por cada señal que pase por el tálamo, y sea posteriormente asentada en una neurona de la corteza, se cree un circuito de retroalimentación entre ambas zonas. A este crecimiento, según aseguran los expertos, se debe que aumente de tamaño el cráneo y la masa blanca encefálica, durante los primeros años de vida.

Al haber poca información y poca comunicación entre las neuronas y las zonas, los axones y dendritas, son muy escasos en los primeros meses de vida. La mayoría de los axones y dendritas, se van formando a medida que van llegando los datos al tálamo y posteriormente a las neuronas. Esto está demostrado por uno de los más importantes científicos, el premio Nobel de medicina y biología, del año 2.000, Eric R. Kandel, que estudió los mecanismos de la sinapsis, y su relación con los procesos de aprendizaje y memoria.

Si las neuronas del tálamo y las de la corteza, cuando ya contienen información, van construyendo millones de axones de ida y vuelta, y se van enlazando, es lógico suponer que esto lo hacen, para intercambiarse entre ellas los datos y señales que van llegando y los que se irán usando después. La pregunta que debemos hacernos aquí es, ¿qué información intercambian las neuronas de la corteza con las del tálamo, y para qué?

Parece obvio que los axones de ida, (tálamo-corticales) sean para que las neuronas del tálamo   le comuniquen algo a las de la corteza, y las de vuelta, (cortico-talámicas) para que las neuronas de la corteza, le comuniquen o reconfirmen algo a las del tálamo. Estas columnas nos hacen pensar que es muy probable que se produzca un diálogo entre estas dos zonas. Y también parece obvio, que este diálogo sea un componente esencial de algunos de los procesos conscientes o inconscientes del cerebro.

El profesor de neurociencias, Mark F. Bear, en el Instituto de Tecnología de Massachussets, el MIT, y autor del libro "Neurociencia. La exploración del cerebro", (editorial Wolters Kluwer, 2016) nos hace el siguiente planteamiento.

"Hasta el momento no se ha identificado claramente, el papel de esta masiva proyección de vías, entre el tálamo y la corteza".

El neurocientífico Bear, también nos dice que el NGL, aparte de las conexiones que tiene con la corteza, también tiene conexiones con los otros subnúcleos del propio tálamo, y recibe también axones del tronco cerebral, directamente de los grupos de neuronas de la formación reticular. Y al final nos hace una declaración:

"El NGL es más que un relevo de la vía visual, en su camino de la retina a la corteza. Es el primer sitio de la vía visual ascendente, donde lo que vemos queda influido por cómo nos sentimos".

Esta frase de *"donde lo que vemos queda influido por cómo nos sentimos"*, ¿nos quiere decir que el que primero ve y siente, es un sub núcleo del tálamo? Y de esta frase me surgen otras preguntas: ¿quién es el que ve, o qué grupo de neuronas son las que están viendo las imágenes que están apareciendo en esa primera estación del tálamo, el NGL? ¿Quién es el que está siendo influido por lo que ve? Si hay un sujeto o ente, que ve y que siente, ¿podemos imaginar que este sujeto es un grupo de neuronas llamado el yo, el consciente o la consciencia? ¿Es el yo consciente este grupo de neuronas, a las que podríamos llamar ejecutivas especiales, que observan, interpretan, analizan, comparan y corrigen? ¿Y dónde está este grupo?

Si leemos cualquier escrito sobre la descripción del proceso de la vía visual, todos los autores están de acuerdo en que las imágenes que proceden de los ojos y del nervio óptico, desembocan en el NGL del tálamo. Y también todos ellos nos dicen, que del NGL, las imágenes parten hacia las capas de la corteza visual, a través de los axones (extensiones de sus neuronas). Por otro lado, si leemos otros escritos sobre el proceso de la memoria, (uno de ellos es el de "En busca de la memoria", de Eric R. Kandel) estos nos dicen que el módulo o núcleo encargado de memorizar y consolidar la información, en este caso también las imágenes, es el llamado hipocampo.

Volviendo al ejemplo de la naranja, debemos suponer pues, que es probable que haya dos vías paralelas, por las cuales viajan las imágenes procedentes de la retina; una que sale del NGL, pasando por el hipocampo, para realizar el proceso de consolidación de la memoria de corto y largo plazo, y otra directa del NGL a la corteza y viceversa, para grabar, reconfirmar y reutilizar la imagen en el futuro. Recordemos que hay millones de conexiones entre células y grupos.

Se sabe que como parte del proceso, en este núcleo del hipocampo, la imagen es retenida unos minutos, lo que se llama memoria provisional o de corto plazo, y después, o al mismo tiempo según el caso, es enviada a las neuronas de la corteza visual, para que estas la retengan como memoria permanente o de largo plazo.

Debemos suponer también, que después de pasar por varios núcleos y procesos, la imagen de la naranja, una vez asentada en una neurona de la corteza, servirá como modelo y referencia, cuando en otra futura ocasión, la naranja vuelva a aparecer ante los ojos. Si esto es así, cuando las neuronas del NGL vuelvan a ver una naranja, la neurona de la corteza, que ya tiene en su poder la imagen de la naranja, enviará una reconfirmación a las neuronas del NGL, para que no se repita el mismo proceso que se hizo cuando la naranja aparecía por primera vez. Esta confirmación debe hacerse mediante algún tipo de diálogo o señal, por una vía de ida y otra de regreso. A estas dos vías suelen llamarle circuito.

Así es como parece que nuestro cerebro va adquiriendo sabiduría, y ampliando el conocimiento de todo lo que nos rodea.

A un lado del núcleo geniculado lateral de cada tálamo, se encuentra el núcleo geniculado medial, (NGM). Así como cada núcleo geniculado lateral (NGL) es el que recibe las señales visuales o imágenes, cada núcleo geniculado medial (NGM), recibe otro tipo de señales no visuales, como una conversación, un sonido, un pensamiento, un sentimiento, etc. Con esta observación, podemos intuir que cada uno de los núcleos geniculados, se especializa en proyectar y procesar diferentes tipos de datos. Y si hay dos núcleos geniculados, por los que pasan todas las señales que recogen los receptores sensoriales, también podríamos pensar que puede ser posible que cada uno de estos fascículos geniculados, reciba y proyecte un tipo de datos; uno proyectará las entradas visuales y el otro las demás.

Volviendo a la ruta del recorrido de las imágenes, es lógico suponer que la siguiente estación del recorrido, después del NGL, o al mismo tiempo, es la del núcleo llamado hipocampo. Este núcleo está considerado como el grupo de neuronas encargadas de retener los datos o señales, procedentes de los receptores sensoriales y del tálamo, para usarlos si es necesario, y enviar algunos de ellos, los más destacados, a las neuronas de la corteza. Aún no se sabe si el hipocampo procesa las señales por separado, o lo hace en paralelo con el NGL del tálamo. Lo que sí está generalmente aceptado, es que mientras las señales están siendo retenidas por el núcleo hipocampo, a esto le llaman memoria de corto plazo, y cuando este las envía a la corteza, se le llama memoria de largo plazo. También se sabe que este núcleo del hipocampo, es imprescindible para que con sus procesos, los datos sean asentados en la corteza.

Se sabe que el tálamo y el hipocampo, también están conectados mediante múltiples vías comunicativas (axones y dendritas). Por lo que podemos suponer que la secuencia de señales, que llegan a los fascículos geniculados del tálamo, sea proyectada en un escenario, y el hipocampo las esté viendo y las esté procesando en paralelo. Veremos más adelante, ampliamente, cual es la función del núcleo del hipocampo, respecto al sistema de acción y consolidación de la memoria.

Por el momento dejaremos pendiente el ejemplo de la imagen de la naranja, para enfocarnos en el siguiente e importante sistema, como lo es el auditivo.

Sistema de la audición

El sistema auditivo es parecido al visual, pero algo más largo y más complejo. Este sistema comprende principalmente, la captación de los diferentes sonidos, como son los diferentes ruidos que flotan en el ambiente, o el de la música y el lenguaje.

En el principio de este sistema, las ondas sonoras que circulan por el aire, son captadas por el pabellón de la oreja. En el interior del oído, las señales son recogidas por las neuronas del nervio auditivo, y mediante impulsos eléctricos acompañados de un neurotransmisor, las transportan a través de sus axones, hacia el tronco, el bulbo y la protuberancia. Desde ahí son transferidas a otros núcleos, entre ellos el tálamo, depositándolas, en este caso, en el llamado núcleo geniculado medial (NGM). Este núcleo tiene una estructura y composición neuronal parecida al NGL, el correspondiente a la visión. Hay poca literatura sobre el interior de este núcleo, y ningún dibujo o imagen que pueda ser exhibida aquí, por lo que será difícil describirlo tan detalladamente como el visual, y poder hacer alguna comparación con un aparato receptor mecánico de sonidos. Pero es lógico imaginar, que el sistema auditivo sea mecánicamente parecido, al que se utiliza en el recogido y procesado por un micrófono y expresado por un altavoz.

Lo mismo que ocurre con las señales visuales, debemos suponer que en este núcleo NGM, las señales sonoras han de ser interpretadas y analizadas, según sus propiedades. Estas señales pasan también por el hipocampo, donde son retenidas y usadas como memoria de corto plazo, antes de ser enviadas a determinadas neuronas de la corteza, en este caso a las de los lóbulos parietal, temporal y frontal, donde serán asentadas como componentes de la memoria auditiva, del lenguaje, o como neuronas motoras y procedimentales.

También desde este fascículo, el NGM, se dice que parten miles de axones hacia los correspondientes lóbulos de la corteza, y también regresan de dichos lóbulos en mayor cantidad. Recordemos que estos axones del NGM y los del NGL, son los que componen una parte de las llamadas columnas tálamo-corticales y córtico-talámicas.

Las señales que no son visuales, hacen su aparición en el NGM. Aunque la mayoría de los tratados que hablan de la vía auditiva no lo especifican, debemos suponer que el proceso de las señales auditivas, es muy parecido al de las visuales.

Pongamos un ejemplo de una señal sonora, como pusimos el de la naranja para una señal visual. Supongamos que queremos enseñarle a nuestro hijo, que aún no habla nada, a pronunciar la palabra papá. Le pronunciaremos la palabra varias veces, y el niño mirará el movimiento de los labios y oirá el sonido al mismo tiempo. En ese momento, es obvio que estarán procesando la acción, los dos fascículos geniculados de su tálamo, en paralelo. La imagen de los labios tomará la vía visual y entrará por el NGL, y la del sonido la auditiva entrará por el NGM. La palabra se le grabará en una neurona de la zona del lenguaje, (lóbulo temporal) y la imagen en una de la zona occipital. Al mismo tiempo se creará una neurona motora, y entre todas se formará un circuito. Una vez creado este patrón, en cualquier momento el niño pronunciará la palabra papá, por una reacción mecánica y automática de imitación.

Posteriormente, cada palabra que le enseñemos al niño, seguirá el mismo camino y el mismo proceso. Con el tiempo, con cada una de las señales sonoras, ya sean del lenguaje o de otra naturaleza, se irán formando patrones, circuitos y redes, hasta constituir millones de ellos, y entre todos se construirá el programa del lenguaje.

También otras señales, como las gustativas, las táctiles y las emotivas, siguen un recorrido y proceso parecido, cuando se perciben por primera vez. Por todos esos miles de circuitos, más otros que se formarán entre diferentes zonas, la información acumulada en el cerebro viajará por ellos cuando sea reutilizada. Estos circuitos ya hemos dicho que reciben el nombre de córtico-talámicos, tálamo-corticales y córtico-tálamo-corticales. Estos últimos forman un triángulo, y esto nos quiere decir que el tálamo interviene también en algunas intercomunicaciones, de las que se realizan entre distintos lóbulos y regiones de la corteza.

Es importante recordar, que estos dos sub núcleos, el NGL y el NGM, que son las primeras estaciones a donde llegan todas las señales, en su viaje desde los receptores hasta su destino final, las diferentes zonas de la corteza, se encuentran en el extremo de un sub núcleo del tálamo, llamado el pulvinar, y según experimentos hechos a algunos monos, se cree que este sub núcleo pulvinar, puede tener, entre otras cosas, una posible y especial intervención en el sistema de la atención. ¿Nos quiere decir esto que algunas neuronas del pulvinar, están atentas y contemplando las señales que aparecen en los núcleos geniculados, y que pudieran estar prestando especial atención a ellas, para observarlas, catalogarlas y actuar en alguna acción o determinación? Si esto fuera así, podríamos catalogar al pulvinar como observador, procesador y clasificador de datos y señales. Incluso pensar que este sub núcleo pueda formar parte del yo consciente.

El sentido del tacto

El sistema táctil lo procesan millones de receptores neuronales sensitivos, repartidos por toda la superficie del cuerpo. Estos receptores están situados en la dermis y la epidermis, y se especializan en captar diferentes tipos de sensación. Se les llama mecano-receptores, termoreceptores y nociceptores.

El sentido del tacto es el que nos permite percibir las cualidades y efectos de algunos objetos o elementos, que se encuentran en el medio ambiente, a través de las manos, los pies y toda la piel. Es uno de los sentidos más importantes, si no el más importante de todos, pues abastece de información al cerebro sobre la presión, la temperatura, las texturas, etc. Estos estímulos son recogidos por miles de corpúsculos especializados, y son enviados a través de columnas de neuronas que suben por la espina dorsal, o médula ósea, depositándolos en los centros de recepción del cerebro. Algunos de estos estímulos pueden ser de placer o de dolor.

La población de neuronas que manejan el tacto, no están concentradas en grupos como las que procesan otros estímulos, por lo que la piel está considerada como el órgano más grande y extenso del cuerpo.

El tacto puede crear hasta un lenguaje, como el que creó la maestra Anne Sullivan, con una niña ciega y sordomuda llamada Helen Adams Keller, en Tuscumbia, Alabama, E. U. (1880-1936).

La maestra Anne Sullivan, especialista en educación para ciegos, se encargó de instruir a la niña Helen, a través de un lenguaje procesado por el sistema del tacto, logrando que esta niña estudiase y se graduase en una escuela secundaria de Cambrige, consiguiendo unos años después un título universitario en el Radcliffe College. Helen Keller tuvo una vida problemática en su época de niña, y muy activa en su edad adulta, dando infinidad de conferencias, traducidas por su maestra y compañera Anne, a través del lenguaje del tacto, creado por ellas mismas.

Las terminales nerviosas de la piel, sobre todo las correspondientes a las palmas de las manos y de los pies, también pueden captar y transmitir imágenes hasta el cerebro, como si estas terminales fueran similares a los ojos. La epidermis de la piel gruesa, de las palmas de las manos y de los pies, tiene un estrato córneo grueso, y posee un sistema lúcido que no lo posee la piel fina de otras zonas.

Está demostrado que se puede leer y ver imágenes con las manos y los pies, sin usar los ojos. Esto lo podemos comprobar si acudimos o nos conectamos con personas, que se han entrenado en alguna de las escuelas donde aplican la metodología llamada visión extra ocular (VEO). Los niños que se entrenan con este método, pueden llegar a ver con los ojos cerrados o vendados, usando las palmas de las manos o las plantas de los pies.

Esta metodología VEO, la empezó a poner en práctica su fundador, José Esperón, en el año 1980, en la ciudad de Méjico. Yo mismo comprobé un día su efectividad, haciéndole una prueba a una de sus alumnas, una niña de diez años. La niña me leyó varias páginas, y me describió los dibujos, de un libro de cuentos que le puse debajo de su pie derecho, estando ella con los ojos vendados, y su pie descalzo. Esta prueba la hice poniendo el libro debajo de la mesa donde estábamos sentados.

Para conocer más detalles sobre la metodología VEO, podemos consultar la página en internet de su escuela. (https://visionextraocular.com)

Las descripciones anteriores nos pueden servir para reforzar la idea de que muchas de las neuronas del sistema nervioso, son similares a una videocámara, por esta facultad que tienen de poder captar señales diversas y transmitirlas a otras neuronas.

Para terminar con este tema, es un hecho que el sentido del tacto ha sido poco estudiado, a pesar de su importante relación, tanto con el placer y el bienestar, como con el dolor y la analgesia. Por cada cien artículos científicos escritos sobre la visión o la audición, hay solamente uno dedicado al sentido del tacto.

Asentamiento de datos

Cuando al final de su recorrido, las señales entrantes llegan a su correspondiente zona de la corteza, estas se asientan en las neuronas de los correspondientes lóbulos, según sea su temática y su futura función. Estas neuronas que bien podemos llamarlas neuronas de archivo, tienen la capacidad de adaptación, por su plasticidad intrínseca.

El premio Nobel de Medicina, Eric R. Kandel, hizo algunos experimentos con el caracol *Aplysia*, descubriendo esa plasticidad en algunos procesos sobre el asentamiento de la información en las neuronas de la memoria. En su libro "En busca de la memoria", (Katz Editores, Buenos aires, Argentina) explica que las neuronas de la corteza, tienen la facultad de crecer, modificarse y adaptarse, a las necesidades que requiera el contenido de la información, y al ejercicio que se haga con ella. Según sus propias palabras, Kandel nos dice en su libro: *"El hecho de que la Aplysia cambiara las sinapsis tan rápido, sugería, que la plasticidad sináptica es una característica intrínseca de la sinapsis química, de su arquitectura molecular. En un sentido más amplio, indicaba que el flujo de información en los diversos circuitos neuronales, podía modificarse mediante el aprendizaje".*

Si a cada neurona de la corteza que esté vacía, se le asigna un dato, es obvio pensar que esta neurona tiene que construir conexiones con otras neuronas distantes, y con el lugar o centro de proyecciones de la red global. Por lógica debemos pensar que los genes de esta neurona tendrán que crear nuevas síntesis de proteínas, para construir sus largos axones y sus correspondientes terminales o dendritas, para estar enlazadas a la red global. Esto es lo que nos quiere decir Eric R. Kandel, en su libro *"En busca de la memoria".*

Ya hemos visto que los cuerpos o somas de las neuronas de la corteza, forman la llamada masa gris, y sus ramales o axones forman la llamada masa blanca. La formación de estos ramales o axones, hacen que se vaya engrosando la masa cerebral y ensanchando el cráneo, y se vayan formando circuitos y redes neuronales, a medida que va aumentando la llegada de información al cerebro. Con este crecimiento, el volumen craneal pasa de treinta y cuatro centímetros de diámetro, a cincuenta centímetros de promedio, y esto ocurre en los primeros tres años de vida de un ser humano.

Teniendo en cuenta que la intercomunicación procesal de la información, se hace con la ayuda de potenciales eléctricos, acompañados de determinados neurotransmisores y otros péptidos, las neuronas y módulos del cerebro, necesitan disponer de una enorme red de cables para distribuir y transferir las señales.

Las dendritas, o prolongaciones ramificadas que salen de los cuerpos o somas neuronales, tienen la función de hacer contacto con las dendritas de otras neuronas contiguas o lejanas, para pasarse información o avisos, a través de la acción llamada sinapsis. Este enramado de cables lo forman las propias neuronas, con sus dendritas y axones, y se le llama el conectoma. De esto también nos habla Eric R. Kandel en su libro.

Los axones que componen la masa blanca, pueden medir hasta varios centímetros de largo, como los correspondientes al nervio ciático, y tienen la característica y finalidad de ser más rápidos y eficaces, al conectar con otras neuronas más lejanas. Esta rapidez es debida a la capa de mielina que los envuelve, construida por las células glías.

Para constatar lo anterior, estudios hechos por equipos del Consejo Superior de Investigaciones Científicas, (CSIC) de España, han descubierto que existe un mecanismo que controla el crecimiento de los axones. Este mecanismo se debe a un gen llamado "Robo 1", que es el encargado de frenar el crecimiento de los axones, cuando las terminales han alcanzado su destino. El trabajo ha sido publicado en la revista Nature Neuroscience.

Se ha expuesto la idea, por algunos científicos, de que cada una de las neuronas que forman parte del grupo comunicativo y ejecutivo, en su función de retenedoras de información, puede contener individualmente un recuerdo, una frase, un rostro u otra imagen y hasta un concepto o símbolo. Si es un dato más amplio, como por ejemplo una frase típica, debemos suponer que estará manejado por un pequeño grupo de neuronas. A este pequeño grupo podríamos llamarle chip neuronal.

Esta idea de posesión neuronal individual, de cada fragmento de la información, la demostraron los estudios realizados por un grupo de científicos, encabezado por Rodrigo Quián Quiroga, director del Centro de Neurociencias de Sistemas, de la Universidad de Leicester, en el que incluyó a ocho pacientes epilépticos, que participaron en el estudio de forma voluntaria. A todos se les implantaron electrodos en una zona del hipocampo, para ver la actividad individual de ciertas neuronas. Se le presentó a cada uno, varios cientos de imágenes distintas, de personajes conocidos del cine y la política. Se comprobó que una determinada neurona se activaba intensamente, en todos los voluntarios, cuando les mostraron la fotografía e imagen de la actriz Jennifer Aniston, en cambio no había respuesta de activación, a imágenes de personas que no conocían.

En el experimento, ocurrió lo mismo con la actriz Halle Berry, que interpretó a "Gatúbela" en la película de Batman. Incluso uno de los enfermos respondió casi exclusivamente a diferentes imágenes del presidente Bill Clinton.

Este experimento nos demuestra, que las neuronas del cerebro pueden vincularse a una información o a un concepto específico, o que cada imagen, palabra, frase o concepto, está alojada en una sola neurona. El experimento también determinó que lo mismo ocurrió con otras imágenes, como las que presentaron de la Torre Eiffel de París, o la Estatua de la Libertad de Nueva York.

En otro experimento más reciente hecho por el profesor de neurociencias, Winrich Freiwald, de la Universidad de Rockefeller, Nueva York, junto a Sofía Landi, becaria postdoctoral en la Universidad de Washington, Seattle, se demostró que algún tipo de neuronas, podrían estar involucradas en el proceso de reconocimientos faciales. Según palabras de los experimentadores, las neuronas *"Tienen una combinación única de visión y memoria"*. El estudio fue publicado en la revista Science en el año 2017.

Esta idea de individualidad neuronal, fue también la base de sus teorías y de los experimentos que hizo sobre los procesos de la memoria, el neuro fisiólogo premio Nobel Eric R. Kandel.

Al margen de la información que nos dan estos experimentos, me surge una pregunta sobre el tema: ¿por qué al mostrar las imágenes conocidas hay activación de una zona cortical, y de las no conocidas no hay activación de ninguna neurona de la corteza? Podemos deducir que por cada imagen o hecho que ya tenemos grabado en la memoria, se ha creado un circuito de reconocimiento y réplica de reconfirmación, y se activa cuando la imagen aparece de nuevo ante los ojos. Pero si una imagen es desconocida, no estará grabada y por eso no hay circuito construido, y no puede haber activación, ni reconocimiento, ni reconfirmación, cuando la ven los ojos.

Una vez que las señales informativas llegan a las neuronas de la corteza, y quedan retenidas, permanecerán ahí definitivamente durante muchos años, o toda la vida del cerebro, mientras este funcione a la perfección. Y cada vez que una misma señal vuelva a aparecer en el cristalino del ojo, ya no se producirá un proceso de análisis y grabación, sino una reactivación de reconocimiento y reconfirmación, mediante el circuito establecido.

Después de la consolidación de las señales nuevas, en las neuronas de la memoria de largo plazo, se vuelven a usar esas señales, para cumplimentar todos los procesos que se originan en el cerebro durante el estado de vigilia. Cada neurona que contenga un dato en depósito, podrá participar en el futuro en una cadena de procesos y determinadas acciones, para dar respuesta a un especial estimulo, a una determinada reacción o a un determinado propósito.

Veamos en el siguiente capítulo, cómo es posible que se organice el cerebro, después del asentamiento de la información, en las neuronas de la corteza, una vez constituida la memoria, el lenguaje y los motores del habla, respecto al comportamiento personal, y a las acciones de la conducta.

V

Instrucción y misión

Una función cerebral puede ser realizada por varias neuronas, que cooperan entre sí, y también una sola neurona puede participar en varias funciones.

Formación y especialización

Así como todos los sistemas biológicos, se componen de un conjunto de órganos con funciones vegetativas, también todas las funciones del cerebro y del sistema nervioso, se derivan de las neuronas y de los grupos neuronales organizados, que actúan a través de sus diferentes sistemas. Cada neurona y cada grupo, se dedica a una función definida y necesaria.

La especialización de las neuronas, parece que viene determinada por los genes desde la gestación. Su estructura anatómica puede ser de forma piramidal, estrellada, fusiforme, esférica, etc., y según su estructura, el lugar que ocupe en el cerebro, y el tipo de neurotransmisor que manejen, les corresponderá desempeñar una función específica. Una de las especializaciones más importantes de las neuronas, es la de actuar o como excitadoras o como inhibidoras.

Cuando asistí, durante unos años, a ciertas prácticas de yoga, me di cuenta que en las sesiones de meditación, cuando trataba de poner mi mente libre de pensamientos rutinarios, me aparecían sugerencias o respuestas a temas importantes para mí, o a situaciones difíciles por las que yo estaba atravesando. Algunas de aquellas sugerencias fueron muy instructivas y otras me dieron soluciones acertadas. En una de aquellas sesiones de meditación, me vino la idea de que aquellas sugerencias procederían de neuronas especializadas, situadas en alguna zona de mi cerebro. Y entonces pensé que algunas neuronas de mi cerebro, podían actuar como una especie de consejeras o asesoras.

La especialización de las neuronas en general, la podemos ver claramente, al observar los procesos específicos que conforman sus tareas, como por ejemplo la función de las neuronas del hipocampo, que están especializadas en la consolidación de la memoria, o en las de la de la amígdala que influyen en los sentimientos y en las emociones. Y más clara aún la vemos, si analizamos los procesos en los que interviene cada uno de los múltiples sub núcleos del tálamo.

Sería algo similar a cómo se organizan los habitantes de una nación. Podemos ver que una nación está compuesta por seres inteligentes, que están organizados a base de distintos profesionales o especialistas en diferentes asuntos, con sistemas y programas (leyes y normas), y con una gran variedad de herramientas y equipos mecánicos, para poder funcionar correctamente en su convivencia y su quehacer diario. Las neuronas de los cerebros humanos, también están constituidos por una población de seres individuales e inteligentes, con normas, sistemas y herramientas.

Todas las naciones empezaron siendo sólo un pequeño grupo de individuos, instalados en un pequeño territorio, y este grupo fue creciendo en número y extensión, hasta llegar en algunos casos a componerse de millones de individuos, en extensiones de millones de kilómetros cuadrados. Es de suponer que la población de neuronas que habitan el cerebro, también empezó siendo sólo un pequeño grupo de neuronas, multiplicándose hasta llegar a sumar cerca de cien mil millones. Y al multiplicarse sus habitantes, también se expandió su estructura territorial anatómica.

Ya que no se ha demostrado hasta la fecha, que haya en el interior del cerebro, algo parecido a un programador interno, (un alma o espíritu) que diseñe e implante un sistema de reglas a su población de neuronas, debemos suponer que son las propias neuronas, con la ayuda e instrucción de los genes, las que van creando sus propios sistemas y programas, a medida que van llegando las diversas señales informativas, adaptándolos a sus necesidades y a sus circunstancias. Las mismas neuronas se irán entrenando, conformando grupos o núcleos, y se irán acoplando entre ellas, especializándose en tareas diversas, mientras el cuerpo crece físicamente y alcanza su máximo desarrollo estructural o anatómico.

Es difícil de imaginar, al menos para mí, que haya en el cerebro un operario de tipo inmaterial, como lo han afirmado durante años algunos filósofos y religiosos. Si creemos en la evolución de la biología y de las especies animales, y pensamos que al cerebro lo han autoconstruido los propios genes, debemos descartar que haya una entidad de tipo espiritual, observando y dirigiendo el trabajo de cien mil millones de neuronas como si el espíritu fuese el usuario de una computadora bilógica. Lo más lógico es pensar que las funciones de intercomunicación del cerebro, correspondan a su población de neuronas ejecutivas, y sean ellas mismas las que proyecten y ejecuten todas las acciones correspondientes a los actos de la conducta. Recordemos que las neuronas son células con sus propiedades y componentes biológicos básicos, y también son seres individuales e inteligentes, especializados en determinadas funciones y procesos mecánicos cerebrales.

La pregunta que podemos hacernos ahora es la siguiente: ¿cómo se organiza esta población selecta de habitantes del cerebro, en cuanto a su sistema de comunicación, del reparto de tareas y ejecución de las mismas, a partir de la llegada de la información? Hagamos un análisis al respecto.

Sabemos que una persona adulta, con una cultura media, puede contener miles de datos grabados y retenidos en las neuronas de su cerebro. A estos datos, que se han ido guardando durante varios años, podemos llamarles datos antiguos componentes a la memoria permanente de largo plazo. Por otro lado, vemos que en el cerebro están entrando nuevos datos diariamente, referentes a todo lo que vemos, oímos o sentimos mientras estamos despiertos. Los datos nuevos que están entrando, los estamos usando y procesando, algunos de inmediato, mientras están presentes en el grupo del hipocampo, y una vez usados, muchos de ellos son borrados y otros son guardados, pasando a formar parte de la memoria de largo plazo.

Si ponemos atención, nos daremos cuenta que durante el estado de vigilia, en algún lugar de nuestro cerebro nos están apareciendo continuamente datos nuevos, pero también aparecen datos antiguos, y ambos datos aparecen mezclados y de forma secuencial, según qué acción estemos realizando. Nos daremos cuenta también, que esos miles de datos que están alojados en las neuronas de la corteza, no aparecen todos al mismo tiempo, sino que van apareciendo salteados. Y lo mismo ocurre con los nuevos, ya sean procedentes de los ojos, los oídos, el tacto, u otros. Es un continuo fluir de datos asentados y datos entrantes.

Si observamos con atención, al decir que los datos nos aparecen, debemos entender que la palabra aparecer quiere decir que cada dato es proyectado en algún lugar de nuestro cerebro, pues si no fuera proyectado no aparecería, y por lo tanto no lo veríamos, ni oiríamos, ni sentiríamos. Esto nos lleva a deducir, que mientras dormimos no hay ninguna proyección, ni de datos nuevos externos, ni de antiguos de la memoria, salvo cuando se proyecta algún ensueño. Por lo tanto, también podemos deducir que la neurona que contiene un dato, este no le afecta, sea negativo o positivo. El efecto que pueda producir un dato, proceda del exterior o del interior, sólo lo hace cuando este se está proyectando. Y si esto es así, es lógico suponer que las neuronas que sienten el efecto que pueda causar un dato, es un grupo de neuronas que no contienen datos, y son muy sensibles. Es probable que este grupo de neuronas sensibles, sea el llamado yo o el consciente.

Si seguimos observando, y estamos despiertos, vemos que los datos nuevos nos llegan del exterior, captados por los receptores sensoriales externos, y los datos antiguos proceden de las neuronas de la corteza o memoria de largo plazo. Unos y otros van apareciendo según el momento y la circunstancia.

Se sabe que los datos antiguos están guardados en las neuronas de la corteza, pero lo que no se sabe aún, es en qué lugar del cerebro está siendo proyectado cada dato, nuevo o antiguo, cuando el yo lo está viendo o sintiendo. Cuando decimos lo estamos viendo y sintiendo, queremos decir que hay una neurona o un grupo especial de neuronas, que está observando todo lo que ocurre dentro y fuera de su cuerpo. ¿Queremos decir con esto que hay dos grupos asociados pero diferenciados, uno que proyecta sus datos y otro que los ve y los siente?

Los científicos nos dicen que los ojos no son los que ven, los oídos no son los que oyen y la piel no es la que siente, sino que el que ve, oye y siente es el cerebro. Pero el cerebro es un conjunto de grupos, formados por millones de neuronas. ¿Qué grupo de neuronas son las que ven y sienten? Si hay un grupo concreto de neuronas que ve y siente, ese grupo tendrá una función específica.

Los científicos ni siquiera han propuesto, que las señales que entran y circulan por el cerebro, sean proyectadas en algún lugar del mismo, y menos que hayan investigado dónde puede estar ese lugar. Hablan del cerebro en general, pero el cerebro está compuesto de partes específicas. Aunque esta idea de una pantalla no haya sido propuesta aún, es obvio deducir que si hay neuronas que proyectan sus datos, y neuronas que reaccionan a lo proyectado, debe haber una pantalla o plató donde cada señal o cada dato, ya sea nuevo o anterior, sea proyectado, pues si no fuera así no existiría esa dualidad de dos grupos diferenciados.

Mi deducción a este análisis es la siguiente: si hay un grupo de neuronas que proyectan y otras que ven y sienten lo proyectado, es porque debe haber una pantalla donde se esté reflejando todo lo que ocurre alrededor de cada ser humano. Y de esta deducción sobre la existencia de un escenario o pantalla, podemos hacer varios análisis sobre los procesos de la intercomunicación.

Si observamos nuestro cerebro con atención, siempre que nos hacemos una pregunta, a nosotros mismos, o sea a nuestras neuronas de archivo, suele llegar una respuesta, y esta puede ser para aportar un dato preciso, o puede ser un "no lo sé o no lo recuerdo". A veces nos hacemos preguntas como por ejemplo, ¿qué comí ayer? ¿Podré solucionar tal problema? ¿Cómo he podido cometer este error? ¿En que año murió mi abuela? Las respuestas a estas preguntas pueden ser respondidas rápidas y directas, o pueden llegar poco a poco a través de recuerdos o de asociaciones o datos relacionados con la pregunta, pero sin duda deben salir de las neuronas que funcionan como archivos.

Si en un cerebro humano, que funciona con una red de cableado electrónico, se hacen preguntas y se dan respuestas, esto nos demuestra que hay momentos en el que en los cerebros se producen con frecuencia diálogos internos. Y si se producen diálogos, dentro de un mismo cerebro, los entes que preguntan, (neuronas individuales o grupos) deben proyectar sus preguntas, y los que contestan deben verlas y proyectar sus respuestas en el mismo lugar. ¿Cómo se llevan a cabo estos diálogos? Para mi está claro que el grupo que pregunta no tiene la información en su poder, y los que contestan son los que la poseen. De acuerdo a este análisis, podemos suponer que el ente que pregunta, es el yo o el grupo consciente, y los que contestan son cada una de las neuronas que contienen la información. Si al grupo de neuronas que pregunta le llamamos el yo, o el consciente, al grupo que contesta tendríamos que llamarle, el inconsciente o el archivo general.

Si las neuronas son los elementos básicos de la comunicación cerebral, que ejecutan todas las acciones que se desprenden de esa comunicación y de las acciones que producen la conducta, y estas neuronas son seres físicos, individuales e inteligentes, podemos imaginar que estas neuronas deben estar organizadas, con sistemas parecidos a los que utilizan los habitantes de una nación. Es lógico que pensemos, que todo lo que hace el ser humano, es una imitación de lo que hacen sus neuronas.

Si observamos a los habitantes de un país, estos se han organizado por sí mismos en base a su inteligencia, a sus conocimientos y sus experiencias. Así podemos ver que cada individuo se especializa en alguna función, labor, profesión o encomienda, para cubrir todas las necesidades que requiere la sociedad en la que se desenvuelve. Es de suponer, que en el cerebro debe ocurrir lo mismo. Grupos de neuronas especializadas reciben la información, otros la conducen o transfieren, otros la interpretan o analizan, muchas neuronas individuales la guardan, algunas fungen como motores del lenguaje, otras accionan los motores de la locomoción, etc. Podemos apreciar que las neuronas son multifuncionales, pues unas pueden participar en una decisión, otras pueden actuar como una herramienta, otras ser parte de un grupo o asociación, etc. La diferencia entre un país y el cerebro, es que los habitantes de un país se comunican con un lenguaje hablado, y los de cerebro lo hacen en lenguaje electrónico.

Muchas de las neuronas trabajarán individualmente, aportando su dato, que puede ser una imagen, una palabra, una idea, una frase o un concepto. La gran mayoría de estas neuronas, se encuentran ubicadas en distintas zonas de la corteza, y aquellas que contengan datos importantes o especiales, probablemente estén en los lóbulos frontales. A estas neuronas especializadas podríamos llamarlas consejeras, asesoras, mensajeras, etc. A otras podríamos llamarlas ejecutoras o motoras del lenguaje, o integrantes de pequeños grupos (chipset), especializados en tareas rutinarias, como nadar, bailar o montar en bicicleta. También están las que se dedican a regular funciones sentimentales, inyectando determinadas hormonas, con energías químicas, (neurotransmisores) que producen efectos, tales como el dolor, el placer, y otros sentimientos y emociones.

Neuronas especializadas

Si analizamos la forma de cómo se organiza el jefe de gobierno de cualquier país, seguramente pensaremos de inmediato que, aparte de los directores que pone al frente de cada ministerio (los secretarios o ministros), este jefe de gobierno también se rodea de un equipo especial de asesores, consejeros y especialistas en análisis de diferentes temas y asuntos. Cuantos más y mejores asesores directos, tenga el jefe de gobierno de una nación, más y mejor acertará en su toma de decisiones. En el cerebro puede ocurrir algo parecido. Gran parte de las neuronas que contienen información importante, sirven de consejeras al yo a la hora de tomar decisiones.

En las últimas décadas, se han estudiado con asiduidad, la mayor parte de las agrupaciones o núcleos del cerebro, en cuanto a su composición, su estructura, y algunas de sus funciones internas individuales, pero aún no hay consenso de cómo se integran en la red del sistema de comunicación global, y qué hace cada uno para completar el todo, o sea, en aquello que compete a los procesos de la información, de la comunicación y de la acción en la conducta personal y social de cada individuo. Esto probablemente sea debido a la complejidad que presenta el registrar tantos miles de procesos y movimientos de datos, como los que realiza cada minuto, esta población de miles de millones de seres inteligentes llamados neuronas, que habitan el cerebro, al ser tan pequeños y estar tan entretejidos.

Por el momento no se sabe si hay un módulo, núcleo o formación, que sea especial e individualmente el director de todos los procesos, y sea el que determine los actos que debe realizar cada grupo. Es lógico que pensemos que debe haber un grupo que actúe como director, o como observador y corrector de los actos de cada persona, y este podría ser el llamado yo o el consciente, pero está demostrado que no es el que ordena todo por anticipado. El yo, en caso de que exista, parece ser más bien una especie de observador, moderador, supervisor o filtro, que contribuye a que se establezca un determinado estado, al que podemos llamar estado consciente, y que en gran parte influye en determinadas cuestiones del pensamiento y la conducta, pero no en todas.

Muchos neurocientíficos modernos, creen que son las neuronas y los módulos o grupos, los que mediante sistemas o programas automáticos enlazados, regulan las sensaciones emocionales y sentimentales, y en conjunto procesan el tipo de información que llega y circula por cada cerebro, adecuándolo todo a las circunstancias en las que se encuentre cada individuo, en su vida personal, familiar y de trabajo. En este caso, el grupo consciente es el supremo sino un grupo más.

Así como vemos que para que esté bien integrada y desarrollada una civilización, o una nación, es necesaria la cooperación ordenada de todos sus componentes, acatando sus normas, aplicando sistemas y programas, con esmerada dedicación, también el cerebro necesita sistemas y programas, y la cooperación sincrónica de todos lo grupos para llevar a cabo su desarrollo. Este desarrollo podemos suponer que se lleva a cabo con la aplicación de tres procesos básicos: la captura de información, el aprendizaje que produce la múltiple información capturada, y la intercomunicación y acciones posteriores que se derivan de los datos capturados. El sistema que usaría el cerebro, para llevar a cabo la integración de los tres procesos básicos, podemos suponerlo de la siguiente manera:

Grupos de neuronas, funcionando como micro cámaras, actuarían como receptoras de señales, y usando determinados y apropiados componentes, como la energía eléctrica, los neurotransmisores y otras sustancias químicas, transmiten a través de sus axones las señales recibidas, presentándolas en una pantalla, escenario o plató, y convirtiéndolas en su forma y aspecto original. Tengamos en cuenta que esta recepción de señales genera un proceso de transmisión continua, en cadena, pues las neuronas receptoras, están continuamente capturando información del interior y el exterior, durante el estado de vigilia o de actividades propias de cada ser humano.

Una vez aparecidas las señales, en ese supuesto escenario o pantalla, posiblemente en su forma, dimensión, color, etc., otros grupos de neuronas especializadas, las estarán observando, interpretando, analizando y clasificando. Y si esto es así, es lógico suponer que estos grupos, se encuentren muy cerca de ese hipotético escenario o pantalla. Este segundo proceso, podemos verlo como el principio o primer paso del aprendizaje y la cognición, que ocurre en cada ser humano.

Una vez clasificadas las señales por las neuronas del primer grupo, (micro cámaras de enlace) otro grupo estará recopilando, leyendo y trasladando las señales importantes, o de mayor impacto o interés, a otros grupos de neuronas situadas en la corteza. Estas neuronas de la corteza, retendrán las señales en sus cuerpos o somas, funcionando como archivos de memoria, para guardarlas y aportarlas en el futuro, cuando estas señales sean necesarias. Para que se puedan aportar y proyectar los datos o señales, cada neurona de la corteza que retenga un dato, iniciará un proceso de alargar sus axones y dendritas, para conectarse a la red global y a la pantalla.

Al mismo tiempo, otras neuronas o grupos auxiliares, actuarán como generadoras y proveedoras de efectores, como son los productos químicos y energéticos, y muchas otras actuarán como activadoras del sistema motor, dirigiendo la locomoción y los movimientos musculares. Todos estos grupos de neuronas se han ido entrenando y perfeccionando, a través del tiempo, con la atención puesta a lo que sucede, y la repetición de sus tareas asignadas, derivadas de la información, de la enseñanza y de las experiencias vividas.

Con la llegada de las señales (trozos de la información), es lógico que el cerebro vaya encomendando misiones, a aquellas neuronas que contengan información, y estas actúen en cada situación, ya sea individualmente o en grupo y según sea su misión. A estas neuronas misioneras, podemos llamarlas también ejecutivas, consejeras, mensajeras o asesoras, porque al tener en su poder la información, sean ellas las que aconsejen, informen, expongan, propongan e intervengan en las decisiones y en las acciones de la conducta.

Si existe un grupo de neuronas al que podemos llamar el yo o el consciente, es lógico suponer que todas las neuronas deben ser sus auxiliares aunque no sea este yo, el que le asigne a cada neurona su misión, pues esta esta misión más bien sea aplicada automáticamente, por la composición de los datos que aporta la enseñanza, la cultura en general, y por los propios razonamientos que haga cada individuo. Esto parece algo complicado de entender, pues si existe un núcleo al que podamos llamar el yo o el consciente, este sólo sea una pieza más, aunque sea la más necesaria para complementar el estado consciente total. A este yo podríamos verlo como una especie de promotor, observador, analista, pero al mismo tiempo dependiente de los datos que aporten otros grupos de neuronas, no necesariamente conscientes.

Debemos tener en cuenta que si existe un grupo que actúe como el yo o el consciente, este no aparece hasta que un ser humano llega a cierta edad, y además haya acumulado mucha información en las neuronas de su corteza. Podemos observar claramente, que los niños no son conscientes de lo que hacen, hasta que no alcanzan cierta edad.

Las neuronas a las que podemos llamar asesoras, consejeras, ejecutivas y ejecutoras, que se van auto especializando conforme llega la información, es probable que sean las que más influyan en la conducta, y en otras acciones y determinaciones de las que caracterizan a cada ser humano. Incluso, las neuronas ejecutivas que poseen determinada información, pueden llegar a tener cierto poder incluso sobre el yo consciente, imponiendo su injerencia sobre determinadas tendencias, tanto positivas como negativas, creando con algunas de sus proyecciones, situaciones complejas y problemáticas. No obstante, podemos deducir que en algunos cerebros, aunque el yo o el consciente, no sea el que dirija y ordene todos los actos de la conducta, sí puede corregir errores y algunas creencias o tendencias, si se da cuenta que no le benefician, y si tiene la clave, el poder y la fuerza de voluntad para hacerlo.

Podemos suponer que durante el tiempo que dura el estado de vigilia o de actividades llamadas conscientes, es lógico que con cada señal que llegue al cerebro, o con cada acción de la conducta, una neurona libre tomará en su poder la experiencia ocurrida, la guardará y se encargará de utilizarla en el futuro, si fuera necesario. Cada una de estas neuronas, formará parte de ese gran equipo de neuronas, que yo sugerí llamar consejeras, asesoras, emisarias, ejecutoras, etc. Y con cada señal que llegue al cerebro, y con cada acción que se produzca, se estará creando una nueva neurona ejecutiva. La entrada en acción de cada nueva neurona disponible, lo determina cada nueva información, nueva experiencia, nueva acción o nuevo sentimiento que aparezca proyectado en el cerebro.

Debemos tener también en cuenta, que el grupo del yo o del consciente, si es que existe como núcleo especial observador, determinante y dominante, no debe ser muy grande, y no parece que pueda retener en su poder la información que ingresa en el cerebro, ya que estará compuesto de sólo una pequeña fracción, de la población general de neuronas. Y por este tamaño, es obvio que no puede ser poseedor permanente de toda la información, y al mismo tiempo ser observador, corrector y ejecutor de la misma. Por consiguiente, este yo, en caso de que exista como un grupo exclusivo y distintivo de neuronas especializadas y determinantes, es posible que sólo se dedique a observar, analizar, e interpretar la información que aparezca proyectada, venga del exterior o de la corteza, y tal vez también a opinar, sugerir, proponer y corregir errores en caso de que se produzcan. Es como si lo comparamos con el presidente de una nación. Este no tiene en su despacho a todos los ciudadanos que procesan la información y las actividades del país. A él sólo le llegan determinados informes y sobre esos informes él toma las decisiones oportunas.

La incógnita por el momento es saber, cuál es y dónde está este supuesto y probable grupo de neuronas que conforma el yo, si es que este grupo existe. No parece factible que todas las neuronas de la corteza formen el yo o el consciente. ¿Será todo el conjunto de neuronas del tálamo, o sólo un fascículo del mismo? ¿Será la lámina de neuronas que conforman el claustro, como lo sugirió Christof Koch?

Esté donde esté, parece lógico pensar, que si existe este grupo del yo o consciente, dependerá de otros grupos de neuronas, para que le suministren datos e información, ya que la información está asentada en neuronas de otros grupos. Esta idea de dependencia, nos puede dar a entender, que en el cerebro, cada grupo y cada neurona es semiindependiente en su función, y sólo al interconectarse todos los grupos, se llega a un resultado final. *"Todos para uno y uno para todos"*. De aquí la idea expuesta anteriormente, de que la conciencia pudiera no ser un solo grupo de neuronas, sino la integración sincrónica de un conjunto de grupos que una vez conectados todos a la red, crean un estado funcional de consciencia, en determinados momentos puntuales.

Dada esta supuesta dependencia, que podría tener el yo o el consciente, con otros grupos de neuronas, y parafraseando a Ortega y Gasset, podríamos decir, *"Yo soy yo mas todas mis neuronas. Y si no las tengo a ellas, no me tengo a mí"*.

Si creemos en aquellos estudiosos del cerebro, que consideran que en la zona pre frontal de la corteza, está el centro de mando del cerebro, esto podemos interpretarlo y traducirlo como que la mayor parte de las neuronas, que sugiero llamar consejeras, asesoras, mensajeras, ejecutivas, ejecutoras, etc., están en esta zona. En este caso, la pregunta que les haríamos sería, ¿cuáles y cuántas de estos millones de neuronas componen el grupo de mando, según su teoría? ¿Es toda la zona pre frontal la que conforma el consciente? Y si son todas las neuronas de la zona pre frontal, ¿qué acción de mando corresponde a cada una? Porque son miles de millones de neuronas las que componen el lóbulo frontal.

Aunque la lógica nos haga suponer, que tenemos un yo o un consciente, y creamos que este es el único que decide qué hacer y qué no hacer, en lo referente a nuestro comportamiento, esto parece que no es así. Podemos ver que algunos de los deseos de nuestro yo, no son ejecutados en el momento que los deseamos. Este yo o consciente, lo conseguirá en algunas ocasiones pero no en todas. Por ejemplo, si yo tengo el deseo de dormir, y ordeno que mis neuronas motoras lleven mi cuerpo a la cama, es frecuente que me duerma, pero también es posible que en alguna ocasión no se fragüe el estado de sueño, y no me pueda dormir en ese momento. O por el contrario, si estoy viendo una película en la televisión, puedo quedarme dormido sin yo ordenarlo ni desearlo. Y también puede ocurrir que le ordene a mis neuronas que mientras duermo fabriquen sueños felices, y en cambio esa noche puede que fabriquen pesadillas. Creo que esto nos pasa a todos. En estos casos, las órdenes dadas por nuestro yo consciente, no siempre son ejecutadas.

También podríamos pensar, que cada neurona del cerebro podría ser un yo. Pero perece ilógico que una sola neurona pueda ser el yo, pues en ese caso tendríamos cien mil millones de yoes. También podría ser que el yo sea la suma de todos los conocimientos adquiridos. Lo más probable es que el yo sea un grupo o conjunto especial de neuronas. Pero este yo sólo puede hacerse presente, si todos los grupos están activos y conectados al centro de proyección o red global. Si no se da toda esa conjunción y sincronización global, no será posible que pueda darse o existir un yo o un estado consciente. Una ineficiente conexión, pudiera ser la causante de algunas enfermedades psiquiátricas, como la esquizofrenia o el trastorno bipolar..

Aunque el yo o la consciencia, fuera todo el conjunto de neuronas que habitan la zona pre frontal, esto no quiere decir que sea este conjunto el que, en todos los casos, tenga el mando total de la conducta, y sean estas las únicas que ordenen y las que construyan el pensamiento superior del cerebro. Es más lógico pensar que todas las zonas y núcleos, dependan unos de otros, y cada núcleo, incluyendo el del yo consciente, sea sólo una fracción del total.

Lo que sí pudiera ocurrir es que las neuronas consejeras y ejecutivas, que son las que guardan importante información, estén todas situadas en la zona pre frontal y sean las que más participación tengan en la intercomunicación del cerebro, y las que más intervengan en la proyección de los recuerdos, sentimientos, deseos, proyectos, sugerencia de ideas, requerimientos de ciertas necesidades, solicitudes, exposición de soluciones a problemas por resolver, etc. Y también es muy probable que a todo esto, las neuronas motoras respondan a las ejecutivas, por reacción automática.

Veamos un ejemplo simple, de organización y ejecución de una tarea, coordinada entre el grupo del yo y las neuronas de archivo, que le sirven de asesoras o consejeras.

Si yo voy a visitar a alguien conocido, que vive en otra ciudad, y no tengo su dirección grabada en las neuronas de mi corteza, será muy difícil que lo encuentre. Pero si ya tengo guardado, en mis neuronas de archivo, el nombre del barrio, el de la calle donde vive y el número, lo encontraré con toda seguridad, siguiendo un mapa de la ciudad o preguntándole a alguien. Las neuronas que tienen guardados esos datos de la dirección, que pueden estar ubicadas en la zona pre frontal, me irán proyectando continuamente el nombre del barrio, el de la calle y el del número. En este caso, podemos decir que estas neuronas que contienen los datos, me están asesorando o auxiliando, proyectándome los datos en el momento en mi yo consciente los necesite.

Al margen del asesoramiento que me proporcione una o varias de las neuronas de mi corteza, las mismas preguntas de antes se hacen necesarias ahora: ¿en qué lugar de mi cerebro aparecen los datos, cuando me los envían mis neuronas asesoras, consejeras, para que yo los vea cuando los necesite? ¿Y por qué conducto me los envían? Una deducción lógica, sería que la neurona asesora debe saber en qué momento necesito los datos, y así proyectármelos en algún lugar específico y en ese momento. No parece lógico que el propio yo, actúe de observador, solicitante y pantalla al mismo tiempo. Parece más lógico que todos los datos que necesite el yo, los proyecte en un escenario o en una pantalla adyacente, donde los vean las neuronas auxiliares. En este caso, tanto las neuronas consejeras que asesoran al yo, como las motoras que impulsan los movimientos, estén viendo lo que aparece en la pantalla, y actúen por reacción automática y sistemática.

Si todas las neuronas individuales y grupos especializados, trabajan mediante un sistema global de comunicación, debemos suponer, que para que toda esa población de neuronas ejecutivas, asesoras, y motoras conductoras, que interviene en la comunicación y en las acciones de la conducta, sepan cómo y cuándo tienen que actuar, por lógica deben estar conectadas a una red o a un sistema electrónico global, que sirva de referencia, de transmisión, de proyección, representación y retroalimentación a todo el conjunto. Todas esas neuronas deben estar viendo, dónde está situado el cuerpo, y qué es lo que necesitan hacer, para que un acto pueda ser ejecutado en ese momento.

A través de la red global, es probable que el cerebro use un sistema similar, a una especie de asamblea o videoconferencia permanente, a la cuál estarían conectados todas las neuronas y los grupos participantes. Esta asamblea funcionaría como si fuera un sistema de internet neuronal, cerebral, donde todas las neuronas que participen en la comunicación y en la conducta, estuvieran conectadas electrónicamente a un escenario, monitor o pantalla, situado en alguno de los núcleos que participan y conforman la red global. Con este sistema de red global electrónica, todas las neuronas y grupos participantes, del cerebro y del sistema nervioso, estarían viendo, oyendo y sintiendo, qué está ocurriendo en cada momento de actividad, en el entorno de cada persona, qué acción se está ejecutando o necesita ejecutarse, y qué sentimiento, deseo, opinión, o aviso se esté proyectando. De esta manera, cada neurona, chip o núcleo participante y componente de la red, sabría cómo y cuando aportar su dato necesario, y también cuándo realizar la acción que corresponda a su misión.

Volviendo a las comparaciones del cerebro con los ordenadores, es importante mencionar a esas redes neuronales artificiales, (RNA) de aprendizaje profundo, que están siendo usadas en las máquinas con inteligencia artificial, y que están teniendo mucho auge. Estas redes neuronales artificiales son como un procesador distribuido en paralelo. Son modelos simplificados, que almacenan conocimiento y emulan el modo en el que el cerebro humano procesa la información.

Inspiradas en el cerebro, estas redes están formadas por neuronas artificiales. Las neuronas artificiales son microchips, que imitan a las neuronas biológicas. Una sola neurona artificial puede realizar modelos simples de funciones, pero tienen mayor productividad si están organizadas en redes. Responden a señales eléctricas, de la misma manera que las de nuestro sistema nervioso, y se agrupan y conectan entre sí, en diferentes niveles que se denominan capas.

Las redes neuronales profundas o de aprendizaje profundo, tienen millones de neuronas artificiales conectadas entre si. Y a las conexiones entre un nodo y otro se les llama peso.

Cada capa es un conjunto de neuronas, cuya entrada de información procede de la capa anterior, y cuya salida es la entrada en la capa siguiente.

Normalmente se usan tres capas: una capa de entrada que es donde se proyectan los distintos datos o señales procedentes del entorno; una capa que se llama oculta, que no tiene conexión con el entorno, y una capa de salida, desde la que se proyecta la información hacia el siguiente destino o a la red global. Cuantas más capas tenga la red, más complejas serán las funciones a realizar. Estas redes se están usando para resolver tareas como la visión por computador, y el reconocimiento de voz, que son más fáciles de resolver que con la programación ordinaria. Veamos un dibujo de una red neuronal artificial.

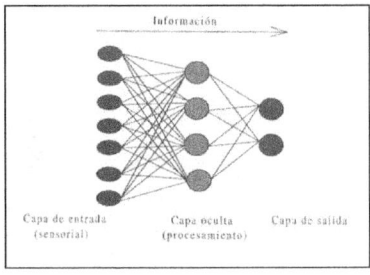

Estas redes pueden aprender, pero para que resulten operativas es necesario entrenarlas. El aprendizaje consiste en determinar un conjunto de pesos sinápticos, para que la red realice el tipo de procesamiento deseado. Los datos se presentan en la primera capa, y los valores se propagan de neurona en neurona, hasta llegar a un resultado que será expedido por la última capa de salida.

Viendo este ejemplo de las redes neuronales, imaginemos lo complejas que serán las capas de las redes que constituyen los grupos del cerebro, ya que cada capa se compone de cientos de miles de neuronas.

En estas redes de neuronas artificiales, vemos la similitud de las redes que constituyen los núcleos geniculados del tálamo, las del hipocampo incluso las de las seis capas de la corteza.

VI

Comunicación integral
¿Sistema videoconferencia?

Los pensamientos, combinados con cualquiera de las emociones, constituyen una fuerza magnética que atrae otros pensamientos similares o relacionados.

Napoleón Hill

Hipotético escenario

Hemos visto que cada una de las neuronas, de los cientos de millones que tiene la corteza, de cada ser humano, tienen en su poder un dato con la consigna de aportarlo en el momento que sea preciso y necesario, (a veces casual y espontáneo) y también hemos visto que cientos de millones de neuronas, manejan los motores de los movimientos y las acciones de ese ser humano.

Para que una neurona ejecutiva pueda aportar un dato, como por ejemplo anunciar un deseo, exponer una idea, o sugerir que se realice una acción, es lógico suponer que necesite proyectarlo en un lugar donde todas las demás neuronas conectadas a la red lo vean. Y para que una neurona, de las motoras o ejecutoras, sepa cómo y cuándo actuar, debe estar viendo lo que están solicitando y proyectando otras neuronas, y lo que está sucediendo dentro del cerebro y del cuerpo, y también lo que esté ocurriendo en el medio ambiente. ¿Cómo podrían coordinarse todos esos procesos de la manera más eficiente? Creo que la manera más fácil, y más práctica sería que las neuronas que les corresponde ordenar o sugerir, proyecten sus mensajes en una pantalla, y de acuerdo a los mensajes proyectados en ella, actúen las neuronas ejecutoras que les corresponda. Es lógico pensar que para que ello sea posible, todas las neuronas deben estar conectadas a un punto central.

Es muy probable que esta sea la mecánica, porque para que las neuronas poseedoras de datos, sepan cuándo y cómo aportar su dato, y las motoras y ejecutoras de movimientos y acciones, también sepan cuándo y cómo ejecutar sus acciones, tienen que estar viendo, oyendo y observando, todo lo que le ocurre, segundo a segundo, a cada ser humano. Para que esto pueda ser factible, es necesario que todo lo que le ocurre a cada ser, esté apareciendo proyectado en un lugar donde pueda ser observado, y en consecuencia y sincronía, cada neurona pueda hacer su trabajo, lo más rápido y eficiente posible. No parece lógico que cada neurona que emita una orden o haga una sugerencia, lo haga directamente a las neuronas encargadas de la ejecución motora. Tampoco parece lógico que cada neurona ejecutiva o ejecutora, esté conectada con las neuronas de los receptores sensoriales, pues en ese caso cada una de esas neuronas tendría que disponer de un cable directo a los ojos, otro a los oídos y otro a determinados puntos de la piel. Sería ilógico pensar que sea así, pues serían demasiados cables, y según se sabe, estos cables directos no se ha demostrado que existan. Luego si estas neuronas, ejecutivas y ejecutoras, no disponen de un cable o axón directo de cada uno de los receptores, tendrán que estar conectadas a un lugar de proyección central, donde los receptores sensoriales estén conectados a los nodos o estaciones, y proyecten en ese lugar sus señales, segundo a segundo.

Puede parecer algo extraño, y difícil de imaginar que haya uno o más escenarios, o pantallas, en el interior del cerebro de los animales. Pero no imposible, puesto que debemos tener en cuenta, que el cerebro es parte de un instrumento mecánico, que aunque sus neuronas se mueven en gran parte con sustancias de tipo químico, biológico, en sus procesos comunicativos y conductuales, funciona con datos y con impulsos eléctricos, como la mayoría de las máquinas e instrumentos electrónicos modernos. Este hipotético escenario, es probable que sea algo parecido a un plató de los que usan las empresas de televisión, el cual serviría a todas las neuronas de la red, ejecutivas, asesoras, mensajeras y ejecutoras de la conducta, como centro de proyección, visualización, de observación, de definición y de resolución, y en él aportar datos, o extraerlos y realizar con perfecta sincronía, todos los procesos de la intercomunicación y la ejecución de la conducta.

Podemos observar, que en nuestro cerebro no dejan de aparecer imágenes, datos y señales, mientras estamos despiertos, ya sea en estado reposo o realizando alguna tarea específica; es una secuencia continua que no cesa hasta que nos dormimos. Estas señales es lógico que vayan apareciendo en algún lugar, y sean presentadas en sus formas originales, ya sea que vengan del campo visual, del sistema auditivo, del tacto, de alguna neurona archivo de la corteza que sugiera un deseo, o presente un aviso, o que surja alguna emoción o sentimiento de un órgano interno.

En este caso, si existe un escenario en algún lugar del cerebro, es lógico que la neurona que contenga un dato, lo proyecte en él de forma automática, cuando crea que le corresponde. Incluso, también es lógico suponer que en este mismo escenario, también se proyecten las ensoñaciones que surgen mientras dormimos.

Si la zona límbica (centro del cerebro) y la zona periférica (corteza) son de color gris, y este color corresponde a los cuerpos o somas de las neuronas, y la zona intermedia es de color blanco, que son los axones cubiertos de mielina, esto nos quiere decir que hay millones de cuerpos neuronales en el tálamo que dirigen sus axones hacia la corteza, y a otros núcleos, y otros tantos millones de cuerpos en la corteza, que dirigen sus axones hacia el tálamo y a otros núcleos circundantes. Y si estas dos zonas están enlazadas por millones de axones de ida y vuelta, es lógico pensar que las dos zonas mantienen una continua transferencia de datos y señales. Esta transferencia puede considerarse un diálogo. Y si hay un diálogo, este debe producirse de forma escénica y electrónica, por medio de imágenes, señales o símbolos, ya que las neuronas no usan un lenguaje expresado con palabras.

También podemos pensar que es probable que cada neurona de la corteza, ejecutiva o ejecutora, disponga de dos vías paralelas, a las que podemos llamar circuito; por el axón de ida (aferente) envían su señal al tálamo, donde probablemente haya una pantalla y se proyecte en ella la señal, y por el de venida (eferente) reciben otras señales que se esté proyectando en la pantalla. El misterio por descubrir, sería el de saber dónde se escenifica el diálogo, o sea, si el escenario está en un sub núcleo del tálamo, o en algún otro lugar del cerebro. Y si hay una o más pantallas.

Hoy día, no hay una descripción científica, que describa, paso a paso, las intervenciones individuales de aquellas neuronas que contienen datos, en los siguientes y continuos procesos de comunicación y ejecución, que efectúan posteriores a la captura de la información. Pero, aunque no haya aún una descripción minuciosa y específica, es lógico pensar que estas intervenciones se hagan a través de una red, que confluya en una o varias pantallas, situadas en lugares estratégicos del cerebro. Se podría pensar que cada núcleo geniculado del tálamo pudiera ser una pantalla, pues es ahí donde llegan las señales, en su primera etapa del proceso de la cognición. Si no hubiera un escenario, pantalla o plató en esta primera etapa del proceso, no tendría sentido que existiera este gran conglomerado de sub núcleos y divisiones o fascículos, como lo es el tálamo. Recordemos que los dos sub núcleos, situados en el extremo interior de la región pulvinar, el NGL y el NGM, tienen seis capas de neuronas grandes y seis capas de neuronas más pequeñas, y forma especial de cono. Recordemos también el parecido procesal que existe, entre estos núcleos y las redes neuronales artificiales.

Debemos tener en cuenta, que el cerebro es una fuente de inspiración, para la construcción de instrumentos de inteligencia artificial. Si observamos detenidamente a un ordenador, la pantalla es el centro representativo e indicador, de todos sus datos, sus contenidos informáticos, y de los procesos que llevan a cabo. Y si queremos saber algo de los contenidos que guarda nuestro ordenador, tenemos que pedirle que nos los muestre en la pantalla. Cualquier máquina electrónica moderna, necesita una o varias pantallas, para que pueda reflejarse en ella, parte de su contenido y su actividad, en el momento necesario. Por lo tanto, si pensamos que el cerebro es una máquina biológica, aunque mil veces más compleja que el ordenador o cualquier otro aparato electrónico, y si este también maneja imágenes y sonidos, impulsados por potenciales y tipos de frecuencias eléctricas, por lógica podemos suponer que en el cerebro, también haya un escenario o una pantalla en su interior.

Cualquier asunto que queramos crear, procesar y guardar en una máquina electrónica, se debe representar antes en una pantalla, y allí ordenarlo, calificarlo y aprobarlo. Una vez que el asunto esté totalmente definido, se puede hacer con él una ejecución de inmediato, o guardarlo, si se desea, en un depósito o almacén. Posteriormente podremos rememorarlo o extraerlo y reutilizarlo. Esto lo hace en el ordenador un operador externo al que llamamos usuario.

En el cerebro no hay un usuario externo independiente, pues es una máquina biológica y autopoyética (construida y operada por sí misma). Pero es obvio que si no hay operarios individuales exclusivos, externos o internos, haya un grupo o conjunto de grupos, con un sistema global aunque de orden genético y automático, que intervenga en las opiniones, decisiones y ejecuciones relativas a la conducta. A este grupo especializado al que podemos llamar chip neuronal, también podríamos verlo como el equivalente al usuario externo de un ordenador, aunque con otras facultades.

Creo que nos podría ser ilustrativo, hacer una recreación, sobre la idea de que pueda existir una pantalla o escenario, situada en algún lugar del interior del cerebro.

Cuando estamos acostados con los ojos cerrados, en el momento previo al sueño, suelen aparecernos recuerdos de hechos del pasado, o también suele producirse una especie de meditación o reflexión, sobre un tema o asunto X. A este estado le llaman el de cerebro en reposo, asistido por una sub red energética a la que llaman "red estándar, funcional". Es obvio deducir, que si nos está apareciendo una selección o secuencia de recuerdos (datos), de entre los miles de datos que tenemos guardados en las neuronas de nuestra memoria, es porque cada una de esas neuronas están enviando una copia de su dato, proyectándola en algún lugar específico de nuestro cerebro. Y si en el cerebro, continuamente hay una proyección secuencial de datos, es lógico suponer que esos datos aparezcan en una pantalla, para que puedan ser vistos por un grupo observador, al que podríamos llamar el yo consciente, y también ser vistos por todos los grupos que participen en el proceso del pensamiento y de la conducta. A estos momentos de meditación o reflexión, podemos verlos como una especie de diálogo interno, porque unas neuronas proyectan y otras contestan.

Siguiendo con la recreación, si la secuencia de proyecciones es referente a simples recuerdos o hechos biográficos del pasado, observaremos que cada neurona de la memoria va proyectando un recuerdo sin ningún orden o prioridad, y sin necesidad de ejecutarse alguna acción. Sólo son proyecciones espontáneas, pues el cerebro en estado consciente, aunque esté en reposo, nunca cesa su actividad mientras esté despierto. En este caso, el orden de llegada de los recuerdos, corresponderá a la neurona que tenga alguna asociación con el diálogo, o a la neurona que esté prestando mucha atención, o la que tenga mejor vía de comunicación, o cualquier otra circunstancia indefinida sobre los temas. Son datos que están siendo proyectados al azar, con poca o ninguna importancia o necesidad de inminente resolución; sólo son recuerdos o mensajes que no necesitan resolución inmediata, que van siendo proyectados mientras decrece la actividad consciente, y pasamos del estado de vigilia al estado de sueño.

Pero si las señales son sobre algún asunto importante, que ha sucedido durante el día, o días anteriores, se creará una especie de diálogo, entre aquellas neuronas que tengan alguna relación con el asunto y el grupo del yo consciente. A estos diálogos también se le suelen llamar pensamientos o reflexiones. Sobre este proceso, es lógico suponer, que en estos momentos de diálogo o de pensamientos, unas neuronas expongan o pregunten y otras contesten, y para que esto se pueda llevar a cabo con rapidez, todo eso lo hagan de forma electrónica, y sea proyectado en una pantalla central, a la que todos los grupos de neuronas partícipes estén conectadas. Es probable que el grupo de neuronas que exponga o pregunte, deba ser el que actúe como observador, el que haga su análisis y tome alguna decisión o aprobación. A este grupo, por deducción lógica, podríamos llamarle el yo, o el grupo consciente.

En cualquier momento del día, independientemente de que exista este grupo del yo consciente, cualquier neurona influyente independiente, puede tomar una decisión determinada, si esta corresponde a una necesidad de urgencia, o esta neurona crea que la decisión de actuar, está dentro de su función.

Ampliando el análisis sobre este tema de los diálogos, podemos suponer que es muy probable que haya en el cerebro, dos entidades o grupos diferenciados, pero muy unidos, y que sean los que procesen la mayor parte de la comunicación reflexiva, y decidan la planificación y la ejecución de gran parte de las acciones conductuales. Uno de ellos podemos suponer que es el grupo que siente piensa, observa, analiza y pregunta, y el otro el que escucha, contesta y reacciona. En este caso podríamos pensar que hay dos yoes, como nos sugiere el premio Nobel Daniel Kahneman. Y esto de suponer que haya dos yoes, o dos grupos con diferentes sensibilidades pero complementarias, nos puede hacer pensar también, que el consciente o la consciencia no es sólo un grupo exclusivo e independiente, sino que se compone de dos entidades, o dos conjuntos con procedimientos diferenciados pero complementarios. En este caso, el estado de consciencia sólo estaría presente, siempre y cuando esos dos conjuntos estén activos, totalmente conectados y bien sincronizados.

Una vez analizada la información, por el grupo de neuronas que siente y experimenta, (el yo consciente) hay un grupo intermedio, que será el encargado de recibir la información ya interpretada por el primero, y su proceso será retenerla un momento, por si fuese necesario usarla de inmediato, y después guardarla toda o parte de ella, en las neuronas del siguiente grupo, (el yo inconsciente) que será el encargado de guardarlas como memoria definitiva.

Ese grupo de neuronas, también compuesto por capas de neuronas, que podemos llamar intermediario y complementario, situado entre el que experimenta y el que cuenta, es el hipocampo, el cual está considerado como el núcleo que lee, memoriza y retiene momentáneamente la información, hasta que la pasa a las neuronas del grupo que la retiene, que es el que la recuerda y la cuenta.

Está demostrado que el hipocampo es el encargado de leer la información, datos o señales que llegan a los núcleos del tálamo, de procesar esa información, retenerla un plazo muy corto y pasarla a las neuronas de otros grupos, ya que el grupo hipocampo no tiene capacidad para retener la información indefinidamente. Por lo tanto, podemos deducir que el hipocampo, una vez que haya decidido qué información se debe guardar como memoria de largo plazo, o tiempo indefinido, debe entregar dicha información, por medio de sus axones, a diferentes neuronas situadas en otras zonas, para que estas la retengan en su poder. Estas otras neuronas, a las que podemos llamar anfitrionas, están situadas en diferentes lugares de la corteza, y aplicarán su información cuando sea necesaria.

Podemos ver que este grupo, llamado hipocampo, es una pieza fundamental en el proceso de lectura y grabación, de todo lo que le acontece a un ser humano mientras está despierto. La información que procesa el hipocampo para convertirla en memoria de largo plazo, puede ser nueva, llegada del exterior, o antigua de la que ya fue guardada anteriormente en las neuronas anfitrionas, o una mezcla de ambas.

De acuerdo a las definiciones anteriores, debemos tener en cuenta que si el grupo hipocampo es el que convierte la información nueva en memoria permanente, tiene que estarla viendo representada o proyectada en algún lugar, para que pueda leerla, procesarla y enviarla a las neuronas anfitrionas de la corteza. La misma pregunta se repite de nuevo. ¿Dónde está ese lugar de representación o de proyección de la información circulante? La respuesta a esta pregunta aún no ha sido contestada por los científicos. Es más, ni siquiera ha sido ideada por alguno de ellos. Pero por lógica, podemos deducir que este lugar donde sea proyectada la información circulante, debe estar situado antes de que la información llegue a asentarse en las neuronas anfitrionas de la corteza. Por lo que también podemos deducir, que la información nueva que recogen los sentidos sensoriales, ya ha sido desplegada y procesada, antes de que la reciban las neuronas de los lóbulos correspondientes de la corteza.

Suponemos que el hipocampo no puede retener las señales mucho tiempo, dada su dimensión y su trabajo continuo, y por lo tanto las desplaza pronto hacia el gran almacén de la corteza, y así seguir atendiendo las que siguen llegando inmediatamente después.

El procesamiento de la información, de estos primeros grupos, es secuencial. Algunos especialistas que han estudiado a fondo la función del hipocampo, creen que este puede retener, hasta seis o siete señales, mientras trabaja con otras subsecuentes.

Ya hemos visto que al proceso que realiza este grupo del hipocampo, que puede ser independiente, subsiguiente, o paralelo y simultáneo a los que realizan los geniculados, algunos le llaman el procesador de la memoria de corto plazo, mientras retiene cada señal sólo unos segundos o minutos, o mientras se trabaja con ella, y también el procesador de la memoria de largo plazo, cuando la información es enviada y asentada en las neuronas de la corteza. A este grupo podemos verlo como un departamento más del sistema global, sin ninguna facultad o poder de mando. Sólo como un eslabón intermediario, en la cadena de procesos generales, o un componente complementario del yo consciente. Pues sólo a partir de que se integre el estado consciente, el hipocampo empieza a grabar lo que esté sucediendo.

Debemos tener en cuenta también, que partiendo del núcleo hipocampo, la información procesada tiene que atravesar las alargadas láminas de neuronas del grupo llamado el claustro, que está situado entre la zona límbica y la corteza. Antes de que la información sea asentada en las neuronas de este gran almacén también debemos preguntarnos, ¿qué ocurre en estas largas láminas de neuronas, que componen el claustro? ¿Por qué están ahí, y cuál es su función pues sólo parece que forman una barrera? Probablemente el claustro sea una estación más, con algún otro procesamiento también complementario, en el viaje de las señales, desde que estas entran por los puertos, hasta que se asientan finalmente en la corteza.

Para reafirmar esta idea, es importante señalar, que también existen miles de axones procedentes de los núcleos de la zona límbica, que desembocan en estas láminas del claustro, y miles de axones que parten desde el claustro a las neuronas de la corteza y viceversa. Hay pocas respuestas a las preguntas que los científicos se hacen sobre la función del claustro. Se ha estudiado muy poco su función, a pesar de ser totalmente independientes de la corteza, y también de la zona límbica.

Uno de los pocos estudios hechos al claustro, fue el realizado por Edelstein y Denaro, 2004, y por Crick y Koch, 2005, en el cuál al claustro lo propusieron como el núcleo que sirve de integrador de la información sensorial y un posible componente esencial de la consciencia. ¿Nos quieren decir estos científicos, al llamarle integrador, que el claustro podría servir como un gran escenario o pantalla, donde se proyecta y se distribuye la información a diferentes zonas?

En esos estudios realizados sobre el claustro, se han descubierto tres neuronas gigantescas. Una de ellas hace contacto con todos los grupos y sub grupos que componen el cerebro. Este contacto lo hace a través de sus miles de axones y dendritas. Se cree que estas dendritas envuelven a toda la masa encefálica, como si fuera una telaraña. La pregunta sobre esta neurona es, ¿cuál es la función de esta neurona, situada en un grupo de neuronas, al que no se le ha dado hasta ahora mucha importancia, ni se sabe cuál es su intervención exacta en los procesos del cerebro? Es importante resaltar que el claustro se halla rodeado de materia blanca por todas partes, y que en el cerebro de los animales inferiores también existe claustro, ya que las neuronas gigantescas han sido encontradas en el claustro del cerebro de un ratón.

Veamos que nos dice parte del texto, del estudio del claustro, de Crick y Koch.

"Las tres neuronas se extendían a través de ambos hemisferios cerebrales, y una de ellas tenía envuelta la circunferencia del órgano una corona de espinas. Nunca se ha visto hasta ahora, que las neuronas se extiendan a través de las regiones del cerebro. El cuerpo del ratón contiene otras neuronas largas, como las de una proyección nerviosa en la pierna, o las del tronco encefálico, para liberar moléculas de señalización en el cerebro. Pero estas neuronas del claustro, parecen conectarse a la mayoría o a todas las partes del cerebro que reciben información sensorial, y se encargan del comportamiento.

Podemos observar que Koch ve esto como prueba de que el claustro sea un coordinador de las entradas y salidas de señales, y crear con sus procesos el estado consciente.

Por otro lado, el farmacólogo James Eberwine, de la Universidad de Pensilvania, en Filadelfia Estados Unidos, explica que el claustro es una buena región del cerebro para estudiar esta idea, ya que ha sido estudiada en ratones, y está formada por sólo unos pocos tipos de células.

En otros estudios, encontraron que la mayoría de las neuronas del claustro, respondieron sólo a estímulos visuales o auditivos, y muy pocas respondieron a otros tipos de estímulos. ¿Qué nos quiere decir esto? ¿Pudiera significar que el claustro, funcione como una pantalla, desde la cual extraigan las neuronas de la corteza, sólo las imágenes y los sonidos, y no las señales de otro tipo?

Los diálogos

Se ha escrito mucho sobre los diálogos del cerebro, sobre todo en aquellos pensamientos que son de tipo negativo. Pero ya sean diálogos de sentimientos negativos o positivos, de todas maneras debemos preguntarnos, que si existen diálogos en el cerebro ¿quienes son los que dialogan? Podemos estar seguros que deben ser las neuronas, pero ¿es el grupo que siente y experimenta, el que dialoga con el grupo de neuronas ejecutivas, o sólo dialogan entre sí todas las neuronas ejecutivas, proyectando continuamente sus mensajes, deseos, sugerencias, necesidades, etc., en una pantalla?

Si hay dos conjuntos o entidades diferenciadas pero complementarias, y la que siente y experimenta no tiene datos en su poder, ¿cómo se entera esta de lo que cuenta o expone la otra? Lo más lógico es suponer que lo está viendo reflejado en una pantalla. Es difícil definir, cuál de las dos partes es la que inicia el diálogo interno, si son las neuronas del grupo que siente y experimenta lo que está ocurriendo, o son las del grupo que lo cuentan después. Es difícil contestar a esta pregunta, pues probablemente se alternen, pero lo que sí es un hecho observable en cualquier persona, es que existen estos diálogos internos. La palabra pensar, significa precisamente combinar ideas para formar un juicio.

Si hay diálogos internos, no parece que estos los hagan las neuronas, con un lenguaje hablado o por un sistema de ondas. Es más lógico pensar, que si las neuronas están todas enlazadas por cables y ramales, (existen billones si contamos todos los axones y dendritas) y además lo hacen con impulsos eléctrico y con otros productos, estas neuronas proyecten sus mensajes visuales, sonoros y de otros tipos, en un escenario o pantalla, y desde esa pantalla se alimenten todas las demás neuronas, las ejecutivas y ejecutoras, las que sienten y las que cuentan, respondiendo cada una o cada grupo a cada proyección.

En caso de que existan estos dos grupos, al grupo que siente podríamos situarlo en el tálamo, y al que cuenta en diferentes zonas de la corteza. Una prueba que nos puede aportar, la idea de que existan estos dos conjuntos, es la existencia de esa infinidad de columnas de ramales, llamadas tálamo-corticales y córtico-talámicas, que enlazan el tálamo con la corteza.

En un articulo escrito por el profesor Mathieu Wolff, de la Universidad de Burdeos, Francia, y el profesor Seralynne D. Vann, de la Universidad de Cardiff, Reino Unido, publicado en la revista JNEUROSCI, nos dicen lo siguiente:

[...Un sello de los circuitos tálamo-corticales, es la reciprocidad de las proyecciones entre las áreas corticales y las talámicas. Esto ha sido visto como

"reentrada", un proceso por el cual, dos o más regiones del cerebro se estimulan simultáneamente, y son estimuladas entre sí".]

Está demostrado que si una persona tiene una lesión, que le produzca una disfunción del lenguaje llamada afasia, esta afasia se da tanto si la lesión se produce en la corteza, en el área de Broca, como si se produce en el tálamo. Cualquier componente de estos dos grupos, que tenga un fallo y se desconecte del lugar de proyección, creará un problema en el estado consciente.

Tanto si los diálogos cerebrales corresponden a recuerdos simples, como si se refieren a un asunto pendiente o importante, cada dato o escena debe aparecer en algún lugar, para que pueda ser contemplada, dialogada y resuelta. Y para que se de esta mecánica, la lógica o simple deducción nos dice, que debe haber una pantalla o escenario en el cerebro, y sobre cada proyección que aparezca, dialoguen y decidan las neuronas correspondientes, cuándo y cómo efectuar sus actos, ya sean de comunicación, de acción de la conducta, o sólo sea para hacer una simple reflexión.

El ejemplo anterior nos puede llevar a pensar, que no haya un único usuario, ya que no parece que el cerebro sea operado por una sola neurona o un solo núcleo, en cuanto a la toma de decisiones. Lo más probable es que todos los núcleos conectados a la red, participen en la conducta de acuerdo a un orden de acción, establecido de antemano. No obstante, a estas dos entidades a las que nos estamos refiriendo, como el grupo que siente y experimenta, y el que tiene en su poder los recuerdos y los cuenta, podríamos verlas, desde el punto de vista psicológico, como al equipo principal, o la unidad dual del cerebro que, en conjunto, constituyen el yo consciente, o la llamada consciencia.

Si pensamos que una hipotética pantalla o escenario, sea el centro de referencia de toda actividad cerebral y corporal, es obvio deducir, que para poder pasar del estado de vigilia, al estado de sueño, todas las neuronas y grupos que participan en el estado de vigilia, deberán desconectarse de la red y de la hipotética pantalla. Una de las razones por las que cerramos los ojos, ha de ser para que no aparezca ninguna imagen en el NGL del tálamo, pues mientras esté apareciendo en él una señal visual, no podrá detenerse la maquinaria que acciona el estado de vigilia. Por lo tanto, hay una buena razón para pensar, que el NGL y el NGM, actúen como pantalla, y si estas no se apagan o se desconectan totalmente de los receptores sensoriales y de los núcleos participantes de la red, es imposible que se de el estado de sueño. En este caso, podemos suponer que la pantalla y el sueño, pueden tener una estrecha correlación.

Sabemos que para poder dormir, es imprescindible cerrar los ojos. Y también sabemos que cuando nos caemos de sueño, ya sea estando en una tertulia de sobremesa, o incluso conduciendo un vehículo por una carretera, nuestros párpados tratarán de cerrarse sin nuestro consentimiento. La lógica nos dice que los párpados deben obedecer a un proceso automático, relacionado con la necesidad del cerebro de dormir, y para llevarlo a cabo, forzosamente tiene que hacerlo cerrando el acceso, a toda señal o imagen visual. No puede producirse el sueño, mientras haya una imagen en el cristalino de los ojos.

También, si suponemos que hay una pantalla en el cerebro, cualquier neurona individual, grupo o núcleo, que esté conectado y atento a la pantalla, tenga la consigna o misión asignada, podemos compararlo con un usuario, y este puede sugerir o ejecutar una acción, en un momento dado o situación determinada.

Para hacernos una idea de lo que puede estar ocurriendo en el interior de nuestro cerebro, mientras estamos despiertos o en estado de vigilia, imaginemos un ejemplo de algunos de sus procesos.

Mientras estemos activos, ya sea mirando, escuchando, pensando o haciendo cualquier tarea, es obvio que se estará proyectando en algún lugar, una secuencia continua de señales correspondientes a lo que estemos observando, oyendo y haciendo. Y si observamos bien, es lógico suponer que todas esas señales, estarán apareciendo una tras otra, según un orden, ya sea planeado o casual. Veremos que nos aparecerán imágenes que entrarán por los ojos, de objetos fijos o en movimiento; sentiremos sonidos que entrarán por los oídos, como voces, música y ruidos diversos; aparecerán pensamientos internos como ideas, recuerdos y deseos; también los olores que respiramos; los sabores si estamos bebiendo o comiendo y también alguna emoción o sentimiento espontáneo interno que surja de improviso.

Es lógico pensar que toda esa secuencia de señales, tal como van entrando por los receptores, o surgiendo de los órganos del interior, o de los archivos, deberán ir apareciendo de una en una, en algún lugar del cerebro, y que para que las veamos, deben hacerlo en sus formas constitutivas originales. Y también es lógico pensar que si aparecen en un escenario o plató, este probablemente esté en el centro del cerebro.

Si usamos la lógica y la deducción, en el cerebro debe ocurrir algo parecido a lo que ocurre en el ordenador, aunque de forma mil veces más extensa y más compleja. Toda señal nueva que entre en el cerebro, sea del tipo que sea, captada por cualquiera de sus receptores sensoriales, externos o internos, debe aparecer, por lógica, representada en un escenario, plató o pantalla, para ser vista o sentida, analizada, interpretada y valorada, por neuronas o grupos de neuronas especializadas en esa función. En este caso, es de suponer que esas neuronas sean las del grupo que hemos señalado, como el grupo que siente y experimenta.

Las señales nuevas que entran por los receptores sensoriales externos, como imágenes, sonidos, olores, sabores y texturas, hemos visto que son depositadas en unas primeras estaciones de recepción, que son los núcleos NGL y NGM. Estas primeras estaciones, dada su estructura y sus capas de neuronas, nos hacen pensar que ahí sean representadas en su forma y color, y ahí sean inspeccionadas, interpretadas y valoradas, por el grupo experimentador, antes de ser memorizadas y asentadas en las neuronas de la corteza (el grupo que recuerda). Y lo mismo debe ocurrir con las señales que surgen del interior y de otros órganos, como diferentes sentimientos, pensamientos, recuerdos e ideas. Debemos tener en cuenta que el NGL y el NGM, se encuentran en el extremo del sub núcleo pulvinar del tálamo, y los nuevos estudios apuntan a que este sub núcleo pulvinar, parece ser uno de los más importantes del tálamo.

En la primera parte del proceso, o de entrada de la información, al que podemos llamar el inicio de la cognición, es de suponer que el grupo de neuronas que siente y experimenta, (parte del consciente) esté observando e interpretando las propiedades de cada señal, y esto no podrían hacerlo, si no las vieran proyectadas en algún lugar, en su forma estructural y demás características. Esto no quiere decir que este grupo de neuronas, sólo por el hecho de ser una especie de observador, intérprete y analista, sea también el director de todas las decisiones de la conducta, pero puede tener una gran influencia en los actos de la conducta, y en la consecución y puesta a punto del estado de consciencia.

Así mismo, es lógico suponer que estas neuronas, las que sienten y experimentan, puedan estar situadas en el sub núcleo llamado pulvinar del tálamo, que es donde están situados los fascículos geniculados, el NGL y el NGM. Una vez realizada su función correspondiente, como parte de una cadena de procesos, este grupo de neuronas marcaría alguna interpretación, evaluación, creencia e impresión, de toda aquella señal que aparezca representada. Si existe este grupo de neuronas especializadas en esta función, es lógico pensar que sólo realicen esta etapa del proceso, y de inmediato traspasen la información a otros grupos, para poder estar libres, ya que tienen que seguir experimentando la información que seguirá llegando continuamente a su zona. Las neuronas de este grupo, por lógica no guardan información, sólo la analizan.

Ya vimos que los fascículos o núcleos NGL y NGM, del sub núcleo pulvinar del tálamo, están compuestos de varias capas de neuronas en forma de rodilla. De ahí su nombre de geniculados.

Insistiendo en el hipotético escenario, vemos que en la computadora, la aparición de la información en la pantalla, mas el proceso de interpretación en el CPU y de aprendizaje, mas la grabación en el disco duro, ocurre de forma electrónica, lineal y mecánica, dada la rigidez de su constitución metálica, y después de que el usuario pulsa el botón de entrada. En el cerebro, los procesos suelen ser mucho más complejos, pues los elementos que lo realizan, que son las capas de neuronas, no son elementos metálicos fijos, sino pequeños seres, de constitución biológica, y con un determinado nivel de inteligencia. Y debido a la fuerza motriz que empuja mecánicamente a las señales, y la llegada continua de las mismas, los procesos de aprendizaje y transmisión deben ser automáticos, pues obedecen a una dinámica intrínseca que no se puede detener.

En cuanto a la importancia y la necesidad de usar las pantallas electrónicas en general, si revisamos un poco su historia, veremos que estas se han desarrollado y extendido en muy pocos años. En la actualidad, las vemos en casi todas las máquinas y aparatos tecnológicos modernos, y en casi todas las oficinas, talleres, consultorios y muchos otros centros de trabajo y lugares de inspección y control.

Los primeros ordenadores o computadoras, construidas allá por los años cuarenta del siglo veinte, no tenían pantalla. Por supuesto eran máquinas muy burdas y sólo hacían cálculos aritméticos. Los primeros monitores o pantallas, añadidas como un nuevo elemento integrador y modernizador del ordenador, aparecieron en el año 1981, y estaban diseñadas únicamente para representar textos, ya que aún no admitían gráficos de imágenes. A partir de la aparición de la pantalla, la evolución de las computadoras fue avanzando a gran velocidad. ¿Fue la inclusión de la pantalla, un elemento primordial del ordenador, para aumentar sus funciones y aplicaciones? Mi respuesta es que indudablemente sí lo fue.

La idea de dotar de una pantalla al ordenador, se extendió rápidamente a otras máquinas electrónicas. Esto nos demuestra lo importante que es la pantalla, en un mundo tan electrónico e instrumentalizado como es en el que vivimos. Hasta tal punto, que no nos imaginamos a un aparato electrónico moderno, dotado de inteligencia artificial, que no tenga monitor o pantalla. Esta se encuentra ya en cualquier máquina o instrumento de cualquier índole. Por esta razón sería ilógico pensar, que un instrumento tan complejo como lo es el cerebro, y que gran parte de su sistema comunicativo es electrónico, mil veces más sofisticado que cualquier aparato, y que mueve con tanta rapidez y precisión todo tipo de señales, con energía eléctrica, no contenga una o varias pantallas en su interior.

Podemos ver que en el ordenador, la pantalla está en el exterior, o en la tapa de las portátiles, para que el usuario pueda ver que es lo que se está representando y ejecutando, de qué datos dispone, y así poder actuar en sus resoluciones.

Si el ordenador o algún otro aparato moderno, dispone de una pantalla, donde se puedan reflejar, aquellos datos que necesita el usuario, para realizar todas las acciones y ordenamientos que desea ejecutar, debemos suponer que en el cerebro también habrá una o varias pantallas, desde la cual los grupos de neuronas ejecutivas, puedan tomar las decisiones y ejecuciones, correspondientes a cada actuación que realice el ser humano.

El hecho de que el ordenador necesite un usuario, para visualizar la pantalla, no nos debe hacer pensar, que no pueda haber una pantalla en el cerebro, porque no haya un usuario, pues el cerebro se desenvuelve por sí solo, a través de programas y sistemas o mecanismos automáticos intrínsecos, originados por los propios genes, y es de suponer que muchas de las neuronas asesoras, mensajeras, ejecutivas y ejecutoras, puedan fungir como usuarios.

En caso de que en el cerebro exista uno o varios lugares de proyección y representación, podemos suponer que lo hace en forma parecida a lo que se llama proyección holográfica, o sea, un escenario flotante, (imágenes en 3D). Este tipo de proyecciones se están viendo mucho en la televisión. Si pensamos que la población de neuronas ejecutivas y especializadas, funcionan con un sistema tipo asamblea como hemos propuesto, a este escenario o pantalla estarán conectadas todas las neuronas ejecutivas, asesoras, mensajeras, ejecutoras, etc., para actuar de acuerdo a la imagen, al dato, al acto o al tipo de información, que aparezca proyectada.

Para que toda esta coordinación mecánica y electrónica, se pueda llevar a cabo, en perfecta sincronía, las neuronas o grupos, con diferentes especialidades y funciones, es lógico que deberán estar enlazadas mediante un sistema de comunicación electrónica e integral, dotado de una o varias pantallas donde sean reflejados los movimientos, las preguntas, los deseos, las necesidades, las acciones conductuales y todos los procesos derivados de los acontecimientos, que suceden en la vida diaria de un ser humano.

Dado que el gran grupo de sub núcleos talámicos y sub divisiones, está en el centro del cerebro, y a él llegan millones de axones de todos los lóbulos de la corteza, y de él parten millones de axones hacia los mismos lóbulos, es lógico suponer que en algún sub núcleo del tálamo esté ese escenario, plató o pantalla de proyección que estamos suponiendo.

Uno de estos sub núcleos también podría ser el llamado núcleo reticular del tálamo, pues en un nuevo estudio publicado en Cell Reports, científicos de los Institutos Gladstone en Estados Unidos, han identificado en esta zona, diferentes tipos de neuronas que podrían explicar, cómo es que las convulsiones y ciertos trastornos psiquiátricos, pueden ocurrir al mismo tiempo.

Según explican estos científicos, la mayoría de la información sensorial del exterior (incluyendo la vista, el tacto y el sonido), se recoge en el el tálamo. Y este grupo reticular está involucrado en varias funciones, como la atención, la percepción y el estado consciente.

La autora principal del estudio, Jeanne Paz, investigadora asistente, afirma que el sub núcleo reticular del tálamo, "actúa como una puerta que filtra la información, y la envía a zonas de la corteza". Y añade como ejemplo: *"se puede pensar que esta pieza es como el operador de una antigua central telefónica, que transfería las llamadas entrantes a sus partes correctas"*.

Este ejemplo de Jeanne Paz, se puede traducir a que el sub núcleo reticular del tálamo, es como una pantalla desde donde se transfieren las señales entrantes, a los grupos conectados a ella.

Una prueba que puede conducirnos a esta idea, es la existencia de las vías córtico-tálamo-corticales. Estas vías o circuitos, en forma de triángulo, son las que usan las zonas distantes de la corteza, para enviarse señales entre ellas. Aquí me surge otra pregunta: ¿por qué una señal que envía, por ejemplo la zona del lóbulo occipital a la zona del lóbulo frontal, tiene que pasar por un sub núcleo del tálamo, en lugar de enviarla directamente? La respuesta sería, que la intervención de este sub núcleo debe ser necesaria, por razones tal vez de observación, valoración, representación, etc., y pieza complementaria de un circuito.

Pongamos otro ejemplo, sobre lo que nos puede enseñar nuestro cerebro, si lo observamos cualquier mañana después de despertamos, y una vez que empieza a operar el estado de actividad general llamado de vigilia.

Cuando me despierto y una vez consciente de dónde estoy, uno de los primeros pensamientos que me surgen, es el deseo de ir al baño y descargar la orina acumulada durante el sueño. Este deseo o mensaje me aparece en forma de sensación o pulsación. Pero, ¿en qué lugar del cerebro me aparece esa pulsación? Es lógico pensar que el deseo aparezca proyectado, en un lugar donde puedan verlo las neuronas ejecutivas y ejecutoras, para que puedan actuar en consecuencia.

A continuación de la proyección del deseo de ir al baño, las neuronas motoras, ejecutoras, por orden del grupo consciente, o por decisión propia rutinaria, ponen en acción a los músculos de las piernas, dirigen mi cuerpo al baño, mis brazos encienden la luz, levantan la tapa del excusado y me siento en él. Estas acciones más bien parecen obedecer a un programa de acción rutinaria, de tipo mecánico, establecido de antemano por algún patrón y circuito de neuronas.

Al mismo tiempo, mientras que las neuronas motoras ejecutan los pasos de la rutina, también pueden aparecer algunos pensamientos o recuerdos de los llamados espontáneos, proyectados por las neuronas que constituyen la memoria. Si me van apareciendo pensamientos y recuerdos, es lógico pensar que deben estarlo haciendo en algún lugar donde pueda verlos mi yo consciente, y todas las neuronas conectadas a la red global.

Los pensamientos que van apareciendo, suelen ser de diversos temas y asuntos. Algunos de esos pensamientos no son de ejecución inmediata, por lo que podemos considerarlos como recuerdos, avisos, sugerencias o mensajes aislados. Podemos ver también, que el cerebro en estado consciente o de vigilia, no puede quedar en blanco ni un segundo. Una vez que estamos despiertos, se estará proyectando en él, continuamente en algún lugar específico, alguna señal o dato, proceda del exterior o del contorno, o del interior del cerebro y del cuerpo.

Es lógico suponer, que cada pensamiento espontáneo, proyectado sucesivamente, debe aparecer en el mismo lugar donde apareció el deseo de ir al baño. Este lugar, podemos imaginar que está situado en los núcleos geniculados, o también en el lóbulo frontal, o en los ganglios basales o en las láminas de neuronas que forman el claustro. Pero parece más probable que esté en cada uno de los núcleos geniculados. Según mi intuición, el NGL sería el que presentase las señales visuales que van apareciendo, y el NGM las sonoras y otras que fluir en el contorno.

Mientras me lavo las manos por acción rutinaria, me siguen llegando pensamientos diversos e improvisados, unos antiguos que se repiten cada día y otros nuevos o diferentes. Durante un tiempo me estuvo apareciendo todos los días, el deseo de cantar el verso de una canción, que suelo cantar a otras horas del día. La pregunta aquí es ¿qué neurona proyecta el verso, en qué lugar del cerebro se proyecta, y qué neuronas toman la decisión de ejecutarlo, o no ejecutarlo? Es lógico deducir, que el verso es proyectado en un escenario, por la neurona o chipset de neuronas de la memoria que lo contienen. En este caso, es probable que sean las neuronas motoras del aparato fonador, las que deciden si echan a andar el proceso de cantar o no. O también es probable que el grupo del yo consciente sea que el que regule esta acción, cuando él crea que conviene hacerlo.

Si observamos detenidamente, la lógica nos dice que es probable, como hemos apuntado, que haya en el cerebro dos bandos, o dos grupos de neuronas que dialogan entre sí (los dos sistemas o yoes de los que habla Daniel Kahneman); uno que avisa, sugiere o recuerda, proyectándolo en un supuesto escenario, y otro bando que oye, ve, siente y actúa de acuerdo a lo que aparece en la proyección, y a determinadas circunstancias. Es lógico pensar que el grupo o bando que sugiere, es el que contiene la información y la proyecta en un lugar específico. Y el grupo que observa y siente, será el que decide si es conveniente ejecutar la señal o no ejecutarla. Si esto es así, es lógico que haya dos grupos o dos componentes asociados, que intervienen en la conducta; uno de ellos propone realizar una acción, y el otro decide si se ejecuta o no. Para mí es obvio que hay dos grupos; al grupo que sugiere y proyecta las señales, es al que llamaríamos grupo de neuronas, consejeras, asesoras, ejecutivas o poseedoras de información, y al otro, grupo de neuronas que observan, analizan y deciden en la mayor parte de los casos.

Es lógico suponer que a esta asociación mecánica inter comunicativa, formada por estos dos grupos, también estarán enlazados los grupos de neuronas ejecutoras, con lo cuál serían tres elementos los asociados: las neuronas asesoras que actúa de archivo, que son las que sugieren el deseo, las neuronas que observan y supervisan, y las neuronas que accionan los motores de acción muscular. Si esto fuese así, no sería necesaria la existencia de un yo consciente director único, para tomar todas decisiones de la conducta, sólo habría un escenario o pantalla como centro indicador y representativo, y todas las neuronas que estén conectadas a él, actuarían de acuerdo a las proyecciones sucesivas, y sus reacciones serían en respuesta automática a esas proyecciones, y no a la orden o el libre albedrío de un yo. Si hay un grupo especial, como el de un yo consciente, se limitaría sólo a observar, sentir, experimentar y analizar los hechos, las acciones y sus resultados, y sólo actuaría como corrector de errores, y encargado de hacer observaciones pertinentes, y sugerir modificaciones para no cometer los mismos errores en el fututo.

Desde que empecé a escribir este libro, estoy más atento a mis pensamientos y a mis decisiones y acciones, y hago algunas observaciones al respecto.

Unos días empecé a notar que cuando estaba enjabonando mi barba para afeitarme, y cogía la brocha y el jabón, me aparecía la imagen de un amigo de la juventud, al cual hacía veinte años que no veía ni hablaba con él. Esta imagen estuvo apareciendo varios días, en el preciso momento del enjabonado de mi barba. Después dejó de aparecer la del amigo, y aparecieron otras imágenes repetitivas, también con frecuencia y en el mismo momento.

La deducción que extraigo sobre estos pensamientos o recuerdos espontáneos, e insistiendo en ello, es que si las neuronas de mi corteza tienen guardadas cientos o miles de imágenes de personas que conozco, y alguna de esas neuronas me proyecte una de esas imágenes en un preciso momento, esta imagen debe estar apareciendo en algún lugar de mi cerebro. Y para que la imagen de mi amigo de la infancia, o de otras personas o cosas, se presenten todos los días, en el preciso momento en que estoy enjabonando mi barba, indudablemente las neuronas que contengan las imágenes, deben estar viendo lo que estoy haciendo en cada momento. Si no fuese así, ¿cómo podrían saber esas neuronas que me estoy enjabonando la barba, para proyectarme la la imagen, en ese preciso momento? ¿Y cómo pueden ver dónde estoy, si no están conectadas directamente a los ojos? Es lógico deducir que cada neurona de las que componen mi memoria, está conectada a un lugar central donde se representa todo lo que está haciendo mi cuerpo en cada momento, ya que me presenta la imagen cada vez que estoy realizando la misma acción, aunque la esté haciendo en diferente horario. A estas proyecciones les llaman de asociación.

Esta reflexión, puede ser una prueba de que las proyecciones que aparecen espontaneas, en algún lugar del cerebro, no son proporcionadas por el grupo consciente, sino que son proyectadas por neuronas del grupo del inconsciente. Si yo me estoy enjabonando la barba, y estoy mirando el reflejo de mi cara en el espejo, y en ese momento aparece proyectada en un lugar de mi cerebro, y de improviso, la cara de mi amigo de la infancia, es obvio que mi yo consciente no ha solicitado que aparezca esa proyección, sino que ha sido enviada, espontáneamente, por la neurona que posee la imagen, y esta neurona está en una zona de la corteza.

Veamos otro ejemplo, haciendo otra recreación, en la que suponemos que existe una pantalla, donde unas neuronas proyectarían sus mensajes, y otras extraería de ellos la decisión de responder o de actuar.

Se sabe, por experimentos realizados, que estimulando con electrodos las áreas de la corteza motora, se dan contracciones de músculos perfectamente localizados, y por estas pruebas y otros estudios, se acepta que los movimientos musculares voluntarios, los ejecutan grupos de neuronas llamadas motoras, y que los músculos obedecen a impulsos eléctricos de esas neuronas. En este caso estamos hablando de movimientos voluntarios.

El primer experimento sobre los impulsos eléctricos en el sistema nervioso, lo realizó el científico italiano Luigi Galvani. Este científico, demostró por primera vez, que aplicando una pequeña corriente eléctrica a la médula espinal de una rana muerta, se producían contracciones musculares en los miembros de las mismas. Al estar muerta la rana, sus neuronas motoras ya no actuaban por sí solas sobre los músculos, pero una corriente eléctrica manipulada los seguía moviendo.

En este caso podemos preguntarnos, ¿de dónde sale la orden y el impulso eléctrico, para que una acción o un movimiento corporal, sea ejecutado por la acción de las neuronas motoras?

Se sabe que las neuronas motoras primarias están situadas en la zona central de la corteza, y son las que envían los impulsos eléctricos a otras neuronas musculares, para que los músculos realicen sus movimientos en cada momento y situación. Pero las decisiones que tomen estas moto neuronas primarias, de activar las neuronas musculares y realizar los movimientos que requiera cada situación, pueden proceder de otro grupo especial que les de la orden, o pueden decidirlo ellas mismas. Si la ejecución sale de ellas mismas, la acción y la necesidad de hacerlo debe corresponder a la que requiera hacer el cuerpo. Y para que estas neuronas sepan lo que requiera hacer el cuerpo, deben estar viendo todos sus movimientos.

Suponemos que la mecánica de realizar una acción de la conducta, debe corresponder a lo que le esté ocurriendo al cuerpo, en su entorno exterior o en su interior. Si cualquier señal o situación, desencadena una necesidad de acción, debe ser porque está siendo proyectada por los receptores sensoriales, y vista por las neuronas de la corteza motora. Tanto si la señal es sobre un deseo, como si es de una respuesta urgente, esta debe ser proyectada por cualquiera de las neuronas que fungen como ejecutivas, asesoras, mensajeras o ejecutoras.

En el caso de que un movimiento tenga que ser realizado por una necesidad, la mecánica que se aplicaría podría ser la siguiente: supongamos que estoy escribiendo algo en mi ordenador y oigo sonar el teléfono. El sonido aparecerá en un lugar de mi cerebro, enviado y proyectado por el impulso del nervio del sistema auditivo. Una neurona ejecutiva de la corteza lo verá, y proyectará a continuación la sugerencia de que es necesario ir a contestar. En ese momento, las neuronas motoras que estén conectadas a ese lugar de proyección, verán la sugerencia y activarán mis músculos de la locomoción, para llevar el cuerpo a donde esté el aparato telefónico.

En el caso de que el ejemplo no fuese el de contestar el teléfono, sino el de satisfacer un deseo, por ejemplo el de tomar un vaso de agua, el proceso será similar; una neurona mensajera de la corteza proyectara el deseo de tomar agua, las neuronas motoras verán el deseo proyectado, y activarán los músculos correspondientes, para llevar mi cuerpo al lugar de la casa donde estén los vasos y a la jarra o botella del agua.

De acuerdo al ejemplo anterior, es lógico deducir que las acciones o reacciones de las neuronas motoras, de conducir el cuerpo hacia algún lugar, obedezcan a las señales que aparezcan proyectadas en una pantalla, venga la señal del exterior o del interior. Si esto es así, las acciones de la conducta siempre derivarán de lo que se proyecte en la pantalla, procedan de una señal del entorno, o de una neurona ejecutiva de la memoria. Con este sistema, las acciones que emprendan las neuronas motoras, estarán relacionadas con la última proyección que aparezca en la pantalla, si no hay otra proyección inmediatamente posterior que anule la anterior. De acuerdo a esta lógica, es probable que cada acción que ejecute el ser humano, obedezca a un sistema mecánico de proyección, y de reacción automática.

Sabemos que el cuerpo humano se mueve de acuerdo a sensaciones, emociones, sentimientos deseos y necesidades, y estas se cumplimentan mediante reacciones o respuestas adecuadas. Y lo más lógico, es pensar que estas acciones, tanto de atención como de respuesta, correspondan a decisiones o mensajes de neuronas ejecutivas y ejecutoras, o a las mismas neuronas motoras, poniendo en marcha las acciones correspondientes al movimiento y a la locomoción. Cada acción dependerá de si lo que se va a ejecutar, es sobre un asunto previamente meditado, u obedezca a un deseo espontáneo, a un hábito rutinario o se trate de una necesidad urgente e imperiosa. Aquí podemos observar cómo es probable que se aplique la democracia en el cerebro.

Es importante recordar, que la red de comunicaciones del cerebro (el conectoma) se compone de miles de millones de cables o conexiones, que corresponden a los axones y dendritas de cada neurona. Y esto nos debe hacer pensar, que todas las neuronas deben estar conectadas entre ellas, así como a una red global y también a un punto central de proyección.

Si creemos en la existencia de una pantalla, que sirva de referencia a todas las neuronas del cerebro que intervienen en el proceso de la información, es lógico pensar que cada neurona que posea un dato, tiene que proyectar su dato, ya sea un aviso o un deseo, en algún lugar central, para que pueda ser visto, en el momento necesario y preciso, por las neuronas motoras, y para que estas lleven a cabo la acción correspondiente al movimiento y a la conducta. Si no hubiera un lugar de proyección o representación, las neuronas asesoras no sabrían cuándo aportar su dato, ni las motoras tampoco sabrían qué tipo de acción realizar. Es lógico que haya un centro de visualización o representación global, ya que las neuronas ejecutivas y ejecutoras, no están conectadas a los ojos, ni a los oídos, ni a la piel. Se sabe que cuando surge una anomalía en la intercomunicación, la persona que la padece puede quedar desorientada y paralizada.

Para ampliar la idea de que pueda existir un escenario o pantalla, podrían servirnos también como ejemplo, los estados de sonambulismo, donde las personas que lo padecen, no se mueven por lo que aparece en su campo visual. En estos estados, los expertos creen que las neuronas motoras, mueven el cuerpo de acuerdo a mapas internos de recorrido, que ya están grabados en zonas de la corteza.

Cuando hay una acción sonámbula, el sistema visual no está operando como lo hace en estado consciente, pues si alguien pone un obstáculo en el camino, el sonámbulo tropezará con el obstáculo con toda seguridad. Por lógica, en este caso las neuronas motoras deben actuar de acuerdo al campo visual de los mapas del inconsciente. Es de suponer que en las acciones de los sonámbulos, no participa el grupo del yo consciente, porque está ausente como lo está en el estado de sueño. Una acción sonámbula es algo parecido a un ensueño, pero en este caso se ha activado también el sistema muscular. Este estado especial de sonambulismo, nos demuestra que algunos procesos cerebrales, pueden darse fuera de la supervisión del grupo consciente, y de la sincronía global.

Conocí a una persona que, durante un tiempo, algunas madrugadas se levantaba de la cama, bajaba descalza desde un primer piso hasta la cocina, abría el frigorífico, se bebía un refresco, regresaba a la cama y al día siguiente no sabía que había hecho todo aquello. Todo esto lo hacía sin encender la luz. Si se cruzaba en el trayecto con otra persona, y esta se hacía a un lado, no la veía y sólo si esta persona le hablaba o tropezaba con ella, se despertaba y se daba cuenta de dónde estaba. Este caso nos demuestra, que las acciones que ejecuta un sonámbulo, no son observadas ni dirigidas por el grupo del yo consciente, ni tampoco interviene el hipocampo que es el que graba, ya que las acciones que realizan las personas en el estado de sonambulismo, no son recordadas. También podemos suponer, que otros grupos también estén desconectados de las acciones que realiza el sonámbulo. El sonambulismo podríamos verlo como una acción mecánica de la conducta, en la cuál no participan algunos grupos del cerebro, en especial el del consciente. Al contemplar el comportamiento del sonámbulo, también podemos imaginar que pudieran existir dos pantallas, una para los estados conscientes y otra para los no conscientes.

Aunque esta idea de que exista una pantalla o escenario, donde aparezcan las señales, a algunos nos pueda parecer lógica, por el momento sólo podemos verla como una teoría, pues no hay pruebas o aparatos que demuestren su existencia. En la actualidad es imposible seguirle los pasos a cada dato o señal, en su recorrido por los núcleos, circuitos y redes neuronales, dado el ínfimo tamaño de las neuronas, y el de las señales comprimidas. Sólo se intuye qué neuronas pueden estar actuando, porque se ilumina alguna zona del cerebro, cuando se hacen pruebas con algún aparato moderno. La automaticidad y rapidez con la que se llevan a cabo las comunicaciones, los procesos de acciones, reacciones, y respuestas a las necesidades o deseos de cada ser humano, hace que sea muy difícil, seguirle la pista a las señales que circulan al mismo tiempo, por los circuitos locales y red global.

No obstante, podemos pensar que será más fácil para el cerebro, responder rápidamente a los acontecimientos que nos suceden continuamente, si todas las neuronas implicadas en los deseos, en las acciones y en las reacciones, están viendo todos los movimientos del cuerpo, proyectados en algún escenario o pantalla.

Es necesario insistir en que el cerebro es la zona principal del sistema nervioso, y debemos verlo como un instrumento, que se mueve en parte por procesos químicos y en parte por impulsos electrónicos. Un instrumento electrónico tan complejo, debe contener, por lógica, una especie de escenario o pantalla. Incluso esta pantalla podría ser una pieza fundamental de la consciencia.

Según una reciente investigación de la Universidad de Wisconsin, USA, dirigida por Yuri Saalmann y publicada en la revista Neurón, sobre el tema de la consciencia, creen que es posible que en el sub núcleo lateral central del tálamo, se encuentre el lugar donde se origina la consciencia. En este experimento no se habla de una pantalla, pero explican que al estimular eléctricamente esa zona del tálamo, fue posible despertar a monos mientras estaban anestesiados, y provocar en ellos comportamientos normales como los que se dan durante la vigilia. Para conseguirlo, implantaron electrodos en los cerebros de los macacos, estimulando con impulsos eléctricos esa zona del tálamo central lateral o ventral dorsal. Cada vez que estimulaban esta zona, los monos anestesiados abrían sus ojos, estiraban sus miembros, movían sus caras y cuerpos, y sus signos vitales se parecían a los estados de vigilia. Cuando dejaban de estimular la zona, los monos volvían a caer en el estado de sueño profundo provocado por la anestesia. ¿Nos quiere decir esto que los electrodos encendían la pantalla, y alimentaban de electricidad a los grupos que componen el estado consciente, de la misma forma que los electrodos de Galvani movían el músculo de la rana muerta?

En el experimento de los monos anestesiados, debemos suponer que si hay un escenario en el tálamo, este está totalmente inactivo en los estados de sueño, coma o anestesia, porque está apagado o en muy baja frecuencia eléctrica, y no hay sinapsis por falta de neurotransmisores y orexinas, pero al proporcionar descargas de electricidad por medio de un electrodo, sube la frecuencia energética, produciéndose un estado de vigilia momentánea, mientras actúa la acción energética del electrodo. Este experimento parece decirnos, que si se ilumina el escenario, y se encienden algunos grupos del sistema a través de la corriente eléctrica que proporciona un electrodo, las neuronas ejecutivas y ejecutoras responden a él por una reacción automática, aunque estas estén bajo el efecto de la anestesia.

Con los efectos de la anestesia, se produce un cambio en la frecuencia de la corriente eléctrica, y en la acción inhibidora de determinados neurotransmisores, causando una especie de apagado e inactividad de la consciencia, al cerrarse todas las entradas de los estímulos sensoriales. Pero podría suceder que al aplicar el estímulo de los electrodos se restablece la frecuencia eléctrica, así como la circulación de los otros efectores, se produce el encendido ocasional de la pantalla, se abren las entradas sensoriales, se producen las sinapsis, y se restablece el estado global, integral del consciente o de la vigilia, de forma artificial y automática.

Esta puede ser una prueba más, de que es probable que en el tálamo pueda estar el hipotético escenario o pantalla del cerebro, pues al inyectar a los monos corriente eléctrica, a través de los electrodos, se les encendía la pantalla y se activaba la conexión de la red global. Con esta prueba también podemos definir a la consciencia como *"la puesta a punto, o la conexión e integración a la red global, de todos los grupos que intervienen en la comunicación cerebral"*. En este caso, la facultad llamada consciencia, surgiría por la acción del encendido de la pantalla y la conexión a ella de todos los grupos cerebrales, iniciándose la secuencia de proyecciones que empiezan a aparecer a continuación.

Aportando más ideas sobre la posible existencia de una pantalla, pongamos un ejemplo más, sobre cualquier determinado momento de la vida diaria de cualquier persona.

Supongamos que estamos sentados en un sofá, mirando la pantalla encendida de un televisor, y además conectada a un canal de televisión. Veremos que en la pantalla del televisor aparecen continuamente, segundo a segundo, imágenes de todo tipo, al mismo tiempo que oiremos también sonidos de todo tipo. Las imágenes que vemos no se quedan en el cristalino del ojo, pues se amontonarían. Deben pasar al interior del cerebro, de una en una, con la misma velocidad que estas llegan al cristalino.

Se sabe que por conducto de los nervios ópticos, las imágenes son depositadas en el NGL. Si este sub núcleo funciona como lo hace un aparato de televisión, es lógico pensar que también irán apareciendo allí las imágenes en la misma secuencia que aparecen en la pantalla del televisor. En ese momento se está efectuando un intercambio de señales. Todo lo que aparece en la pantalla del televisor, se estará reflejando exactamente igual, en el NGL del tálamo.

Es lógico deducir, que las imágenes que entran por los ojos, no las envía el nervio óptico directamente a las neuronas de la corteza, pues no todas quedan grabadas en la memoria. Por lo tanto, también es lógico pensar que las imágenes se proyecten en los grupos intermedios, y ahí ocurran ciertos procesos de observación, interpretación y selección. Se sabe que las imágenes pasan por el NGL del tálamo, por el núcleo del hipocampo y por el núcleo del claustro, antes de que algunas de ellas sean grabadas en las neuronas de la corteza.

Ahora supongamos que mientras vemos las imágenes del televisor, de repente aparece en la habitación un miembro de la familia, pronunciando unas palabras. En ese momento, las neuronas motoras, de forma automática, nos voltearán la cabeza, dejaremos de mirar y escuchar la televisión, y nos aparecerá en la pantalla la imagen de la persona, y lo que nos esté diciendo. Si sus palabras tienen que ver con una advertencia, sobre algo que estamos cocinando, por ejemplo un potaje, inmediatamente otra neurona nos proyectará en el escenario, la imagen de la cocina, y la de la olla en la que se está cocinando el potaje. A continuación, las neuronas motoras nos moverán la cabeza para mirar un reloj si lo hay, para ver cuántos minutos han pasado, desde que pusimos la olla al fuego.

En ese momento, al aparecer en nuestro escenario la imagen del reloj y la hora, lo verán las neuronas motoras, accionarán nuestros músculos, y dirigirán nuestro cuerpo hacia la cocina para revisar la olla del potaje.

Mientras nuestro cuerpo es dirigido a la cocina por las moto neuronas, es probable que una neurona consultora proyecte en el escenario, el aviso de que es el momento de incluir una patata troceada, al potaje que estamos cocinando. También podemos observar que cada vez que aparece una imagen o señal nueva, desparece la anterior que se estaba proyectando.

Siguiendo con la recreación, mientras caminamos a la cocina nos van apareciendo otras imágenes o señales que se van cruzando en nuestro camino. Por ejemplo, al entrar en la cocina, otra neurona nos recuerda que tenemos que poner una hoja de laurel en la olla, ya que se nos había olvidado ponerla antes.

Al destapar la olla, otra neurona proyectará que debemos probar el guisado, para ver si está bien de sal. Y una vez probado el guisado, incorporadas las patatas, incorporada la hoja de laurel y regulado el fuego, seguramente otra neurona nos proyectará la imagen del televisor, y esta imagen hará que las moto neuronas nos lleven a sentarnos de nuevo en el sofá, para seguir viendo la televisión, mientras terminan de cocerse las patatas.

Otra prueba de que posiblemente exista una pantalla en el cerebro, podemos observarla cuando alguien nos está contando algo, y en ese momento, alguna de nuestras neuronas asesoras también está proyectando ideas de cómo resolver un problema personal. Observaremos que no nos habremos enterado de lo que nos han contado, porque en la pantalla había otra proyección de imágenes de nuestras neuronas de la memoria, relacionadas con el problema a resolver. En este caso no se grabará lo que nos están contando, porque entre dos estímulos de igual composición, sólo atenderemos al que se esté reflejando en la pantalla. A esto se le llama estar distraído, pero podemos apreciar que el sistema de grabación, atiende únicamente a la señal que se esté proyectando en la pantalla, o a la que estemos prestando atención. Parece que es muy difícil que el hipocampo, grabe simultáneamente dos asuntos de diferente procedencia, pero de igual composición.

Si observamos nuestro comportamiento, ¿no es lógico pensar, que toda esa secuencia de datos, que se van proyectando en algún lugar del cerebro, sea la que haga actuar a las neuronas que deciden y ejecutan nuestras acciones y reacciones? Porque si no fuera así, ¿cómo pueden saber las neuronas, sensoriales y motoras, que tienen que mover la cabeza para mirar el reloj, levantarnos del sillón y dirigir nuestro cuerpo a la cocina? ¿Y cómo sabe la neurona que nos avisa de poner la patata, y la hoja de laurel en la olla, si no ve que vamos hacia la cocina a revisar la olla? Y, además, ¿cómo es que al tapar la olla, las neuronas motoras nos llevan de nuevo al televisor, si no es porque otra neurona proyecta en la pantalla, que estábamos viendo un programa de televisión que nos interesa continuar viendo?

Si lo pensamos detenidamente, somos guiados por las proyecciones de nuestras neuronas de la memoria, y por la acción de las neuronas motoras. El yo consciente, si es que existe, sólo nos serviría en la mayoría de los casos, como filtro para reflexionar y corregir, y no parece que lo haga en todas las ocasiones.

Ya hemos visto que las señales que aparecen en la pantalla del ordenador, son fijas y se mueven lentas o rápidas según sea su naturaleza, y la decisión del usuario. En caso de que exista la hipotética pantalla en el cerebro, las señales serán movibles, continuas y de aparición espontánea y automática, con determinada velocidad, a no ser que haya una interferencia de alguna neurona, y se fije la atención en su señal durante unos segundos. Por eso es lógico pensar que las señales que aparezcan en la hipotética pantalla del cerebro, sean las que hagan reaccionar a las neuronas o redes neuronales, ejecutivas, sensitivas y motoras, produciendo el acto consecuente inmediato de la conducta, no importándole a estas neuronas, de dónde procedan las señales. Al final, parece lógico que cada proyección sea la que marque la correspondiente acción o reacción, de las redes de neuronas o grupos.

También es lógico pensar, que el estado de vigilia se da a partir del momento en que se activa el tálamo (marcapasos), y empiezan a aparecer proyecciones procedentes del interior o el exterior del cerebro. La aparición continua de señales que llegan a una posible pantalla, procedentes de los sentidos y de la corteza, y la activación e integración a ella, de todos los grupos que participan en la intercomunicación, y en la acción o reacción conductual, es lo que hace que se produzca el estado de vigilia o estado consciente. Si esta pantalla se apaga o se desconectan de ella las neuronas sensitivas, las ejecutivas y ejecutoras, y las de otros núcleos, el cerebro pasará de inmediato a un estado de inactividad como el del sueño, el de anestesia o el de coma.

Un ejemplo de que pueda existir una pantalla, podemos verlo también en los ensueños. En el momento en que empiezan a proyectarse las imágenes que surgen en un ensueño, se encienden también los grupos correlativos, y se inicia un estado ocasional parecido en parte al de vigilia. En algunos ensueños se conecta a la proyección el hipocampo, que es el que los graba en la memoria, pero sin duda debe hacerlo también el grupo consciente. Sabemos que hemos soñado, porque siempre que soñamos nos despertamos. Precisamente sabemos que hemos soñado, porque todos los grupos que integran el estado de vigilia se han activado en el momento del ensueño, aunque algunos sólo lo hagan durante unos segundos.

En las prácticas de meditación, en algunos centros de yoga, se busca llegar a la desconexión de todo tipo de señales internas y externas, para entrar en un estado de funcionamiento cerebral especial. A veces se consigue, y a ese estado le llaman de consciencia alterada o de meditación profunda. Este estado puede confundirse con el del sueño, pues baja la intensidad y frecuencia eléctrica, y se desconectan algunos núcleos, como ocurre en el sueño, aunque el estado de sueño es muy distinto al de meditación. A veces se dan situaciones de conducta extraña y sorprendente, en algunas personas que practican la meditación.

El dicho de poner la mente en blanco, estando despiertos, es sólo una metáfora. Esta situación no se puede dar, mientras la pantalla esté encendida y en conexión con los receptores sensoriales, y con las redes de neuronas que participan en la memoria y en los actos de la conducta. Siempre que la pantalla esté encendida, alimentada por los grupos correspondientes, habrá en ella un ruido, una imagen o un pensamiento.

Si creemos en la idea de que exista una pantalla, donde se represente toda la actividad del cerebro, y de la cual extraigan las neuronas ejecutivas y ejecutoras la decisión de actuar, podemos suponer también, que esa pantalla forme parte del llamado estado consciente. Pero aunque la pantalla sea un centro de proyección y distribución, esto no significa que sea la única que decide que señal debe ser proyectada en ella, ni cuál debe ser ejecutada. Tampoco podemos asegurar que frente a ella haya un moderador que sea el que tome las decisiones. Es más probable que cada neurona o red grupal, actúe por su cuenta, y proyecte su señal cuando lo crea necesario, y también es lógico pensar que la neurona que tenga más injerencia, o más alto potencial eléctrico, sea la que proyecte o ejecute una determinada acción. Si esa acción no fuese urgente o necesarísima, puede ser que intervenga otra neurona, y se detenga la acción o la reacción.

Ya vimos que hay pruebas contundentes, como las realizadas por Quián Quiroga, con la imagen de la actriz Jennifer Aniston, de que cada neurona, individualmente, puede albergar o responder a una imagen, una palabra, una frase y hasta un concepto. Veamos si el siguiente ejemplo nos ilustra un poco más.

Si nos muestran la fotografía de una cara conocida, y nos preguntan por el nombre de la persona, quien debe activarse y responder, (según nos demuestra Quián Quiroga) es la neurona o neuronas que la hayan grabado y tienen en su poder esa información. El proceso sería el siguiente: primero aparece la cara en la pantalla, enviada por el nervio óptico, y a continuación aparece la pregunta enviada por el nervio auditivo. Las neuronas que contiene la información, ven en la pantalla la cara y la pregunta, y envían el nombre a la pantalla, y las neuronas motoras accionan el motor del habla, pronunciando el nombre de la cara que aparece en la fotografía.

Hay un programa en la televisión, llamado *"Pasa palabra"*, del que también podemos extraer un gran ejemplo, para aplicarlo a la idea de que es factible que exista una pantalla en el cerebro. Este programa consiste en que el presentador pronuncia la definición de una palabra, anunciando con qué letra empieza, y el concursante debe contestar qué palabra corresponde a la letra inicial y a la definición. Estos concursantes deben contener en su memoria cientos de miles de palabras, de las que recoge el idioma y el diccionario de la lengua, pues suelen contestar a casi todas las preguntas.

Un diccionario de la legua española contiene alrededor de noventa mil palabras. Y si, como ya vimos, cada neurona de la corteza contiene una palabra, por deducción todas las neuronas que contienen palabras, deben estar oyendo la definición que pronuncia el presentador, para que la que tiene en su poder la respuesta, pueda emitirla inmediatamente. Se sabe que los millones de neuronas de la corteza que contienen los datos, no están conectadas al sistema auditivo, y sí lo están a diversos sub núcleos del tálamo. Por lo tanto, las neuronas de la memoria obviamente deben estar oyendo o viendo la definición, proyectada en un lugar del cerebro de proyección general, cuando la está pronunciando el presentador.

Si partimos de la idea de que cada neurona es similar a una videocámara, el tálamo podría considerarse como un conjunto o conglomerado de millones de minúsculas videocámaras, las cuales constituirían una gran estación central de proyección y distribución, desde la cual se difundirían las señales hacia todos los grupos de neuronas del cerebro, que también creemos que son similares a videocámaras.

Veamos otra comparación, suponiendo que en el conjunto del tálamo está el centro de proyecciones, de todas las señales que entran y circulan por la red global.

Si observamos el sistema televisivo de una empresa o canal de televisión, de emisión de señales por cable, podemos ver que hay cierto parecido con el sistema de intercomunicación del cerebro. Veremos que todo cuanto está sucediendo en el plató de la emisora, en cualquier programa que esté emitiendo la empresa en directo, estará apareciendo al mismo tiempo en cada televisor que esté conectado a esa emisora. El plató de un canal de televisión, es un lugar de proyección y distribución de señales, enviadas por fibras ópticas, e impulsos electromagnéticos, las cuales son recogidas por los aparatos de recepción o televisores, que están conectados a ese canal de televisión.

Ahora supongamos que un sub núcleo del tálamo es el plató del cerebro, y cada una de las neuronas que intervienen en los procesos del cerebro, es similar a un televisor, y está conectada mediante un axón, a ese plató, escenario o pantalla. Todas las señales que se emitan desde ese supuesto plató, (supuesto sub núcleo del tálamo) la estarán viendo todas las demás neuronas conectadas a él, a través de sus axones.

La comparación anterior entre neuronas de la corteza, y los aparatos receptores o televisores, por supuesto es sólo para la parte correspondiente a la emisión de señales de ida, procedentes del plató del canal, hacia el televisor, pues el televisor sólo recibe señales, pero no puede intervenir ni responder a ellas comunicándose con el plató de la emisora. En el cerebro, el sistema es más complejo, ya que es una red donde los receptores tienen doble función, pues cada neurona de la corteza puede estar recibiendo lo que ocurre en el plató del tálamo, mediante su axón aferente, y también puede enviar señales de regreso al plató, mediante un axón eferente. (Recordemos que existen millones de axones, de ida y vuelta, entre la corteza y el tálamo). En el caso del cerebro, tanto los emisores del plató como los receptores, son neuronas inteligentes, y funcionan como un circuito en modo de sistema automático.

Otra diferencia sería, la de que las señales que se originan en el plató de una empresa de televisión, las proporciona la empresa desde el plató o antena emisora, y en el cerebro en cambio, las señales reales las proporcionarían las neuronas de los receptores sensoriales, externos e internos, y las señales irreales, como son los pensamientos o las escenas de los ensueños, las proporcionarían las neuronas de la corteza.

Si observamos y estudiamos al tálamo, vemos que es el componente de mayor tamaño de la zona límbica, y es el que tiene mayor cantidad de conexiones con la corteza, y con casi todos los demás grupos. Por lo tanto, podemos pensar que el tálamo, posiblemente sea la estación receptora, integradora, emisora-distribuidora y ejecutiva, (similar a un plató de televisión) de toda la actividad del cerebro, y la representativa de todos los actos de la conducta, durante el estado de vigilia de cada ser humano. Si este gran conjunto de sub núcleos, es el mayor de la zona límbica, es lógico pensar que actúe como una gran empresa, con uno o más escenarios, desde los cuales se generen, se proyecten, se coordinen y se difundan todos los procesos de la comunicación y acciones del cerebro.

Si existe un escenario o pantalla, y está situada en alguno de los sub núcleos del tálamo, es probable que en un sub núcleo del tálamo, se encuentre el grupo de neuronas a las que el premio Nobel Daniel Kahneman, llama el grupo que siente y experimenta. En ese caso, el tálamo podría ser el lugar de asiento, de ese grupo de neuronas al que podríamos llamar el consciente. Al tálamo también podemos compararlo con un edificio de varios pisos, con cientos de oficinas o departamentos administrativos. Algo parecido al palacio de gobierno de una importante nación.

Si como hemos visto, las imágenes que transporta el sistema visual, desembocan en un núcleo y las del auditivo en otro, también cabría la posibilidad de que cada uno de estos núcleos fuera un escenario. Esto puede ser factible, porque las señales que llegan al cerebro a través de estos dos sistemas, se pueden procesar en paralelo. Por ejemplo si vamos conduciendo un vehículo, podemos ver por dónde vamos y escuchar al mismo tiempo al copiloto, o mantener una conversación a través de nuestro teléfono móvil, en sistema de manos libres. En cambio es casi imposible, conducir y mirar al mismo tiempo la pantalla del teléfono móvil. O que dos personas nos hablen al mismo tiempo, y entender lo que nos dice cada una.

También podemos extraer alguna idea sobre la existencia de un escenario o pantalla, revisando los procesos relativos a la generación y aparición de las emociones y los sentimientos, durante el estado de vigilia o en los ensueños. Veamos cómo influyen estos dos condicionantes, en los procesos del comportamiento.

Emociones y sentimientos

Muchas de nuestras decisiones, se producen en reacción a ciertos sentimientos y emociones. Estas emociones están basadas en nuestras creencias, nuestros recuerdos y experiencias, pero tengamos en cuenta que las creencias están enraizadas en la información que haya recibido anteriormente el cerebro, y las historias que se generan de las experiencias, están basadas en la interpretación que haga de ellas cada cerebro. Así que parte de nuestra vida y de nuestra conducta, supuestamente está basada en la información que hemos recibido, y sobre todo en la que al final hemos creído y aceptado, como la verdadera e ideal para nosotros.

Las emociones suelen ser de diferentes dimensiones, diferente valencia, excitación o grados de intensidad, y parecen formarse mediante una combinación de elementos fundamentales, parecido a como se combinan cada uno de los elementos de la tabla periódica. Emoción y sentimiento a veces van juntos, pero se pueden distinguir uno de otro, según su procedencia.

El sentimiento lo produce un estado de ánimo que perdura un tiempo, que puede ser derivado de un desorden visceral o de un recuerdo persistente. La emoción es una alteración del ánimo, intensa o pasajera, como puede ser el efecto de una experiencia nueva, súbita, y producida por un estímulo espontáneo.

Una emoción puede ser consciente o inconsciente. Consciente es si el estímulo está ocurriendo en tiempo presente y la persona está despierta, e inconsciente si el estímulo procede de un recuerdo, o la persona está dormida y el estímulo procede de un ensueño.

El proceso de la emoción se realiza a través de una cadena de acontecimientos. Cualquier imagen de placer, o de peligro amenazante, derivada de agentes efectores, que sea proyectada, puede crear una emoción. El núcleo o redes de neuronas, especializadas en intervenir y responder ante situaciones de placer o de peligro, (uno de ellos es la amígdala) lo harán inyectando sus productos químicos apropiados para cada tipo de emoción. Dichos productos accionan mecanismos que recorren el sistema nervioso central, el sistema endocrino, y ponen en estado de alerta a las neuronas de los motores de acción.

Si observamos la cadena de acontecimientos que concurren en el cerebro y en determinados órganos viscerales, referente a las emociones, veremos que algunos se dan de improviso, de inmediato y sin que haya una meditación previa del yo consciente. El yo consciente se da cuenta después cuando la emoción sea analizada. Los cambios fisiológicos que se producen con las emociones, como por ejemplo el aumento de los latidos del corazón, el incremento de sudoración y la alteración del proceso digestivo, aparece si la persona está despierta y consciente. Las emociones que aparecen en los ensueños, no producen cambios fisiológicos. Estas diferencias nos pueden hacer suponer, que las emociones se dan por reacción automática, de algún núcleo especializado, antes de que se de cuenta el consciente. En muchos casos, por lo que parece, es la proyección la que produce una reacción emocional y unos cambios fisiológicos, y no la toma de conciencia de la emoción.

Podemos ver otro ejemplo, observando cómo reacciona la amígdala ante la proyección del recuerdo, de un ser querido que ha fallecido recientemente. Si lo recordamos en un momento dado, es porque el hecho aparece proyectado, aunque haya transcurrido algún tiempo de su fallecimiento. Al aparecer proyectadas las imágenes que fueron grabadas en aquel momento, nos pueden producir tal sentimiento de tristeza, que hasta nos pueden hacer llorar. En cambio, si no se proyectan las imágenes del recuerdo, no nos surgirá ningún sentimiento.

Podemos decir que cuando recordamos un hecho del pasado, la neurona que guarda ese recuerdo, nos está proyectando una copia en algún lugar, donde es vista por otros grupos de neuronas que reaccionan aplicando efectores sentimentales. Esto nos hace pensar, que cada dato o recuerdo guardado, sobre hechos del pasado, no produce ningún efecto cuando la neurona o grupo que lo contiene no lo proyecta. En cambio cuando hay una proyección, puede haber alguna reacción.

Si un acontecimiento que nos ocurrió en el pasado, como el fallecimiento de un ser querido, o de cualquier otro suceso, nos produce un sentimiento, es porque al ser proyectado, hay una reacción del grupo de neuronas de la amígdala. Cuando no nos aparece proyectado, no sentimos nada porque al no verlo el grupo de la amígdala, no hay ninguna reacción química. Aquí podemos deducir que la amígdala reacciona siempre a aquello que se esté proyectando, tanto si la proyección es derivada de un hecho nuevo, que está ocurriendo en el exterior en ese momento, o si es un hecho del pasado y procede de una copia que envía una neurona de la memoria. Esta deducción sobre la reacción de la amígdala, podemos aplicarla también cuando la amígdala reacciona con excitación al ensueño de una pesadilla. Se produce excitación porque las escenas de la pesadilla, las está contemplando la amígdala, al ser proyectadas, y esta amígdala reacciona a ellas porque su procedimiento es el de reaccionar a lo que aparece proyectado. Esto nos lleva a deducir que tanto los hechos presentes como los pasados ya guardados, son proyectados en algún lugar, y las redes o grupos conectados a ese lugar reaccionan automáticamente.

Casi todos los neurocientíficos están de acuerdo en que las emociones y los sentimientos, son ocasionados por diferentes procesos, con la intervención de determinados módulos de la zona límbica. Por algo a esta zona le llaman la zona de las emociones, y los módulos más involucrados en el proceso de las emociones, son el tálamo, el hipotálamo, la amígdala, el hipocampo, la hipófisis y algunas otras glándulas secretoras. Estos módulos reaccionan de acuerdo a lo que esté ocurriendo en el entorno de cada persona, y también a lo que aparezca en las proyecciones que presenten de improviso las neuronas de la corteza, como aquellas escenas que son fabricadas en un ensueño, o aquellas que nos recuerdan un hecho del pasado. Pero aunque los estudiosos modernos del cerebro, están todos de acuerdo en que en los estados emocionales, están involucrados los grupos de la zona límbica, aún no hay una descripción y unanimidad en la forma en que esto ocurre, o sea, qué grupos de neuronas son los que inician y desarrollan el proceso, cuales sienten los efectos, y cuál es el orden o los pasos que siguen las señales nuevas o las del pasado.

Por ejemplo, respecto al sentimiento del dolor, que es uno de los más fuertes que influyen en el cerebro, podemos hacernos la siguiente pregunta: ¿sienten el dolor los cien mil millones de neuronas que habitan en el cerebro? ¿O sólo lo sienten las de un determinado y exclusivo grupo de la zona límbica? Es lógico suponer, que el dolor lo sienta un solo núcleo, y este sea el grupo considerado como el yo consciente, pues cuando no estamos conscientes, por ejemplo en estados como el de sueño o anestesiados, no sentimos el dolor. El problema que produce el dolor está latente, pero este no llega al grupo de neuronas que lo sienten.

Se sabe que cualquier lesión visceral, muscular, esquelética, o cualquier alteración en alguna rama del sistema nervioso, suele producir un sentimiento de dolor. Las células afectadas, envían sus avisos de alarma al núcleo o núcleos que procesan y sienten el dolor, a través de pulsaciones que ascienden por las vías neuronales de la espina dorsal, mediante impulsos eléctricos (sistema rápido) o mediante fluidos químicos (sistema lento). Estas pulsaciones pasan por los núcleos del sistema SARA, y este sistema puede que sea como una puerta de entrada, que deja o no deja pasar los impulsos del dolor. El sistema usado para el transporte de un sentimiento, es parecido al visual o al auditivo, aunque por otros conductos.

Según mi intuición, es probable que sea un sub núcleo del tálamo, la primera estación donde desemboca el dolor, y aquí sea donde se inicie la interpretación sobre la procedencia y el análisis de sus características. Si esto es así, este sub núcleo del tálamo ha de ser el que también siente y experimenta los efectos y la intensidad del dolor, cuando los impulsos o potenciales de acción sean contundentes, y las señales se estén proyectando y haya una reacción de la amígdala. Podemos pensar que algún sub núcleo del tálamo es el que siente el dolor, porque cuando cesa la actividad del estado de vigilia, y aparece el estado del sueño, el de anestesiado o el de coma, no sentimos el dolor. Al parecer, todo impulso de dolor que sube por las vías de la médula espinal, queda detenido en algún lugar, y no llega al núcleo de neuronas que lo sienten y lo padecen.

El miedo

Haciendo uso de la intuición y la deducción, creo que el orden de los procesos que desencadenan una emoción, o sentimiento de miedo, y suponiendo que exista en el cerebro un escenario o pantalla, podría ser el siguiente:

1) Primero se proyecta la imagen creadora del miedo en un escenario, ya sea real la imagen y llegue desde los ojos y del exterior, o ya sea irreal, procedente de un pensamiento o de un ensueño fabricado por las neuronas de la corteza. Los eventos reales son aquellos que están ocurriendo en ese momento, y los irreales son los reproducidos de hechos pasados, o de suposiciones futuras.

2) Si los grupos que intervienen en las emociones, (amígdala, hipotálamo, hipófisis, motores de acción) reaccionan siempre a lo que aparezca en las proyecciones internas, procedan estas del exterior y en tiempo real, o de los archivos de la corteza, reproducida o inventada, estos grupos actuaran automáticamente de acuerdo a lo que aparezca en cada representación.

3) La amígdala lo hará inyectando hormonas del miedo; el hipotálamo activando determinadas glándulas secretoras, poniendo sustancias excitadoras en circulación; la hipófisis inyectando adrenalina y acelerando los latidos del corazón y las neuronas motoras poniendo en marcha los músculos de la locomoción, para retirarse del peligro o para huir.

Veamos un ejemplo del proceso de la emoción, en un estado consciente o de vigilia, y su relación con los núcleos de la zona límbica.

Si vamos caminando por un campo y vemos una serpiente enroscada, inmediatamente sentimos miedo y probablemente echemos a correr. La imagen la recogen los ojos pero los que la ven no son los ojos, si no los grupos conectados a la pantalla. El miedo es una reacción súbita, y se produce a consecuencia de un proceso rápido y automático de la amígdala, inyectando el producto químico apropiado, pues ya hemos visto que este núcleo de la zona límbica o emocional, es el que dispara las hormonas que producen los sentimientos. Al mismo tiempo, también reaccionarán las neuronas motoras, alejando el cuerpo del peligro.

Pero, ¿por qué ocurre esta reacción y cómo es que la imagen de la serpiente hace que se active la amígdala, si este núcleo no está conectado directamente a los ojos? Es obvio que debe haber un escenario o pantalla, donde los ojos proyecten la imagen de la serpiente, transmitida por el nervio óptico, y la amígdala reaccione a lo que aparece en la proyección. Sabemos que todas las imágenes que ven los ojos, llegan directamente al NGL del tálamo, por conducto del nervio óptico, y por tanto es de suponer que también lo hará con la imagen de la serpiente. Y sabemos que la amígdala tiene conexiones con el tálamo. Podemos pues deducir, que todas las imágenes que contemplen los ojos, aparecerán en un escenario, y los núcleos ejecutores de la emoción, en este caso la amígdala, reaccionen de acuerdo a lo que se esté representando en ese escenario. La misma idea nos llevará a deducir también, que los pensamientos, las imaginaciones y los ensueños, funcionan con el mismo sistema mecánico. Estos son proyectados en un escenario, y desde él se derivan las acciones correspondientes de la conducta.

Si en lugar de ser una serpiente la que está enroscada, es un trozo de soga parecida a una serpiente, el NGL interpretará y presentará a la soga como que es una serpiente, y tendremos la misma reacción de la amígdala, que si es una auténtica serpiente. La amígdala reacciona de acuerdo a lo que haya enviado el sistema visual, y cómo se haya interpretado y proyectado en la pantalla.

Una prueba más que puede demostrar la existencia de una pantalla, sería el siguiente experimento: le colocaron a dos personas relacionadas sentimentalmente, un casco especial con electrodos, conectado a un escáner que generaba imágenes, por medio de resonancia magnética. El escáner registra la actividad cerebral cuando se aplica un estímulo. A una de las personas le dieron descargas eléctricas, mientras que la otra sólo miraba, sin que le dieran descargas. En las imágenes aparecidas en el ordenador, los dos cerebros registraron activación en los mismos puntos de sus cerebros. ¿Por qué la persona que no recibió descargas eléctricas, sintió lo mismo que la que sí recibió, si estaba viendo que la descargas no eran en su cerebro?

Después de todo lo expuesto sobre la idea de que exista un hipotético escenario o pantalla en el cerebro, el siguiente capítulo será para hablar de la consciencia, y deducir si esta es una cualidad o un ente de tipo espiritual, o existe físicamente, o si es un grupo de neuronas totalmente independiente, o depende de un conjunto de grupos, y si tiene alguna relación con todo lo expuesto hasta ahora. Aunque no hemos visto que haya un núcleo exclusivo en el cerebro, que sea el único acreedor de la consciencia, es necesario dedicarle algunas páginas a este estado, sobre su existencia, su función y su lugar de asiento, ya que la consciencia ha sido durante siglos, un tema de estudio y controversia entre filósofos, psicólogos y religiosos.

VII

El consciente o el yo

¿Origen o consecuencia?

Según mi percepción, la consciencia se da en los seres humanos, no por pertenecer a una especie animal excepcional, sino como resultado del trabajo y organización sincrónica de los cien mil millones de células llamadas neuronas, que habitan en su cerebro. Cualquier máquina que funcione con memoria artificial, podría tener consciencia si tuviera la misma cantidad de chips y redes neuronales, que tiene el cerebro humano, y esas redes estuvieran organizadas igual que lo están las redes neuronales del cerebro humano.

La consciencia

La existencia de un yo o de un grupo de neuronas de carácter consciente, y de un grupo de carácter inconsciente, para la comunidad científica es todavía un enigma. El psicólogo Premio Nobel, Daniel Kahneman, en su libro "Pensar rápido, pensar despacio", al hablar de los procesos del cerebro, a estos dos supuestos grupos los califica como el sistema uno y el sistema dos, y los compara como si fueran dos yoes, *"un yo es el grupo que siente y experimenta los sucesos y el otro grupo el que los recuerda y los cuenta"*. Kahneman asegura que estos dos yoes, no siempre concuerdan o tienen los mismos intereses. Por eso, a veces y debido a estos dos supuestos yoes, una persona puede entrar en un conflicto personal psicológico.

Por otro lado, si hay un grupo de neuronas al que se le puede considerar como el grupo consciente, este no parece ser que tenga poder ni conocimientos en el momento del nacimiento de un ser humano, por lo tanto, si existe y no tiene información retenida, podemos asegurar que es un grupo dependiente, primero de los proveedores de información del exterior (padres y experiencias), y más tarde de las neuronas de otros grupos internos, que serán los que poseerán la información.

Durante siglos, se ha hablado y escrito mucho sobre el tema del yo o de la consciencia, y se han expuesto muchas ideas y teorías, algunas muy controvertidas y discordantes. Dada la importancia de esta cualidad, atribuida especialmente a los homos sapiens, y en un libro cuyo tema principal es hablar de los procesos del cerebro, es necesario dedicarle uno o dos capítulos, con la intención de buscar y exponer algún punto de vista nuevo o diferente, y con el fin de aportar alguna nueva idea, o nueva visión, de tan controvertida entidad.

Aunque ya mencionamos anteriormente, que el yo, la mente, la consciencia o el estado consciente, pueden ser sólo un estado ocasional, derivado de la conjunción, la suma y la puesta a punto en la conexión y actividad de todos los grupos, que intervienen en la intercomunicación, muchos filósofos, psicólogos y estudiosos del cerebro, todavía aseguran que existe una entidad individual, inmaterial o espiritual e invisible, que actúa por sí misma y con total independencia de los núcleos o grupos neuronales, y siguen afirmando que es la que dirige todas las acciones de la conducta del ser humano.

Sobre esta creencia podríamos hacernos algunas preguntas: ¿es la consciencia una entidad invisible e inmaterial? ¿O es un grupo de neuronas, exclusivo e independiente de los demás núcleos, que al activarse e integrarse, genera un estado al que llaman consciente?

Si como hemos dicho antes, todas las funciones cerebrales se derivan de sistemas procesales, y los cuerpos biológicos se componen de un conjunto de órganos con funciones vegetativas, la consciencia podría ser un grupo especial de neuronas, que da consistencia y equilibrio a todo el conjunto de redes y grupos neuronales.

La mayoría de la controversia que existe, cuando se habla de la mente, del yo y de la consciencia, es la que versa sobre qué forma física tienen, o en qué zona del cerebro se encuentran. Unos creen que la consciencia es de constitución física, otros que es de orden espiritual o inmaterial, algunos que la constituyen los lóbulos frontales de la corteza, otros que es uno de los sub núcleos del conglomerado del tálamo, y algunos incluso empiezan a creer que está en las láminas del claustro.

La mente y la consciencia son dos entidades psicológicas, que pueden verse como separadas, pero es muy probable que sean la misma cosa. Veamos estos dos elementos o funciones sutiles del cerebro, la mente y la consciencia, desde un punto de vista fisiológico y psicológico.

Para algunos neurobiólogos modernos, la mente es sólo una función, o la conjunción de todos los procesos neuronales y departamentales, que se dan en el cerebro cuando están todos conectados y actuando en perfecta sincronía, durante el estado de vigilia. Según estos neurocientíficos, no creen que la mente o la consciencia sea un don o facultad espiritual o sobrenatural, y que este sólo pertenezca exclusivamente a la especie animal sapiens, como se ha creído en el pasado. Hasta ahora no hay pruebas, de que exista un grupo o ente físico, independiente en el cerebro, el cuál sea el único que constituya la consciencia, y sea el único que dirija y tome todas las decisiones, de la conducta de cada ser humano.

Los únicos entes materiales del cerebro, científicamente comprobados, son las células y sus cadenas de genes, que son los que fabrican las diversas proteínas, con las que se construyen todos los elementos materiales que componen los órganos físicos del cerebro y del cuerpo. Estos genes se encuentran también en las células nerviosas o neuronas, y son los que construyen los ramales que forman las redes, y con esas redes las neuronas realizan todas las tareas referentes a la comunicación, y a la ejecución de las acciones de la conducta.

Podemos pensar que así como los habitantes de una nación, se organizan por sí solos formando órganos departamentales de gobierno, con leyes o sistemas, las neuronas también se organizan por sí solas, mediante sistemas, programas, y módulos departamentales, con la instrucción y la misión de llevar a cabo todas las acciones del pensamiento y la conducta. Y toda esa organización, es una red que se va configurando con la llegada de la información, que se introduce día a día en el cerebro. La información y su administración por las neuronas, es lo que mueve a cualquier ser biológico. No parece lógico que un ente inmaterial, sea el que organice, distribuya y aplique la información. Es más lógico que esto corresponda a labor de los cien mil millones de neuronas, mediante programas genéticos.

Ya vimos que con la llegada de la información al cerebro, una vez que el infante está fuera del vientre materno, se van creando las redes, los sistemas, los programas y mecanismos. Todo eso se crea gracias al trabajo de las neuronas impulsadas por sus genes. Esa entidad a la que llaman la mente, no es fisiológica ni de constitución ingénita, sino que es algo que va surgiendo, conforme va llegando la información al cerebro, y se van autogenerando los procesos de la intercomunicación. Podríamos decir que la mente no es un órgano, si no una función o un paquete o conjunto de programas diversos, (software) generados por la llegada de la información.

Veamos qué nos dice el diccionario de la RAE, sobre la palabra mente, para ver qué ideas podemos extraer de ella.

Según la RAE, una de las definiciones de la mente es: *"Designio, pensamiento, propósito, voluntad"*.

De acuerdo a esta definición, la RAE ve a la mente como algo, al que le asignan varias facultades o capacidades. Pero analizando estas facultades, podemos verlas no como de una entidad invisible, sino como el resultado que se desprende de las diferentes acciones físicas, cognitivas y psicológicas, que realizan las neuronas del cerebro de una persona adulta, al ir acumulando y asimilando la información.

Definiendo más ampliamente podemos añadir que:

El designio como los deseos que expresan las neuronas que fungen como consejeras ejecutivas.

El pensamiento sería el diálogo que se crea entre diferentes neuronas y zonas del cerebro.

El propósito sería el de conseguir el beneficio que atrae y entusiasma a las neuronas que piden el deseo.

Y la voluntad, puede ser la acción decidida que ejercen grupos de neuronas, ejecutivas y ejecutoras, para conseguir un resultado.

Si observamos detenidamente, todas esas acciones o capacidades, se desprenden de los datos y conocimientos que las neuronas hayan adquirido, con la enseñanza, el aprendizaje, la práctica y la experiencia. Sin esta adquisición y su desarrollo cognitivo, no habría *"Designio, ni pensamiento, ni propósito, ni voluntad"*. Por lo que podemos deducir que un recién nacido no tiene mente, si aplicamos la definición del diccionario, ya que la mente es una derivación de los conocimientos adquiridos, mas la práctica y el ejercicio que se realiza con ellos día a día.

Para muchos psicólogos y neurobiólogos modernos, lo que realmente existe físicamente es la masa cerebral, compuesta por varios billones de células, y entre esos billones de células diversas, se encuentra incrustada una población especializada en sistemas, programas y procesos de comunicación y de acción, que son las llamadas neuronas. Si la mente fuese una entidad, independiente, ingénita y exclusiva sólo de los seres humanos, estos dispondrían de ella desde el momento de su nacimiento. Pero si observamos a un recién nacido, veremos que su comportamiento se aleja mucho de tener estas facultades y capacidades, como las que señala la definición que nos da el diccionario de la RAE, sobre la palabra mente.

Si esta definición la aplicamos al pie de la letra, podemos casi asegurar que un ser humano al nacer no tiene mente, porque su cerebro aún no maneja ninguna de las cuatro facultades, de las que nos menciona la definición del diccionario. No piensa, no tiene ningún propósito, ni alguna voluntad. Por lo que podemos decir que la mente parece ser sólo una función, que empieza a surgir y a desarrollarse a partir del momento en que llega la información a las neuronas del cerebro. Con los datos y señales, comienzan a generarse programas, pensamientos, propósitos, voluntades, juicios y reflexiones, y a todo ese conjunto de actividades podemos llamarle mente.

Antes de que se produzcan esas acciones y procesos en el cerebro de un adulto, las neuronas tienen que construir e instalar la red de cableado, compuesto de millones de axones y dendritas, y esto es obvio que deben hacerlo los genes usando las proteínas, actuando desde el interior de las neuronas, y lo hacen movidos e impulsados, necesariamente por la llegada de la información. Por lo que podríamos señalar, que tanto la mente como el estado consciente total, surgen de la información que ingresa en el cerebro, y se va construyendo la gran red de axones y dendritas.

Está demostrado que si no llegase abundante información al cerebro, y no la retuvieran las neuronas y se formase la red de cableado, un ser humano se comportaría como un animal. Digamos que un chimpancé tiene un comportamiento animal, no humano, porque le falta capacidad neuronal, especialmente cortical, para poder grabar, retener y acumular mucha más información de la que puede contener actualmente su cerebro. Pero a la red, programas y función que realiza su cerebro, también podríamos llamarle la mente del chimpancé.

También a la mente podemos verla como una modalidad intelectual, ocasional y espontánea del cerebro, derivada de su acervo cultural. O también verla como una cualidad conseguida a través de una práctica. Por ejemplo, como adquirir la capacidad de aprender a montar en bicicleta. En este caso, también podríamos llamarle mente, a los programas o software, y a la mecánica que usa el cerebro para llevarlos a cabo.

Hagamos un análisis sobre el desarrollo gradual que se va dando en el cerebro, desde el momento que empieza a recibir datos y señales. Empecemos por la capacidad de pensar.

Un pensamiento es algo así como la proyección espontánea, que realiza una neurona ejecutiva, cuando expone un recuerdo o una nueva idea o sugerencia, relativa o complementaria a determinada información que ya posee, y la proyecta en algún lugar del cerebro (supongamos en un escenario o pantalla). A esta proyección responderán otras neuronas que también contienen información relativa y complementaria a la primera, y en este caso es probable que se cree una especie de diálogo. Por lo tanto, un pensamiento no puede surgir en el cerebro de un recién nacido, pues este aún no tiene suficiente información, ni suficientes conexiones (cableado) para realizar una intercomunicación o diálogo entre sus neuronas.

Y si un propósito es la determinación firme de hacer algo, o de alcanzar algún objetivo, esto tampoco parece que pueda hacerlo el cerebro de un recién nacido, pues en un bebé aún no hay determinaciones ni objetivos.

También podemos observar, que un ser humano antes de cumplir cierta edad, carece de intención, voluntad y designio. Estas capacidades llegan después de adquirir determinada cantidad de conocimientos. Esto nos debe llevar a deducir, que la llamada mente, surge y se mantiene después de que llegue la información y se construya la red de cableado.

Por otro lado, la llamada consciencia, o estado consciente, y también el llamado inconsciente, según la opinión de muchos escritores del tema del cerebro, tampoco existen como entidades físicas, separadas e independientes, pues no se ha encontrado un grupo de neuronas que se identifique como el consciente.

Si nos centramos en observar a las dos entidades, o funciones principales del cerebro, a las que los psicólogos llaman consciente e inconsciente, podemos verlas como dos componentes especiales, que pueden tener un peso relativamente mayor dentro del conjunto de grupos, en cuanto a las expresiones y manifestaciones, que se derivan de los procesos de la comunicación, y la ejecución de las acciones de cada ser humano. También podemos ver a estas dos piezas, o grupos selectos de neuronas, como las dos zonas de mayor complejidad y correlación del cerebro, conectadas entre sí, mediante una enorme red de cables. Si esto fuera así, debemos suponer que el estado consciente se da, cuando estos dos grupos están totalmente conectados, actuando en perfecta unión y sincronía.

En un sentido metafórico, también podríamos ver a la consciencia como un estado excepcional, que se da en el momento en el que estén íntegramente conectados, activos y en perfecta sincronía, todos los grupos con todas sus conexiones, para llevar a cabo sus funciones generales de comunicación. Esa integración es la que le permite al cerebro darse cuenta de la realidad, del mundo que le rodea, y de su relación con ella. Si en algún momento no estuviera conectado alguno de los grupos, no podría haber integración ni consciencia total. Pero este estado consciente, no creo que se de en los humanos porque se lo haya otorgado un ser celestial todopoderoso, ni por el hecho de que estos crean que son seres biológicos especiales. Para que se de el estado llamado de consciencia, en cualquier cerebro y según la neurociencia moderna, es necesaria también la presencia de varios factores, de tipo físico, químico e informático.

Si nos centramos en que el estado de consciencia, se constituye, como hemos sugerido, por la asociación de dos grupos principales o zonas neuronales, a las que podemos llamar el consciente y el inconsciente, (sistemas uno y sistema dos, como los llama Daniel Kahneman) estos dos grupos, una vez que estén bien enlazados e integrados, formarían una unidad práctica y funcional, con capacidad para procesar la mayoría de las comunicaciones, y de las acciones del pensamiento y la conducta. En este caso, uno de los grupos sería el que observa, el que siente, el que experimenta y analiza, pregunta o busca información y espera respuestas, y el otro el que contiene las respuestas, las proyecta, las cuenta como le permita su capacidad y también aporta recuerdos, ideas y soluciones. Estos dos grupos, al parecer, están separados en el momento del nacimiento, pero una vez bien conectados por sus axones y dendritas, y bien asistidos y abastecidos de información, en plena actividad y en perfecta atención y sincronía, darían como resultado, un estado puntual, continuado, al que podemos llamar el consciente o la consciencia.

En esta conjunción dual, que ocasionará se forme el estado consciente, incluso pueden darse varios niveles de discernimiento, y en este caso cada nivel dependerá de su estructura fisiológica, y también será proporcional al cúmulo de información que posea el grupo de neuronas que la guarda. A mejor estructura y mayor cúmulo de información, mayor, más fino o más amplio será el estado de consciencia.

Podríamos decir que los seres humanos, tienen un nivel más elevado de consciencia que los animales, porque tienen muy desarrollados esos dos componentes, (asociación, o unidad dual, formada por el consciente e inconsciente) sobre todo el grupo que contiene la información, que es enormemente amplio en los humanos. Es de suponer, que algunos animales también poseen un estado de consciencia, pero su nivel es muy bajo, porque el grupo que aporta la información, es muy reducido y limitado. Por lo que podemos decir que existe una especie de consciencia animal, pero ella está en proporción al cúmulo de información que alcancen a contener las neuronas de su corteza.

Volviendo a comparar al cerebro con el ordenador, podríamos pensar que el grupo que observa, siente y experimenta, podría verse como el equivalente al usuario externo que opera un ordenador. Veamos la siguiente observación a esta comparación.

Si el grupo que observa, siente, experimenta, analiza e interpreta, necesita en un momento dado determinados recuerdos o datos importantes o necesarios, ¿cómo los consigue? ¿Va a buscarlos mirando en cada uno de los millones de neuronas situadas en la zona del grupo que los guarda? ¿O presenta su petición proyectándola en una pantalla?

En el ordenador, la petición del usuario externo, expuesta en la pantalla, hace que el lector del ordenador, busque la información en el disco duro, ya que es muy rápido, pero en el cerebro, lo más lógico y más rápido sería pensar que el grupo que necesita los datos, presente su petición también en una pantalla, y la neurona del inconsciente que contenga la información que se pide, se la proyecte a continuación. Si esto fuera así, la petición estarían viéndola también todas las neuronas de otros grupos, que estuvieran también conectadas a la pantalla. Si aceptamos que todos los procesos del cerebro, convergen y se derivan de una pantalla, en esta se proyectaría secuencialmente toda la actividad que se origina en el cerebro, igual que aparece toda la actividad que se origina, en el plató de un canal de televisión.

Muchos científicos creen que el habla y el discurso que proyecta cada persona, son generados en determinadas áreas de la corteza, la frontal, la temporal y la parietal, pues es ahí donde se encuentran las palabras, la información y los motores de ejecución. Pero aunque sean las neuronas de estas zonas las que fabriquen y ordenen ejecutar el discurso, forzosamente cada palabra o frase, debe pasar por algún filtro o grupo de observación, antes de ser enviadas al sistema fonador, para su expresión oral. Si no pasara por un núcleo observador y corrector, el lenguaje y el discurso estaría expuesto a ser proyectado de forma totalmente inconsciente o incoherente y disparatado. Observemos que a veces hay dudas en ciertos momentos de la expresión oral.

Si ponemos atención, podemos observar que mientras que el aparato fonador está pronunciando una frase, ya se están proyectando en la pantalla las palabras que van a pronunciarse a continuación. Si nos observamos, veremos que algunas veces, cuando vamos a expresar una frase que al yo o grupo observador no le conviene pronunciarla, solemos cambiarla por otra más conveniente. También solemos usar alguna muletilla, para hacer tiempo en lo que nos aparece en la pantalla otra frase más conveniente. Esta es una prueba de que las neuronas, tanto las ejecutivas como las motoras, o aquellas que realizan determinadas acciones en el discurso y en la conducta, están conectadas a una pantalla, en la que unas neuronas van proyectando y otras van reaccionando a lo proyectado.

Si no fuera así ¿cómo podría el grupo observador, cambiar una frase que no conviene pronunciar, si no la ve reflejada antes en una pantalla? Podemos observar que casi todos usamos las llamadas muletillas del lenguaje, que sirven para cubrir un intervalo, en lo que llega la palabra o frase adecuada, o la nueva y mejor palabra o frase que realmente queremos expresar.

También puede parecernos totalmente lógico, que haya en el cerebro un núcleo que actúe como supervisor, corrector o modificador de creencias, costumbres y conductas. Si en el cerebro de alguna persona, una neurona ejecutiva proyecta un deseo y este es absurdo, ilógico e inconveniente, pero esta neurona lo sigue repitiendo porque nunca lo corrige el grupo de neuronas supervisoras, a esa persona se le verá como a una persona obsesiva o de conductas extrañas. Por esta y otras situaciones podemos pensar que haya un grupo observador y corrector de errores. A este grupo, si existe, podemos llamar el yo observador, supervisor y corrector.

También podríamos comparar a este grupo observador, con el entrenador de un equipo de futbol. Este grita y da órdenes desde el banquillo, mientras sus pupilos juegan un partido, pero los jugadores son los que actúan y ejecutan las jugadas. Después del partido, el entrenador los juzgará, les dirá qué fue lo que hicieron bien y qué hicieron mal, y después, durante los entrenamientos, les dirá que cambios deben hacer para mejorar en las próximas actuaciones.

Recordemos que las neuronas de la corteza fungen como archivos, y que cada neurona es un ser vivo e inteligente, con cierta similitud a una micro videocámara y con poder de influir sobre una acción o decisión. Y también debemos recordar que si existen millones de axones, que enlazan el tálamo con la corteza, es de suponer que en el tálamo esté el supuesto grupo observador, ese que siente y experimenta; y que ahí pudiera estar también el escenario o pantalla, y que a él estén conectadas gran parte de las neuronas de la corteza. Es lógico suponer, que los millones de cables, aferentes y eferentes, que enlazan a los dos grupos, tálamo y corteza, se usen para llevar a cabo el intercambio de datos e información (los pensamientos o diálogos). A estos millones de axones, podríamos llamarles, circuitos de intercambio de información y de instrucciones, así como de envío, de recogida y de confirmación de datos.

A esta unidad dual, compuesta por los grupos que llamaríamos consciente e inconsciente, a la que estamos imaginando como una especial asociación de dos componentes importantes, (sistema 1 y 2 de Daniel Kahneman) podríamos verla como a dos empresas del mismo grupo, con funciones diferenciadas, pero complementarias, situadas cada una en una zona física de la masa encefálica. Una empresa estaría formada por el conjunto de capas de la corteza, donde estaría guardada toda la información, y la otra en uno de los sub núcleos del conglomerado del tálamo, donde se recibiría y se procesaría la información, y desde donde se haría la distribución. También podríamos imaginar al conglomerado de sub núcleos y sub divisiones del tálamo, como el edificio central del gobierno del cerebro, donde se gestionen la mayor parte de sus procesos comunicativos, y se generen las conductas personales y sociales de cada ser humano. Recordemos que este conjunto talámico, tiene más de cincuenta departamentos, y cada departamento tiene algunas divisiones y subdivisiones semiindependientes. Y que estos departamentos están constituidos por muchos millones de neuronas.

En caso de que esto fuera así, el proceso de asociación y acoplamiento de estas dos unidades, o dos sistemas o dos yoes, como los califica Daniel Kahneman, se irá creando a medida que vaya llegando la información al cerebro. Estos dos grupos, tálamo y corteza, (se les llame dos yoes, o consciente e inconsciente) se irían enlazando, asociando y complementando mediante la construcción de sus columnas de axones y ramificaciones, formando una unidad colectiva como sociedad de trabajo útil. Una vez bien enlazados, formarían el eje central de la comunicación y la ejecución de la conducta. Cada grupo o sub división realizaría un tipo de función, y sólo sumando todas las funciones, y recibiendo la aportación de otros grupos, se establecería la consciencia o el llamado estado consciente del cerebro humano.

También podríamos decir, que una vez enlazados estos dos principales grupos, se harán dependientes el uno del otro, formando un dúo inseparable, aunque a cada uno le corresponda una función específica. Se puede decir que son imprescindibles, el uno del otro, para que se forme el llamado estado consciente del cerebro. Y este estado consciente, por lógica, se va haciendo cada vez más elevado, eficiente y preciso, a medida que va aumentando la información que reciben, procesan y guardan, y se van formando y ampliando sus ramales o vías de enlace.

Si suponemos que el grupo del tálamo es el que observa la información recibida y circulante, la siente, la analiza y la interpreta, y el de la corteza es el que la contiene y la proyecta, será lógico deducir que sólo cuando estos dos principales componentes, están activos, íntegros, unidos y en sincronía, se da el estado de consciencia. Los demás grupos serían auxiliares complementarios.

También debemos tener en cuenta, que aunque estas dos entidades formen una asociación inseparable, permanente, e imprescindible para que se de el estado de vigilia y de consciencia, tendrán mecanismos para desconectarse, en determinadas situaciones para producir el estado de sueño, y en otras como los estados de coma, anestesia o lesión de algunas de sus partes. Podemos comprobar esto fácilmente, porque si se rompe alguna de las conexiones, por alguna lesión en cualquiera de las vías de los dos componentes, desaparece el estado consciente o la consciencia, y aparece alguna enfermedad psiquiátrica o trastorno mental.

Una prueba de que estos dos grupos puedan ser los principales componentes de la consciencia, podemos verla en los enfermos de la llamada amnesia anterógrada. Estos enfermos han perdido la facultad de grabar en la memoria de largo plazo, toda la nueva información que llega al cerebro, después de haber sufrido una extirpación o una anomalía en su hipocampo, aunque siguen recordando todo lo que tienen grabado con anterioridad. Esto nos muestra que la corteza y el tálamo, siguen intercambiando información, de la que existe grabada anteriormente, a través de las columnas tálamo-corticales. Aunque también podemos observar que disminuye la capacidad del estado consciente, cuando el núcleo del hipocampo pierde la facultad de grabar nueva información. Y si disminuye la eficiencia del estado consciente, esto también nos quiere decir que la consciencia no se da por la simple presencia de un solo grupo, si no por la aportación conjunta de varios grupos. Esta definición podríamos compararla con el funcionamiento del motor de un vehículo. Cuando todas sus piezas trabajan al mismo tiempo, el motor arranca y ejerce su misión.

¿Podemos decir que esta supuesta asociación, formada por esos dos grupos, el tálamo y la corteza, funciona igual en los animales, o sólo es exclusiva de la especie animal homo sapiens? Algunos científicos, han declarado que algunos animales inferiores también tienen consciencia, aunque no pueden asegurarlo porque los animales no disponen de un lenguaje para expresarla.

Podríamos decir también, que para que un cerebro humano, adquiera un estado de consciencia más elevado que el de otros animales, mientras está activado o en estado de vigilia, necesitará disponer de varios factores, físicos y sistemáticos, como los que se exponen a continuación.

1) Tener una amplia y bien organizada población en la corteza, compuesta por muchos miles de millones de neuronas individuales y especializadas.

2) Estar bien enlazados y sincronizados, todos aquellos núcleos, grupos y formaciones que manejan la información, y los que ejecutan las acciones.

3) Generar impulsos eléctricos, o potenciales de acción, de determinado voltaje, intensidad y frecuencia continua, y aplicarlos en una medida apropiada.

4) Producir continuamente en su hipotálamo y en otros núcleos especializados, determinados péptidos, y neurotransmisores necesarios y en niveles apropiados.

5) Tener guardados en las neuronas de la corteza, miles de datos sobre información selectiva y efectiva, y gran cantidad de experiencias vividas.

6) Hablar, leer, escribir y comprender uno o más idiomas.

7) Entender y emplear la lógica, la deducción, la intuición, la comparación y otras facultades elevadas del cerebro.

8) Hacer razonamientos o tener diálogos cerebrales internos.

Por otro lado, la antigua idea de que un alma o espíritu, es el que dirige todos los procesos y acciones del cuerpo, está siendo sustituida por la que ofrecen los estudios y la nueva concepción biológica que está aportando la neurociencia. La antigua creencia carece de lógica, si observamos y creemos en la evolución de las especies, ya que esto nos muestra que las operaciones del cerebro, las procesan sus miles de millones de neuronas, que son de naturaleza biológica, orgánica y funcional, y tienen inteligencia propia. Seguramente, muchos de esos pensadores del pasado, que creían en un alma o espíritu, hubieran visto al cerebro humano de otra manera, si hubieran tenido los medios y los conocimientos científicos que existen hoy día referentes al cerebro humano. Con estos conocimientos es más lógico pensar que sean estos miles de millones de seres biológicos cerebrales, los que lleven a cabo los procesos del manejo de la información y de la conducta. La carencia de información científica, les llevó a esos pensadores a creer que existía un ente inmaterial, invisible y extraño como parece serlo un alma o un espíritu.

Si creemos en la neurociencia moderna, la consciencia no puede ser de naturaleza espiritual, sino más bien del trabajo físico que aporta el conjunto de miles de millones de neuronas, que componen los diversos grupos o redes neuronales del cerebro y del sistema nervioso. Si la consciencia fuera de naturaleza espiritual e independiente, la tendrían todos los seres humanos desde el momento de su nacimiento, y no desaparecería en aquellas personas que tienen un trastorno mental, o algún otro estado de inconsciencia. Y también podemos preguntarnos que si la consciencia es un ente inmaterial y totalmente independiente de la estructura fisiológica, ¿qué hace cuando una persona está dormida, anestesiada o bajo la influencia de una droga alucinógena, o se encuentra en estado de coma? ¿Se queda esperando a que el sistema de drenaje limpie los productos efectores, o ella misma los limpia? Si la consciencia fuese un ente inmaterial e independiente, no le afectarían los problemas físicos. También podemos apreciar, que la consciencia tampoco puede ser exclusiva de un solo grupo de neuronas, pues se necesita la participación de otros núcleos, con la aportación de determinadas energías eléctricas y químicas, y al mismo tiempo un paquete o conjunto de sistemas para poder operar.

Un ente inmaterial dentro del cuerpo humano no se ha visto ni detectado nunca, en cambio a las neuronas se las puede ver con el microscopio electrónico, y comprobar que son cuerpos físicos, con estructuras diversas y adecuadas, y que se organizan mediante un sistema instituido por los genes, con el propósito de dirigir todos los procesos que intervienen en la comunicación y en la conducta.

Si creyésemos que la consciencia fuese un ente inmaterial y espiritual, o una facultad exclusiva de la especie homo sapiens, y no la labor de una población de neuronas con sus redes neuronales y sus procesos biológicos, tendríamos que negar todas las evidencias y pruebas que nos proporciona la ciencia moderna.

Si un espíritu invisible fuera el que dirigiera todas las acciones de la conducta, tendríamos que pensar que cada ser humano tiene un espíritu particular y exclusivo, ya que cada ser humano pensamos y actuamos de diferente manera, incluso ante las mismas ideas y situaciones. Por lo tanto, si creyésemos que dentro de cada ser humano hay un espíritu que lo dirige, forzosamente tendríamos que pensar, que cada espíritu tiene una constitución particular, y unas características muy personales.

Tendríamos también que encontrar respuestas a las siguientes preguntas: ¿de dónde salen tantos millones de espíritus, para adjudicarle uno a cada ser humano que es concebido? ¿Quién los genera y le asigna las cualidades que debe tener cada uno de ellos? ¿Lo genera el esperma del padre o el óvulo de la madre? ¿Están flotando en el aire, y en el momento que es concebido un ser humano, le invade el espíritu que esté más cercano? ¿Hay espíritus buenos y espíritus malos? ¿Quién crea a los malos y quién a los buenos? ¿Quién los adjudica y cuándo los introduce en el cerebro y en el cuerpo de cada ser humano? ¿Son inmortales? ¿Qué se llevan de la historia que ha que ha vivido y cuando abandona el cuerpo que estuvo habitando? Las respuestas, si las hay, tendrán que ser puras suposiciones.

Volviendo a la conciencia, aunque creamos en la evolución biológica de las especies, si pensamos que la consciencia es un ente físico, individual, y pertenece sólo a las especie humana, también debemos preguntarnos: ¿en qué etapa de la evolución del homo sapiens, surgió en su cerebro ese estado consciente, que lo diferenció de otros animales? Si lo tenía desde que era un homínido, por lógica deben tenerlo también los chimpancés. Si le llegó después, ¿de dónde le llegó, y en qué etapa de su evolución como especie, se introdujo en su cerebro? Es más lógico pensar, que la consciencia del homo sapiens, es una facultad progresiva, emanada de su evolución genética biológica, y constituida por el aprendizaje derivado del cableado y de la información recibida y acumulada en la corteza de su cerebro.

Es también más lógico pensar, que estos micro seres, las neuronas, se hayan extendido y organizado ellos mismos, como se han extendido y organizado los ciudadanos que conforman los países modernos avanzados, esto es, mediante una multiplicación de su población, una expansión de sus cerebros, una progresión en la evolución de sus ideas, de sus sistemas y necesidades, y de la información que han ido acumulando en la memoria histórica, a través de varios siglos de existencia.

El estado consciente, probablemente apareció en el homo sapiens, por el trabajo de sus genes durante siglos, ya que ellos son los que generan la construcción y expansión de sus neuronas y conforman los grupos departamentales del cerebro.

Referente a la evolución de las especies, un grupo de científicos, liderado por Víctor Borrel del Instituto de Neurociencias del CSIC, en España, han hecho un estudio reciente, y han descubierto una señal molecular, que creen fue clave para la expansión de las neuronas de la corteza cerebral, durante la evolución de los mamíferos. Los resultados se publicaron en la revista "CELL". Estas moléculas permitieron una amplificación exponencial, respecto al número y a nuevos tipos de neuronas, impulsando así el crecimiento y la evolución de la corteza cerebral. Creen que este gen, bautizado con el nombre NOTCH2NL, es el que produce estas neuronas, y creen que apareció después de la separación evolutiva de la rama sapiens, del tronco de los chimpancés y los gorilas. Según el descubrimiento, el equipo asegura que este gen constructor, sólo está presente en el genoma humano, ya que es el encargado de la construcción y formación de los pliegues, que forman las capas extras de neuronas de la corteza de su cerebro.

En otra ocasión, el neurocientífico y anestesiólogo Emery Neal Brown, profesor del MIT, hizo la siguiente declaración, que podemos verla como una confirmación de los estudios mencionados anteriormente:

"Para estar consciente, el cerebro necesita ser capaz de hacer muchas cosas. Una de ellas es transmitir información entre sus diversas áreas. Si esta transmisión está bloqueada, porque los circuitos están cerrados u oscilando, entonces no se puede mantener la consciencia".

De acuerdo a esta declaración del profesor del MIT, debemos pensar que la consciencia es tan dependiente del trabajo cooperativo de muchos grupos de neuronas, que con cualquier fallo que tenga uno de los grupos en sus procesos o enlaces, la consciencia desaparece. Si no hay conjunción grupal y transmisión global integral de la información, no se puede dar y mantener el estado consciente.

Por otro lado, el permio Nobel de medicina 1972, Gerald M. Edelman, planteó la hipótesis (en el año1992) de la existencia de dos tipos de conciencia: la conciencia primaria, común a varias especies de animales, y la conciencia superior, privativa de los seres humanos.

Con esta teoría de Edelman, podríamos imaginar también, que en el mismo ser humano pueden existir esos dos niveles de conciencia. Una de nivel inferior o elemental, que se da cuando en el cerebro aún no se ha desarrollado el lenguaje hablado y escrito (procesos simples y limitados), y otra superior, que va apareciendo y aumentando, conforme se va desarrollando el aprendizaje de un idioma (procesos sumamente complejos e ilimitados). Si esto es así, podemos decir también que el propio homo sapiens, tuvo dos etapas en su evolución, una con consciencia primaria, muy limitada, cuando aún no hablaba, como la que ahora tienen los chimpancés, y otra cuando creció su cerebro de tamaño, las neuronas de su corteza se multiplicaron, aumentando a seis capas, y sus genes crearon las neuronas motoras del sistema fonador. En este caso, la consciencia no apareció en el cerebro del homo sapiens, de la noche a la mañana, sino que se fue generando gradualmente. Con cada año o cada siglo de evolución, los homos sapiens fueron siendo más conscientes.

Estos dos tipos de consciencia, también podríamos compararlos con las dos memorias del ordenador. La conciencia primaria de los seres biológicos, sería igual a la memoria RAM del ordenador, y la consciencia superior, sería la suma de la memoria RAM, más la memoria permanente del disco duro. Si revisamos la evolución de la memoria RAM, y la memoria general, o disco duro de los ordenadores, estas han crecido enormemente de tamaño en los últimos años. Esta comparación por supuesto sólo podríamos hacerla, en el caso de que el ordenador pueda llegar a construir algún día, un diálogo entre las dos memorias. Si esto ocurriese en el futuro, un ordenador (gigantesco) podría llegar a tener consciencia.

Por otro lado, en el año 2004, el neurocientífico Giulio Tononi, propuso la *"teoría de la información integrada de la consciencia"* (IIT). Este investigador cree que la consciencia podría medirse, calculando cuánta información integrada contiene un cerebro, y le ha llamado *phi* a dicha cantidad de información acumulada.

Tononi nos explica, que un cerebro normal, con millones de neuronas dotadas de conexiones precisas, puede contener un tipo de *phi,* en un grado muy alto, y cree que mientras esté despierto contendrá más bits, que cuando esté dormido o anestesiado. Y en su experimento ha demostrado que durante los efectos de la anestesia, se reduce la actividad del tálamo, y se desactivan las regiones corticales, media y parietal. Esta explicación de Tononi nos puede reforzar la idea de que, tanto la consciencia como la inteligencia, se manifiestan en diferentes niveles, dependiendo del cúmulo de información integrada que tenga cada persona, a lo que Tononi llama *phi*.

Tononi añade, que si desaparece la consciencia, puede ser que sea porque se interrumpe la comunicación del llamado complejo tálamo-cortical (las vías de doble sentido). Esta interrupción, le hace pensar a Tononi, que el tálamo es un buen candidato para proponerlo como el lugar de asiento de la consciencia.

Los experimentos de Tononi, hechos con sujetos anestesiados, y con otros dormidos, le han hecho pensar a él y a su compañero Cristof Koch, que lo que hace que se produzca el estado consciente, es la relación funcional integrada, entre las neuronas del tálamo y las de la corteza (lo que hemos llamado anteriormente, una unidad dual, que dialoga en forma de asambleas).

Esta mención sobre los experimentos y teorías de Tononi de la IIT, ha sido extraída de los artículos académicos titulados, "Consciouness: here, there and everywhere (Giulio Tononi & Cristof Koch 2015).

Si nos basamos en esta definición de Tononi, podemos deducir que el nivel de consciencia de cada ser humano, es relativa y equivalente a su nivel de información integrada. A mayor nivel de conocimientos, más alto nivel de conciencia.

En un futuro no muy lejano, creo que el ordenador podrá hacer mucho más de lo que hace actualmente, y aquí podemos hacernos otra pregunta: ¿se podría en el futuro, dotar al ordenador de un sistema que imite un estado consciente, como el consigue un cerebro humano? Esta parece ser la meta del llamado *"Proyecto Blue Brain"*. Según Henry Markram, director del proyecto, *"las computadoras aún no tienen consciencia, porque para ello tendríamos que dotarlas del mismo número de cables y de microchips de memoria, que neuronas, axones y dendritas contiene el cerebro"*. Y añade que dado el tamaño de los microchips, que son cientos de veces más grandes que las neuronas, para poder conseguir ese estado de consciencia, la computadora tendría que ser del tamaño de una gran manzana de edificios. Por el momento, el proyecto Blue Brain trata de reconstruir, sólo una de las muchas columnas tálamo-corticales que tiene el cerebro de la rata.

Si como hemos apuntado, creemos que el nivel de consciencia se da en el ser humano, por la cantidad de información acumulada, y por la creación de una especie de diálogo interno de sus neuronas, debemos tener en cuenta que el diálogo interno se da por que existe el lenguaje. Luego, si el lenguaje es el que, en gran parte, origina la consciencia, ningún ser humano tendría plena consciencia, si no aprendiera a hablar un idioma.

Una prueba de que el hablar un idioma, es una condición necesaria para que se de el estado consciente, es la de que un niño no realiza actos conscientes antes de que domine ampliamente un idioma, y que también conozca el significado de un elevado número de palabras, y además tenga mucha información de la vida, y muchas experiencias, propias y ajenas, acumuladas en su memoria. Con esta idea podemos deducir, que la consciencia es una consecuencia del trabajo conjunto, que llevan a cabo determinados grupos cerebrales, y no de un ente invisible e inmaterial, como un alma o espíritu.

Otra prueba de que el estado consciente, surge después de que el cerebro tenga suficiente información cultural, es la que podemos extraer de varios casos de niños, que se criaron con animales salvajes. De estos casos podemos encontrar algunos de ellos en Internet:

Víctor Aveyron, el niño salvaje francés (septiembre de 1799).

Marcos Rodríguez Pantoja, el niño lobo de Sierra Morena, Córdoba, España (1964).

John Ssebunnya, el niño mono, Uganda (1991).

Rochom P´ngieng, la niña salvaje camboyana, (19 de enero de 2007).

Cuando los encontraron no sabían hablar, su lenguaje se componía de gruñidos, se comportaban como animales, y tuvieron dificultades para adaptarse a la sociedad. Algunos mordían o arañaban. Tardaron tiempo en adaptarse a su nueva vida, hasta que, por medio de la información y la observación de los comportamientos de la sociedad, fueron aprendiendo y comprendiendo poco a poco su situación.

¿Qué grado de consciencia tenían estos niños, cuando fueron encontrados, ya con edad avanzada, viviendo con una manada de animales? ¿Tenían consciencia cuando

191

los encontraron, o les fue apareciendo poco a poco, a medida que aprendieron a hablar un idioma y a comprender las reglas de la civilización?

Si un ser humano no alcanza el estado consciente pleno, hasta que no ha cumplido una determinada edad, ha de ser porque tiene que esperar a que todas sus neuronas se hayan enlazado al sistema global de cableado, y hayan adquirido un extenso bagaje cultural, imitando a otros seres humanos, al estar conviviendo con ellos.

Si pensáramos que existe la mente, como una entidad independiente e inmaterial, y creyésemos que esta es la que dirige los procesos cerebrales y las acciones de la conducta, tendríamos que creer en la historia que nos cuenta la biblia, y aceptar que el ser humano fue creado de golpe, como un ser exclusivo, íntegro e independiente de los demás animales, con una consciencia innata, sin pasar por un proceso de aprendizaje y de evolución biológica, como el que nos demuestra la ciencia moderna. Esta creencia parece difícil de aceptar en estos días, dadas todas las investigaciones que ofrecen los antropólogos, los neurobiólogos con pruebas y conocimientos científicos, demostrados por la ciencia en los últimos siglos.

La consciencia tampoco parece ser un órgano físico individual, e independiente, que esté integrado en el cerebro en el momento en que nace un ser humano. Si fuese un órgano físico, debería estar presente desde el momento de la concepción o durante la gestación, y esto no parece que sea así. Parece más lógico pensar que la consciencia sea un tipo de estado cerebral, el cuál se va conformando, a medida que se van ensamblando sus grupos de neuronas a la red global, y va aumentando su experiencia e información, hasta alcanzar un cúmulo o nivel elevado de conocimientos, y un intelecto reflexivo con el cual el cerebro se da cuenta de todo lo que pasa a su alrededor. Podemos decir que en ese momento ya está presente el yo.

Ahora debemos preguntarnos también ¿qué es el yo? Según el diccionario de la RAE, en su definición psicológica, el yo es la parte consciente de un individuo. Esta definición nos lleva a pensar que hay una estrecha relación entre la consciencia y el yo, o que los dos son la misma cosa.

VIII

Sobre la idea de dos yoes

Si los estudiosos de la psicología nos dicen que el cerebro está compuesto de dos grupo principales, uno llamado el consciente, y y el otro el inconsciente, ¿podríamos pensar que cada uno de estos grupos es un yo? En este caso, a uno le llamaríamos el yo consciente y al otro el yo inconsciente.

Pensando en un yo externo y un yo interno

Todo ser humano funciona a base de dos partes o dos componentes principales, que se desarrollan gradualmente mediante procesos sucesivos y encadenados. Un componente es el cuerpo vehicular, compuesto por huesos, músculos, módulos, órganos, motores, sangre, etc. El otro componente es el sistema nervioso. Los dos son imprescindibles y se desarrollan durante la gestación.

El sistema nervioso podríamos dividirlo en dos bloques, uno administrativo, compuesto por módulos de neuronas que se dedican a guardar la información de todo tipo de datos o señales, para ponerlas después a disposición del conjunto, y otro bloque que observa, siente, interpreta y analiza lo que hace o desea hacer el vehículo, así como lo que cuenta y hace el bloque administrativo, y también lo que ocurre en el exterior del cuerpo vehicular. Los dos bloques continúan desarrollándose al mismo tiempo, después del nacimiento.

Según la ciencia moderna, el cuerpo vehicular lo construyen los genes heredados de los padres, durante el proceso de gestación, según programas biológicos preestablecidos. Una vez que este cuerpo se desprende del recinto matriz, y está dispuesto para empezar a moverse en el medio ambiente, automáticamente entran en acción los procesos de los otros dos bloques del cerebro. Los dos componentes se alinearán y desarrollarán conjuntamente hasta alcanzar cierto grado de madurez. En el momento de nacer y antes de entrar en acción, podríamos decir que el cuerpo es una máquina biológica sumamente sofisticada, pero totalmente ineficiente o inexperta e improductiva aún. Podríamos decir también, que es algo similar a un ordenador, un robot, o máquina con inteligencia artificial, recién ensamblada en la fábrica o taller, sin un programa de entendimiento y ejecución, insertado aún.

En el momento del nacimiento, el conjunto cerebral no tiene yo, ni mente, ni es consciente de nada de lo que le rodea. Le falta incluso, expandir sus estructuras anatómicas, y construir una sofisticada red de cableado, para que los módulos de los dos bloques del sistema nervioso, puedan distribuir y administrar aquellos datos y señales, que irán llegando al cerebro por medio de sus receptores.

Aunque el premio Nobel, Daniel Kahneman no lo especifica, parece lógico que estos dos bloques sean los que él llama, en su libro "Pensar rápido, pensar despacio", el sistema 1 y el sistema 2. Estos dos sistemas, los cataloga como si fueran dos yoes, y nos dice que, "Un sistema es el que *siente y experimenta los sucesos y el otro el que los recuerda y los cuenta"*.

Esto de que haya dos yoes en cada persona, puede tener sentido si revisamos el trabajo que realizan los módulos o grupos de neuronas de cada bloque, (el que siente y el que cuenta) y observamos el tipo de función que realiza cada uno.

Analizando esta idea de Kahneman, y basándonos en lo que se sabe sobre algunas de las acciones que realizan los grupos o núcleos de neuronas, que componen el sistema nervioso y su correlativo el cerebro, podríamos deducir que uno de los yoes sería el bloque que siente las señales del cuerpo vehicular, el que observa lo que ocurre en el mundo exterior, y el que proyecta todo ello en algún lugar, para que sea visto por todos los componentes que tengan acceso a las proyecciones. El otro bloque sería el que recoge las señales proyectadas, las guarda y las presenta o las presta, proyectándolas cuando sean necesarias.

Al bloque que siente y experimenta, podríamos llamarle el yo de asuntos exteriores, porque es el que recibe la información que llega del exterior, el entorno o el medio ambiente. Este yo podríamos situarlo con base en el conglomerado del tálamo, y su principal equipo de trabajo es el conjunto de receptores sensoriales, (sus importantes instrumentos o herramientas) auxiliado por otros pequeños módulos vecinos.

Al bloque que guarda la información, y en sus casos la pone al servicio del conjunto en el futuro, podríamos llamarle el yo de asuntos internos, porque no tiene línea directa con el exterior o el entorno. El lugar y asiento de este yo, podrían ser las determinadas zonas de la corteza, y algún otro módulo auxiliar de enlace.

También podemos observar, que el yo que llamamos externo mantiene estrecha colaboración con el yo que llamamos interno, a través de las columnas tálamo-corticales. Este yo externo no puede hacer todo el trabajo que se necesita para ejecutar todas las acciones de la conducta, por lo que sólo se dedica a observar, interpretar y corregir, según sea el caso. Por esta limitación, la mayoría de las funciones, tanto ejecutivas como mecánicas, tienen que ser encomendadas al yo interno. Por ejemplo cuando ensayamos una tarea rutinaria, primero la contempla y la aprende el yo externo, pero una vez ejercitada repetidamente, el yo consciente la transfiere al yo inconsciente, creándose un programa rutinario mecánico.

En definitiva, podemos decir que el bloque del yo interno, se desenvuelve y actúa sólo en asuntos del interior del cerebro, a expensas de lo que le muestre el bloque externo, que está conectado al exterior y a grupos del interior. Podríamos decir que el yo externo vive en el presente, y el yo interno vive en el pasado, y le gusta hacer predicciones del futuro. Si esto es así, esta idea nos reafirma que el bloque del yo interno (no consciente) no está conectado a los receptores sensoriales, y si no lo está, por deducción debemos pensar que sus grupos están conectados a un lugar interno, donde se reflejen los asuntos externos.

Si nos basamos en esta idea, es lógico imaginar que para que se establezca el estado consciente total, los dos bloques deben estar bien conectados, a una red global, y a un punto central de proyección, y uno de ellos al exterior. El punto de proyección central, es lógico que sea algo parecido a un escenario, plató o pantalla.

De acuerdo a lo anterior, al yo externo podríamos llamarle el consciente, pues es el que observa y vive todo lo que ocurre en el presente, y al yo interno llamarle el inconsciente, pues es el que vive en el pasado, y además le gusta hacer predicciones o suposiciones, de lo que cree que ocurrirá en el futuro.

Para apoyar la teoría, de que en el tálamo puede estar el asiento del yo externo, debemos tener en cuenta que, según experimentos hechos con el electroencefalograma, EEG, el tálamo está considerado como un marcapasos o regulador de voltaje. Cuando este está en estado de vigilia, envía hacia la corteza, a través de determinados circuitos, impulsos eléctricos, con ritmos y frecuencias de tipo alfa, beta, theta y gamma, que se mueven entre 8 y 100 hercios, y cuando está en estado de sueño profundo, el tálamo emite otro tipo de ritmos y frecuencias, de más baja intensidad, como el que corresponde al ritmo delta (menos de 8 hercios). Con esta consideración, también podemos ver que en el cerebro siempre está circulando energía eléctrica, aunque en algunos estados de escasa actividad, sólo sea de un hercio de potencia.

Por otro lado, una facultad importante del cerebro, que parece formar parte de la consciencia, es la atención. Y aquí entraría la intervención del yo que estamos considerando como el externo. Pues debemos tener en cuenta, que no podemos estar conscientes si no estamos prestando atención. Sobre el tema de la atención, algunos neurocientíficos han hecho recientemente estudios sobre la función de algunos sub núcleos del tálamo, uno de ellos el pulvinar, y creen que este sub grupo del tálamo, es el que maneja el proceso de la atención. El tema de la atención, también está siendo muy estudiado y a la vez controvertido en los últimos años. Veamos algunos detalles sobre esta facultad primordial del cerebro.

La atención

La atención es un proceso, por el cual el cerebro se enfoca en un determinado asunto y no en otro. Pero la pregunta es, ¿qué parte del cerebro es la que decide, enfocarse en un determinado asunto, de entre todas las señales que esté recibiendo simultáneamente? Por lógica, este proceso debe corresponder al yo de asuntos exteriores, que debe poner el foco en lo más le atraiga.

Podemos observar que cuando estamos viendo y oyendo varias cosas al mismo tiempo, el yo de asuntos exteriores se enfoca en aquello que le es más interesante, necesario o urgente, y descarta todo lo demás. Esto se llama concentrarse o fijar la atención en algo específico. Con esto podemos deducir, que si un exclusivo grupo o red de neuronas es el que procesa la atención, y se enfoca en un solo asunto, este asunto será resaltado en el lugar de proyección, y mientras tanto, no podrán proyectarse simultáneamente otros estímulos. Por lo tanto, a las señales que no les prestamos atención, es porque ese grupo de neuronas que procesa la atención no las deja proyectarse. Estas se quedan fuera del enfoque del yo externo, y tratará de que no entre otra señal en el lugar de proyección (pantalla o plató), mientras esté atento a un asunto de interés exclusivo.

Aún no hay unanimidad entre los científicos, de cuál es ese grupo del cerebro que realizan esta función de prestar atención, y dónde está situado. Algunos científicos creen que la atención, se origina en algún circuito situado en el lóbulo frontal, pero estudios recientes, sugieren que esta tarea corresponde en principio, al sub núcleo pulvinar del tálamo. Uno de estos estudios es el que realizó el neurocientífico Huihui Zhou, del Instituto de Tecnología Avanzada de Shenzhen, China (Huihui Zhou et al. 2016).

Este sub núcleo pulvinar, es el fascículo más grande del conjunto o bloque talámico, y además se compone de varias sub divisiones. En sus extremos se encuentran las sub divisiones que ya vimos, llamadas núcleos geniculados, el NGL y el NGM, por lo que esta característica nos puede hacer suponer, que el pulvinar puede ser el que presta la atención, y también puede ser el observador y procesador de todas las señales que llegan a esas dos sub divisiones, y ser también la primera gran estación, que actúa como distribuidora de señales hacia todo el cerebro, ya que tiene conexiones con todos los lóbulos de la corteza. Como pieza estratégica, también cabe pensar en la posibilidad de que el mismo pulvinar, sea el elemento esencial del yo externo, y ahí mismo podría estar el lugar central de proyección de la red global.

La atención sólo se puede dar en el estado de vigilancia, y de actividad o percepción consciente y continua del cerebro, y este estado lo inician y lo mantienen la frecuencia e intensidad de la energía eléctrica, y diversos neurotransmisores de tipo excitativo. Los grupos auxiliares del yo externo son, el hipotálamo aportando productos, para llevar a cabo las sinapsis que requiere el sistema de transmisión de la información, y el sistema SARA, como un generador que da luz y claridad al grupo que presta atención.

Tener el cerebro en estado de vigilancia y actividad, (estado de vigilia y no de sueño) es una forma natural y general de percepción. Pero una cosa es estar receptivo, y tener los sensores abiertos a lo que ocurre a nuestro alrededor, y otra muy diferente es estar exclusivamente concentrado en una determinada situación, información o tarea. A estas dos situaciones, pasiva o activa, a una se le llama atención voluntaria, que es aquella en la que el yo exterior decide en que asunto enfocarse, y a la otra atención involuntaria, donde cualquier estímulo y en cualquier momento, ya sea que venga del exterior o del interior, puede atraer la atención.

En este caso, podemos suponer que la atención voluntaria la decida el grupo del yo externo o consciente, por iniciativa propia, y la involuntaria dependa de los estímulos ocasionales, circunstanciales y ambientales, o de alguna de las neuronas ejecutivas del yo interno, al proyectar cualquier aviso, deseo o sugerencia, según la orden o misión que haya recibido esa neurona.

También puede ser probable, que todas las neuronas ejecutivas participen de forma indirecta en la atención, pues si el yo externo o consciente, está proyectando las escenas del asunto en el que está trabajando, esas neuronas ejecutivas también estarán observando lo que está ocurriendo, y también es probable que estén atentas, por si tienen que prestar alguna información. El enfoque en determinado asunto, tal vez se derive de la importancia o el atractivo que tenga la proyección. Por lo tanto, si esto es así, podemos deducir que la atención consta de dos elementos: uno sería el escenario donde los canales de percepción proyectan el tema en curso, ya sea casual, circunstancial o sugerido, y dos, la acción de las determinadas neuronas que tengan más interés en ese tema, y posean información correspondiente al mismo.

La atención no sólo debe darse o prestarse, pues también es necesario mantenerla fija en el asunto en el que estemos trabajando. Mantener el enfoque en un determinado asunto, es más difícil cuando este se hace en un momento y lugar, que esté siendo bombardeado por diversos estímulos al mismo tiempo. Por ello, cuantos menos estímulos lleguen simultáneamente al cerebro, mayor y más continua será la atención que prestemos a una tarea determinada. Es obvio que por esta razón, muchos escritores dicen que la mejor hora para escribir, es en la madrugada y a primeras horas de la mañana. A esa hora no hay otros estímulos que llamen la atención, que no sean los de escribir.

Hemos visto que en el proceso de la visión, los datos (imágenes) entran por los ojos y desembocan en el núcleo geniculado lateral, y en el proceso de la audición entran por los oídos y desembocan en el geniculado medial. Podemos observar por nosotros mismos, que es difícil prestar total atención a dos datos, si están entrando al mismo tiempo, y por la misma estación. Para enterarnos bien de aquello que más nos interesa, tenemos que concentrarnos en uno de los dos. A esto se le llama atención selectiva.

¿Depende esta atención selectiva a esos dos núcleos geniculados, o a otras sub divisiones del pulvinar? Pongamos un ejemplo, en el caso que estemos leyendo un libro, y al mismo tiempo nos lleguen voces de una televisión cercana, que esta encendida.

Si ponemos total atención a la lectura del libro, no nos enteraremos de lo que están hablando los personajes del televisor. Esto me quiere decir que en el caso de que sea el sub núcleo pulvinar del tálamo, el que enfoca la atención, este estará observando, enfocando y procesando sólo lo que aparece en el NGL, (en este caso la visual, de la lectura del libro) y no lo que aparece en la televisión, que corresponde al NGM. Pero puede ocurrir que de pronto la atención se desvíe, y el pulvinar enfoque su atención en las voces que produce la televisión, aunque no levantemos la mirada de la página del libro. En ese momento ha ocurrido un cambio casual; el enfoque cambia de lo que presentaba el canal visual, a lo que presenta el canal auditivo, porque el pulvinar no puede atender a los dos al mismo tiempo.

Sobre este concepto, hay científicos que dicen que algunas funciones cognitivas, como la atención y la planificación, son mediadas por ciertas neuronas situadas en los lóbulos frontales. Esto lo deducen porque algunas personas que sufren lesiones en ciertas zonas de los lóbulos frontales, tienen después dificultades para realizar tareas que requieren atención y planificación, y también porque presentan déficit en su memoria. Pero esta deducción no parece que sea exclusiva ni concluyente, ya que lo mismo se producen esas alteraciones, cuando se dan en los lóbulos frontales, que cuando las lesiones se dan en el tálamo. Esto puede ser una prueba, de que la asociación e interconexión de estos dos núcleos, el tálamo (supuesto yo consciente) y el lóbulo frontal (parte del inconsciente), sea la que proporcione la atención y la planificación, pues al haber una lesión en un núcleo o en otro, se entorpecerá la comunicación córtico-talámica, y no podrá haber retroalimentación entre las neuronas de cualquiera de las dos zonas afectadas. Al no llegar datos precisos y necesarios al lugar de proyecciones y al pulvinar, se crea una disfunción conjunta, dificultando la ejecución de algunas decisiones, que deben ser tomadas de forma conjunta.

Una prueba más es la de que en estudios realizados con pacientes humanos con daño talámico, se observó que tenían dificultades para enfocar la atención. Las tomografías por emisión de positrones en humanos normales han demostrado que había una mayor actividad en el pulvinar, cuando había distractores en una tarea visual. Estos distractores hicieron que el sujeto usara más energía en la atención para hacer el trabajo. Todos estos resultados sugieren fuertemente, que estas partes del tálamo, están íntimamente involucradas en varios aspectos de la atención visual.

Si analizamos la exposición anterior, pensaremos que junto a las sub divisiones de los geniculados del pulvinar, el lateral y el medial, que es donde primero aparecen las señales visuales y auditivas, debe haber un mecanismo automático, o fuerza no consciente, que sea lo que determine qué señal predomine en la atención. Tal vez la decisión no la tomen únicamente las neuronas, pues en algunos casos influirá la constitución, la fuerza o la influencia del propio estímulo recibido.

De acuerdo a lo anterior, podemos observar que el buen funcionamiento del cerebro, depende en parte de la atención que preste el núcleo o grupo del yo externo o consciente, a lo que ocurre a su alrededor, o también de las circunstancias, la intervención de otros grupos auxiliares, como el hipotálamo, la amígdala, o la intromisión de alguna neurona ejecutiva o ejecutora, perteneciente al yo interno inconsciente. Y también podemos deducir, que si el pulvinar es el grupo que presta atención, también sería lógico pensar que sea este el que represente, organice, influya y hasta establezca el estado consciente.

Dicho de otro modo, el estado consciente pudiera ser algo parecido a como se ejecuta o se desarrolla una sinfonía, que sólo se puede ejecutar y mantener, si todos los componentes de la orquesta, leen sus partituras y emiten el sonido de su instrumento, en sincronía y en el momento que se lo marca la partitura de cada uno, y el ritmo de la sinfonía. Esto suele dirigirlo y regularlo un director, que es el que controla el ritmo y los sonidos simultáneos de cada músico, pero también podrían hacerlo los músicos solos, sin el director, si estos ejecutaran una pieza musical sencilla, (por ejemplo una marcha) sólo con una señal de inicio y el marcaje o el ritmo que le proporcionara un marcador de ritmo llamado metrónomo.

También podemos decir que un estado consciente, es aquel que se da cuando todas aquellas neuronas o redes, que participan en cada una de las acciones de la conducta, realizan el trabajo que les corresponde y lo hacen en perfecta sincronía. Pues si alguno de los cientos de procesos paralelos, que intervienen en la intercomunicación y en la conducta, no se llevaran a cabo en perfecta sincronía, por cualquier causa, podría disminuir o desaparecer momentáneamente el estado consciente. La falta de sincronía o desajuste de una parte la red, es lo que provoca una patología cerebral.

De acuerdo a esta premisa, podemos decir que los animales tienen consciencia, pero la tienen en estado virtual (cualidad que puede llegar a ser posible). En ellos no aflora porque no han desarrollado el leguaje hablado, ni tienen espacio en su corteza para guardar un determinado cúmulo de información y de elementos necesarios. Pero podrían tenerlo si sus genes construyeran los elementos que le faltan, como lo hicieron, a través de la evolución, los genes del homo sapiens.

Explicándolo de otro modo, podemos decir, que para que en un cerebro humano se produzcan procesos que alcancen el estado de consciencia, después del nacimiento, cada ser humano tiene que haber pasado por varias etapas de maduración, construcción de redes, y haber obtenido una gran cantidad de información.

La primera etapa para alcanzar el estado consciente, consistirá en que las neuronas que participan en la intercomunicación y en la ejecución del movimiento voluntario y de la conducta, lleguen a un estado de desarrollo óptimo, mediante la habituación y el entrenamiento, y tengan suficientes axones y arborizaciones, (cableado) para comunicarse entre ellas y entre los demás grupos y núcleos. Este cableado neuronal, de axones y dendritas, también podemos compararlo con el cableado de una cuidad, pues en todas las ciudades podemos observar que una extensa red de cables, de electricidad, televisión y telefonía, transporta la energía y la información, de un lugar a otro y de un ciudadano a otro.

La segunda etapa sería, la de que los bloques, núcleos, grupos o formaciones organizativas, (tálamo, hipocampo, lóbulos, ganglios, claustro, etc.), estén también totalmente desarrollados y ensamblados entre sí. El tiempo para conseguir el pleno desarrollo, probablemente sea más tardado en unos grupos de neuronas que en otros, y por lo tanto en unos seres humanos más que en otros.

La tercera etapa, corresponderá a la llegada de información, el aprendizaje del lenguaje y el idioma, y el entrenamiento del sistema muscular locomotor. Estos elementos deben ser fluidos y constantes, por lo menos durante los diez primeros años de vida desde el nacimiento de una persona.

Por todo ello, podemos deducir que el estado consciente, no surge de forma súbita, sino que va aflorando y creciendo poco a poco, formándose entre los dos yoes, hasta alcanzar un cierto nivel, pero siempre dependiendo del proceso de sincronización, y del desarrollo y la puesta a punto y auxilio de todos los demás núcleos neuronales.

 Si creemos que el cerebro funciona mediante un sistema de asamblea neuronal, integral, como he propuesto anteriormente, el estado consciente se hará presente, cuando todos los grupos y neuronas que forman parte del sistema nervioso y del cerebro, estén conectados a un lugar central (la pantalla o plató) y cuando todos los elementos químicos y los potenciales de acción, estén actuando en su justa medida y en perfecta sincronía. Si no hay esa integración, no habrá actividad neuronal en la red, salvo que un grupo de neuronas de la corteza, se conecte a ella para proyectar un ensueño. Pero esto es sólo un chispazo, comparado con el tiempo total de actividad durante la vigilia. Un estado de consciencia total, sólo se producirá cuando estén seguidamente conectados, todos los grupos que participan en la comunicación, en los movimientos voluntarios y en la locomoción. Podemos observar que estamos totalmente conscientes, cuando sentimos que están abiertos todos los canales de todos los receptores sensoriales. Esta integración de conexiones podemos verla como una prueba, de que el bloque del yo externo es el que aporta los elementos fundamentales, para que se de el estado consciente.

Por otro lado, podemos ver que la consciencia no sólo depende, como hemos apuntado anteriormente, única y exclusivamente del diálogo que puedan mantener los dos bloques o los dos supuestos yoes, el tálamo y la corteza, sino también de la función que realizan determinados efectores moleculares que aportan otras estructuras del cerebro. Estas estructuras pueden ser, por un lado las redes que constituyen la formación SARA (sistema activador reticular ascendente), que activan el estado de vigilia, y por el otro las del hipotálamo que intervienen con su aportación de neurotransmisores, orexinas y otros péptidos, en las sinapsis que se dan en estado de vigilia. Si estos grupos no actúan, turnándose adecuadamente, en perfecta armonía, aportando los elementos que requiere cada estado, el cerebro podría quedarse o en estado de vigilia continuo, o en estado de sueño permanente, o anestesiado, o en estado de coma, durante mucho tiempo.

Aparte de los factores mencionados, parece ser necesario que confluyan algunos otros. En varios experimentos recientes, se ha demostrado que para que puedan darse, por un lado el estado de vigilia, con plena consciencia, atención y nitidez, y por el otro el estado de sueño o nula consciencia, debe intervenir el hipotálamo, activando o cesando la producción de una molécula llamada orexina o hipocretina, y también deben darse diferentes cambios en el voltaje, la intensidad, el ritmo y la frecuencia de la energía eléctrica. La hipocretina fue descubierta por Lluís de Lecea, catedrático de psiquiatría en la Universidad de Staford, y la orexina por el médico japonés Takeshi Sakura. Los dos nombres fueron dados al mismo péptido, ya que fue descubierto al mismo tiempo, en dos lugares diferentes. Esta molécula es imprescindible, para que se de el estado de vigilia, ya que es la que interviene y hace posible que se produzcan las sinapsis entre las neuronas. Sin esta molécula no se pueden producir las sinapsis, ni puede haber intercomunicación cerebral precisa.

También podemos observar que puede desaparecer o disminuir la consciencia, por la destrucción de alguna de las vías tálamo-corticales y córtico-talámicas, que son las que mantienen el tráfico de la información, (diálogo o retroalimentación) que se produce entre las neuronas de los dos yoes, o sea los núcleos de la zona emocional, y los de la corteza. Si no está entero y útil el cableado de las columnas comunicativas entre los dos bloques, no habrá total estado de consciencia. Ya hemos visto que en estudios recientes, han comprobado que los daños ocasionados, tanto en el tálamo como en el lóbulo frontal, están relacionados con trastornos de la conciencia, porque se distorsiona o cesa parte de la comunicación entre ambos. Veamos algo más sobre los procesos del tálamo, según algunos estudios.

En la Unidad de Neurología del Centro Hospitalario San Juan de Dios, de Bogotá, Colombia, un equipo de médicos dirigido por Ignacio Vergara, realizó un estudio a 25 pacientes con lesiones talámicas. Con relación a este estudio, inscrito en el Acta Médica Colombiana volumen 16, número 6, página 2-290, se expresa lo siguiente: *"El empleo de tálamotomias, la estimulación eléctrica y los variados estudios neuro radiológicos, asociados a las correlaciones clínico patológicas, han proporcionado una mejor comprensión del tálamo, y demuestran que el tálamo participa como un procesador del cerebro, abandonándose con ello la tendencia a considerarlo como sólo una estación de relevo".*

En las alteraciones neurofisiológicas, descritas en pacientes con lesiones talámicas, se puede comprobar que estos pacientes tienen deficiencias correspondientes a las funciones de la consciencia. En algunas ocasiones se producen estados de coma prolongados, seguidos de confusión. Se observan cambios en la iniciativa, y en la motivación, y a veces se presenta un cuadro de mutismo, de desinhibición, o un estado de impulsividad y agresividad.

El trabajo presentado por el doctor Vergara y su grupo, es una contribución al estudio del funcionamiento del tálamo y a su neuro patología. En este trabajo se muestra, que la asimetría hemisférica está presente a nivel talámico, y que las lesiones talámicas producen alteraciones del comportamiento, aunque no haya lesiones en otras áreas de la corteza orbito frontal. Estas alteraciones pueden conformar hasta algunos cuadros de demencia.

El doctor Vergara añade que en ciertas ocasiones, las lesiones talámicas se confunden con las lesiones corticales, porque se destruyen las líneas que unen a los dos bloques, el tálamo y la corteza. De ahí que se observen al mismo tiempo, alteraciones de apariencia frontal, parietal u occipital, (bloque que hemos ideado como el yo interior o inconsciente) pero que en realidad son alteraciones talámicas (bloque del yo exterior o consciente). También añade que el tálamo está formado por muchos núcleos, funcionalmente diferentes, debido a sus conexiones y sus relaciones con el resto del encéfalo. Considera que estos núcleos son de proyección, de asociación e intralaminares.

Los trabajos del doctor Vergara, nos hacen pensar en la importancia que puede tener, la perfecta asociación, unión y comunicación que debe darse entre el tálamo y la corteza, para que se de un claro y completo estado consciente.

Referente a la importancia del tálamo en los procesos cerebrales, existe también una hipótesis propuesta por Sherman y Guillery, en 1998, en la que sugieren, en primer lugar que, *"el tálamo es una estación no sólo de relé, sino de procesos multidireccionales"*. De acuerdo e esta hipótesis, todos los sub núcleos talámicos forman parte de la estación, pero unos trasfieren la información que llega desde la periferia, directamente a la corteza, otros la trasfieren entre sí, y otros la distribuyen o comparten con los grupos auxiliares de la zona límbica.

Sherman y Guillery sugieren también que el tálamo no se limita a transferir información a la corteza una única vez, sino que lo hace continuamente, directa y a la inversa, y entre unas áreas corticales y otras, a través de las llamadas vías córtico-tálamo-corticales (Sherman, 2006 y Theyel y col., 2010). Esta transferencia le permite al tálamo, tener algún control o injerencia, sobre la información que va y viene entre distintas redes de núcleos y zonas, durante todo el periodo de la vigilia.

También sugieren que los sub núcleos talámicos, reciben información de las neuronas motoras, a través de los axones llamados córticofugales. Por lo tanto, los sub núcleos y sub divisiones del tálamo, son sumamente importantes, ya que reciben información masiva no sólo desde los receptores sensoriales, (sus instrumentos o herramientas de captación) sino también desde la corteza de archivo (el bloque del yo interno), y desde la zona del sistema motor.

Extendiéndonos un poco más en el tema del yo consciente o la consciencia, veamos las definiciones que nos describe el diccionario de la RAE, sobre la palabra consciencia:

1-. Conocimiento del bien y del mal, que permite a la persona enjuiciar moralmente, la realidad y los actos, especialmente los propios.

2-. Sentido moral o ético propios de una persona.

3-. Conocimiento espontáneo y más o menos vago de una realidad.

4-. Conocimiento claro y reflexivo de una realidad.

Mucha gente cree también que la conciencia es una característica innata del ser humano. Pero hagamos las mismas preguntas que hicimos para la mente: ¿tiene consciencia un ser humano recién nacido? De acuerdo a las definiciones que nos da la RAE, podemos comprobar que una persona recién nacida aún no tiene consciencia, pues no tiene aún conocimiento claro y reflexivo de la realidad, ni sentido moral o ético.

Incluso, podemos preguntarnos, ¿es consciente de sus actos una persona, antes de cumplir ocho o diez años? ¿A qué edad podemos decir que empieza a tener consciencia de sus actos un ser humano, si nos basamos en la definición que nos da el diccionario, sobre la palabra consciencia?

En los primeros años de aprendizaje, el infante (según mi percepción) no tiene ningún control, ni sabe hacer una interpretación y valoración consciente sobre la información o los datos y señales que recibe. Acepta todo lo que le dicen sus mayores como verdadero, pues no tiene ningún juicio, ni suficientes conocimientos para hacer interpretaciones por sí mismo. Parte de la identidad, o veracidad de esa información que le llega temprana, probablemente la ponga en duda cuando llegue a una edad más avanzada, y puede que cambie la interpretación que hizo de ella, pero otra gran parte quedará arraigada y tendrá mucha influencia en su conducta durante toda su vida. Al aprendizaje y a los datos recibidos en los primeros años de vida, podríamos considerarlos como una programación externa, inconsciente y directa, y a los cambios que el individuo haga de la información que haya recibido, una vez alcanzada la edad adulta, podemos llamarlos, ajustes o procesos conscientes de auto reprogramación.

Si observamos nuestro comportamiento, nos daremos cuenta que antes de cumplir siete u ocho años, no somos conscientes de muchas cosas. Hay muchas pruebas y ejemplos de que esto es así. Hasta que un niño no empieza a tener razonamientos y deducciones propias, no se da cuenta de la realidad. Y para que haya razonamiento, tienen que aparecer determinadas capacidades del pensamiento, como la lógica, la deducción, la comprensión del espacio y del tiempo, la comparación y algunas otras reflexiones del pensamiento abstracto. Estas capacidades sólo aparecen, si el cerebro contiene ya un gran cúmulo de información, analizada y guardada en sus neuronas, y sabe o puede hacer uso apropiado de ella.

Podríamos decir que alcanzar un estado consciente, es como subir a la planta superior de una casa. Para llegar hasta ella, el cerebro tiene que construir una escalera, y subirla peldaño a peldaño, cada día de su existencia. Los materiales que usará para construirla, serán los datos, señales, información, experiencias, sentimientos, emociones, etc., que vaya adquiriendo día a día. A medida que vayan creciendo la información y las vivencias, irá teniendo el cerebro una visión más clara y amplia de lo que ocurre a su alrededor. A mayor número de peldaños subidos, mayor nivel de entendimiento, y por tanto también de consciencia.

Está demostrado que el estado consciente, unas veces está presente y otras no lo está, como cuando aparece un trastorno mental, o durante el estado de sueño, el estado de coma, o el de hipnosis, y también durante el efecto de la anestesia. Veamos a continuación, dos de estos estados, para comparar sus efectos.

El sueño y el coma

El sueño es un estado transitorio, normal y reversible, y, al parecer, imprescindible para el correcto funcionamiento del cuerpo. Aparece cuando cesan algunos procesos interactivos, entre la población de neuronas que mantienen la intercomunicación y las acciones de la conducta. Este cese de transmisiones e interacciones, se da por determinados cambios en los potenciales de acción de la actividad eléctrica, en los cambios en el tono muscular, en la inhibición del hipotálamo al dejar de producir hipocretinas u orexinas, y otras moléculas, y en la activación o inhibición de algunos otros neurotransmisores excitantes. También se produce por la desconexión de los dos grupos principales de neuronas, que hemos ideado como el yo externo, el que analiza e interpreta la información, y el yo interno, el que la guarda y la presta. Uno no proyecta señales, al estar cerrados los canales exteriores de información, y el otro no responde al no haber nada que dialogar.

Al parecer, el grupo del yo externo se desconecta de sus canales, que son los receptores sensoriales que recogen las señales del exterior. Los estímulos sensoriales, son aquellos que proceden de los cinco sentidos, y de algunos órganos internos. Es probable que las neuronas del yo externo, necesiten de un periodo de inactividad para reponerse, y para ello deben cerrar todas las puertas o conductos de acceso, a todos los demás grupos que puedan introducir algún estímulo sensorial, como aquellos que entran durante el periodo de actividad. El sueño es como una desactivación de todos los sistemas que mantienen activa la vigilia. El resto de la población de neuronas, y otras células que manejan procesos biológicos vitales, sigue funcionando en el periodo del sueño.

El sueño es tan importante para todos los animales superiores, en especial para los seres humanos, como el comer o el respirar. Si privamos a nuestro cerebro del sueño durante un tiempo prolongado, puede acarrearnos un trastorno mental e incluso la muerte.

El sueño es un misterio y esto trae mucha controversia entre sus estudiosos. Pero la pregunta que más se hacen es, ¿qué propósitos tiene el sueño? Uno de ellos, del cual podemos estar seguros, es el de que nos proporciona descanso muscular y cerebral, repone a las neuronas de energía y de otros elementos esenciales, y nos predispone para una nueva jornada de actividad. Pero debe haber otros propósitos aún desconocidos, y sumamente necesarios, como puede ser el crecimiento simultáneo de nuevas dendritas y su acoplamiento a la red global, y la regeneración de algunas neuronas. Es probable que el sueño sirva también, para que las neuronas se abastezcan de neurotransmisores, y otros elementos químicos que son guardados en sus vesículas, para tener suficientes reservas y poder trabajar con ellas en la siguiente jornada de vigilia. Este abastecimiento probablemente se haga por medio de transportadores lentos no electrónicos.

Se dice que en el proceso del sueño, intervienen unos grupos llamados relojes biológicos. A estos los describen como ritmos circadianos promotores de cambios físicos, mentales y conductuales, que se dan en los organismos biológicos, en un periodo de veinticuatro horas, y se cree que responden, principalmente a la luz que hace que nos despertemos, o a la oscuridad que nos induce al sueño. Esta teoría está muy aceptada, pero creo que no es definitiva, pues es muy probable que intervengan otros factores aparte de la luz. Yo mismo he comprobado que me puedo dormir profundamente a plena luz del sol. También algunos animales se duermen a plena luz del día si están cansados. En realidad un reloj biológico, no es más que una neurona ejecutiva, o un grupo de neuronas, que tal vez tengan la misión de producir un cambio o modulación, en algún determinado proceso, en un momento preciso.

También se dice que el sueño se compone de varias fases o etapas físicas. Las principales son el sueño REM, donde se producen movimientos oculares rápidos, y alguna otra actividad en determinadas zonas, y el sueño no REM sin movimientos oculares, con escasa actividad comunicativa y muy baja frecuencia del potencial eléctrico. Cuando estamos dormidos, y estamos en la fase del sueño llamado REM (rapid eye movement), se ha comprobado que los ojos se mueven, como si estuviéramos despiertos. En esta fase es cuando suele proyectarse en el cerebro algún ensueño, pues también se ha comprobado que durante la fase REM, hay actividad neuronal eléctrica más alta, en algunas zonas de la corteza y en otras zonas del cerebro. En esta etapa podemos hacer una observación. Si los ojos se mueven sólo cuando se produce una ensoñación, podemos deducir que estos están mirando hacia el interior, y tal vez lo hacen porque siguen los movimientos de las imágenes que se están proyectando en el ensueño. Si esto es así, las imágenes de los ensueños probablemente sean proyectadas en los núcleos, NGL y NGM, del pulvinar del tálamo, y por eso la ven los ojos, ya que el nervio óptico desemboca en esa zona.

El misterio del sueño está aún sin aclarar. No se ha comprobado que haya un grupo de neuronas ejecutivas, que ordenen se produzca la realización del estado de sueño. Este estado se da cuando concurren factores fisiológicos, químicos, alimenticios y psicológicos, como la producción del triptófano, que aumenta con la ingesta de algunos alimentos, produciendo relajación, o por la ausencia de las hipocretinas u orexinas, y con la participación de algunos otros procesos automáticos e independientes.

Algunos científicos suponen que uno o varios sub núcleos del conglomerado del tálamo, activados por grupos de neuronas especiales del sistema SARA y con la colaboración del núcleo hipotálamo, son los principales procesadores o reguladores de los estados de sueño y vigilia. Aunque podemos suponer que para pasar del estado de vigilia al del sueño, esos grupos interventores deben desconectarse de todos los receptores sensoriales, y también de las neuronas de la corteza.

Uno de los misterios del estado de sueño, son precisamente los ensueños, por no saber en qué lugar son proyectados y por qué motivo se producen, y por lo absurdos e ilógicos que suelen ser. Pero si partimos desde la base de que toda la información que guarda el cerebro, se encuentra almacenada y distribuida entre las neuronas de la corteza, debemos suponer que los ensueños son fabricados por algunas neuronas aisladas, o grupos de neuronas del bloque del yo interno, o inconsciente, que por alguna razón entren en actividad, y decidan ejercitarse creando pequeñas historias. Por lógica estas historias deben ser proyectadas en algún lugar, y este lugar pudiera ser una pantalla o escenario.

Debido a esos cien mil millones de neuronas que componen el cerebro, hasta los últimos días de vida de un ser humano, su cerebro mantendrá muchas neuronas vacías de información. Si una de estas neuronas vacías aloja en su día un nuevo dato, es lógico pensar que esa neurona construya nuevas dendritas, para comunicarse con sus neuronas vecinas, y alargue su axón para comunicarse a otros lugares lejanos. Y también es lógico pensar que haga un ensayo de transmisión sináptica, creando un ensueño, junto con otras neuronas vecinas, proyectándolo en un escenario o plató. Si esto es así, el momento más idóneo para hacer estos ejercicios, es durante el sueño, cuando las demás neuronas están en reposo.

Podemos suponer que la composición absurda de los ensueños, se deba a que son fabricadas por el grupo de neuronas del yo interno, inconsciente, y no participe el yo consciente que es el que presta atención, (en este caso el sub grupo pulvinar). Está demostrado que el pulvinar, es el sub núcleo que más conexiones tiene con la corteza y con todos los demás grupos. Si pensamos que el sub núcleo pulvinar, es similar al sistema operativo de un ordenador moderno, como sugirió Philip Johnson-Laird, en su libro *"Mental Models",* y este forma parte del yo externo, consciente, interpretando, distinguiendo, razonando y discerniendo, parece lógico que sea este sub núcleo, el que al final se de cuenta, una vez que se activa y se conecta a la red, que las imágenes proyectadas por las neuronas de la corteza, no eran reales, si no inventadas. Esta conectividad global, permite que se pueda conocer el ensueño.

Philip Johnson-Laird también sugiere, que *"la división entre procesos conscientes e inconscientes es el resultado del alto grado de paralelismo en el cerebro. Este procesamiento paralelo permite que el organismo desarrolle sistemas sensoriales, cognitivos y motores especiales que operan rápidamente, ya que muchas de sus neuronas pueden trabajar al mismo tiempo".* Esto parece querernos decir, que los dos bloques trabajan en paralelo e independientes, confluyendo sus acciones en la red global para obtener una meta común.

Se sabe, por registros efectuados con el EEG, que los ensueños no se recuerdan todos, sólo aquellos en los que el durmiente se despierta, o medio despierta, en el momento en que se está proyectando el ensueño. A todas las personas que les preguntemos, nos dirán que sabían que estaban soñando, porque se despertaron en ese momento. Por lo tanto, si no se conectara a la red global el grupo o grupos que completan e integran el estado consciente, no sabríamos que hemos soñado. El hipocampo también parece que interviene en ese momento, porque conserva el ensueño algún tiempo, en la memoria de corto plazo. El hipocampo es el que memoriza el ensueño, por lo que si algún ensueño no lo recordamos, será porque el hipocampo no estaba conectado al lugar de proyección en ese momento, y por lo tanto no pasó a la memoria de largo plazo. En este caso, podríamos deducir también, que el hipocampo se activa al mismo tiempo que se activa el yo consciente. Todo esto nos hace suponer que en los ensueños intervienen grupos y mecanismos paralelos e independientes.

Se ha demostrado mediante diferentes pruebas, que durante la fabricación de un ensueño se activan diferentes zonas del cerebro, pero es lógico pensar que hay algún grupo que no se activa desde el comienzo, pues si estuvieran activados todos ya no sería un ensueño sino un pensamiento. ¿Cuál puede ser este grupo, que no está activado cuando se produce un ensueño?

Se dice que el periodo del sueño llamado REM, es el momento en el que se realizan los ensueños. En este periodo, las ondas cerebrales son muy similares a las que se dan en el estado de vigilia, o sea, más altas que en el sueño no-REM. Está demostrado mediante el EEG, que en este estado, muchas partes del cerebro muestran actividad eléctrica, parecida a la que tenemos cuando estamos despiertos.

Si observamos un poco, parece que cuando soñamos la mayoría de las veces lo hacemos con imágenes y símbolos, pues casi no suele haber palabras. Es posible que se fragüen en la corteza occipital, aunque en las pesadillas haya más conexiones y reacciones de los motores del lenguaje. Y es obvio que si las imágenes de los ensueños se producen en las neuronas de la corteza occipital, para que sus historias puedan ser contempladas y grabadas, tienen que ser proyectadas en algún lugar. Este lugar de proyección, puede ser el mismo en el que se proyectan también todas las vivencias reales, que se dan en el estado de vigilia. Por ello es lógico insistir en que este lugar sea algo similar a un escenario, pantalla o plató.

Veamos otra idea que puede tener conexión con el origen de las ensoñaciones.

Durante el estado de vigilia, muchas de las cosas nuevas que estamos viendo, o que estamos leyendo, aprendiendo y experimentando, necesariamente están siendo recogidas y adoptadas, por neuronas que aún estaban vacías de contenido informático. Por lo tanto, estas neuronas principiantes, tendrán la necesidad de alargar sus axones y dendritas, para integrarse a la red global. Es la primera necesidad de las neuronas, puramente neurofisiológica. Esta operación de construir sus cables bioquímicos de enlace, probablemente la hagan durante el periodo de sueño, pues es cuando no hay actividad en la red, de los procesos generales de transmisión de la información cerebral. Es probable que estas nuevas neuronas que se integran a la red, necesiten hacer pruebas de ensayo, para comprobar su efectividad, y aprovechen el tiempo que dura el sueño, para crear escenas y proyectarlas en el hipotético escenario o pantalla.

En otro aspecto, está demostrado, por estudios y pruebas realizadas, que la asociación dual, esos dos bloques que hemos considerado como los dos yoes que sugiere Daniel Kahneman, suspenden toda su intercomunicación, sobre todo en el sueño profundo, pero no se suspende totalmente la corriente eléctrica, sólo cambian los ritmos y frecuencias e intensidades entre ellos. A este sueño se le llama también *"estado de frecuencia de ondas lentas"*.

En lo referente al sueño y a la idea de Daniel Kahneman, podemos añadir algo más, poniendo el ejemplo de lo que es una reflexión. Una reflexión en realidad no es más que un diálogo, en el que un yo evalúa las operaciones que hace el otro yo. Y en cuanto a esta idea de la existencia de dos yoes... ¿cabría la posibilidad de que haya un tercer yo? Pues este tercer yo, sería el personaje protagonista de los ensueños.

Ya hemos visto, que uno de los elementos de los que depende el funcionamiento integral del cerebro, y por supuesto el del estado consciente, es la electricidad con sus diferentes grados de frecuencia e intensidad. Se sabe que en el tálamo existen grupos de neuronas, que generan diferentes actividades rítmicas, debido a sus propiedades excitadoras e inhibidoras. Estas neuronas, en el sueño profundo emiten ritmos muy lentos hacia la corteza, (menos de 4 hercios de potencia eléctrica) y los ritmos suelen cambiar según la etapa del sueño. Se sabe, por las pruebas hechas con el electro encefalograma, EEG, que durante el sueño profundo, las neuronas de la corteza casi no tienen actividad, y durante el sueño no profundo, el llamado REM, algunas zonas entran en actividad. Esta actividad probablemente es la que produce los ensueños. Esto puede ser una prueba, de que estas dos zonas, corteza y tálamo, sean, como hemos apuntado, las principales entidades de todas las que intervienen en la aparición o puesta a punto del estado al que llaman el consciente. Cuando están inactivas, no enlazadas y funcionando en un determinado sistema, estamos dormidos y en estado inconsciente, y cuando están enlazadas y en plena comunicación y sintonía, estamos despiertos y en estado consciente.

Si existe una pantalla en algún lugar del cerebro, por lógica esta debe estar también directamente relacionada con el estado de sueño, pues para que el cerebro pueda alcanzar el estado de sueño, es imprescindible que cierre los párpados, para que no pueda entrar ninguna señal. Podemos observar, que es imposible que una persona pueda dormir con los ojos abiertos, salvo en momentos especiales como en estado hipnótico o en el sonambulismo. En estas dos excepciones, parece que el yo inconsciente (las neuronas de la corteza) actúa por su cuenta, saltándose al grupo del yo consciente por algún sistema de puenteo.

El hecho de que tengan que estar cerrados los ojos, puede significar que el núcleo NGL, sea el lugar de proyección de señales, pues mientras los ojos estén abiertos, no cesará la llegada de imágenes, y mientras haya imágenes habrá actividad general, y por consiguiente no podrá darse el estado de sueño. Los ojos son como el objetivo de una cámara abierta y encendida. La vista es uno de los instrumentos que usa el grupo al que hemos llamado el yo externo, y esto nos puede hacer pensar que el yo externo pudiera ser un regulador de la consciencia.

Sería importante saber cuál es el mecanismo escalonado o súbito, que realiza esta desconexión que provoca el estado del sueño. Si es la formación reticular la que corta el flujo eléctrico, si es la corteza que se desconecta del tálamo, para no recibir ningún tipo de señales de este, o si es el tálamo el que se desconecta de los sentidos y de la corteza, para no recibir estímulos como recuerdos, sugerencias, avisos, deseos o ensoñaciones. Parece que el sueño es como un apagado total, que se hace con una llave general. Es probable que sea el tálamo (el yo consciente) el que tiene la llave y la apague por la necesidad de desconectarse de los proveedores de señales, y al mismo tiempo, desconectarse también de las neuronas motoras, para que los músculos no puedan mover el cuerpo, y así propiciar el descanso.

Si el conglomerado de tantos sub núcleos, como son los que componen el tálamo, actúa como estación central de interconexiones, y es como un procesador general de la actividad comunicativa cerebral, como señala el doctor Ignacio Vergara, debemos suponer también que este núcleo es el que más trabaja de todo el cerebro, pues soporta todo el peso del tráfico de la información y de la acción, durante el tiempo que dura el estado de vigilia. En cambio, las neuronas de la corteza parece que trabajan menos, pues la mayoría siempre están en reposo, a la espera de que le corresponda enviar su dato a la pantalla. Hay neuronas en la corteza que pueden tardar años en proyectar el dato que tienen en su poder. Por lo tanto, podemos deducir que el sueño se produce para que descanse mayormente el tálamo, que es el que en más procesos interviene, y también lo hagan los músculos de la acción y la locomoción consciente y voluntaria. Este descanso debe ser de una necesidad imperiosa, para reponerse y poder afrontar las siguientes horas de nueva actividad.

Por otro lado, recordemos que el hipotálamo es el núcleo que proporciona la hormona hipocretina u orexina, que es el péptido o neurotransmisor necesario para que se produzcan las sinapsis, y por consiguiente el tránsito de la información. La orexina o hipocretina es imprescindible para mantener el estado de vigilia, pues está demostrado que cuando este péptido no está presente y circulando por la red, no se producen las sinapsis, y por la falta de este péptido, se da una anomalía llamada narcolepsia, que es un tipo de sueño diurno, involuntario e inoportuno. En este caso, también podríamos pensar que pueda ser el hipotálamo, el que inicie y mantenga el sueño, al dejar de producir orexinas. Si no hay orexinas circulando, no hay intercomunicación entre las neuronas, y por lo tanto decae la actividad.

Sabiendo todo esto, y volviendo a la idea de que exista un hipotético escenario o pantalla, hagamos otra analogía, para intentar extraer alguna conclusión, de lo que ocurre en esta fase del sueño REM, en la que suelen darse los ensueños, algunos con extrañas y absurdas pesadillas.

1-. Un haz de fibras del rafe o del locus coeroleus, (neuronas pertenecientes a la formación reticular) con sus largos axones independientes, pueden activar con sus impulsos eléctricos algunas zonas de la corteza y algunos sub núcleos de la zona límbica, pero no activan el grupo del yo consciente, ni a las moto neuronas que enervan los músculos voluntarios y locomotores. Por lo tanto los párpados están en reposo y cerrados, y es de suponer que otros grupos también estén desconectados.

2-. Al activarse algunas neuronas de la corteza, por medio de las pulsaciones adecuadas de los axones del sistema SARA, estas empiezan a trabajar, empujadas por la energía recibida, fabricando historias e imágenes correspondientes a un improvisado ensueño.

3-. Las neuronas que fabrican las imágenes de los ensueños, producirán potenciales eléctricos, y las proyectarán en algún lugar. En este caso es lógico pensar que haya un escenario o pantalla, para que las imágenes fabricadas, sean presentadas en este escenario o pantalla. Esta pantalla podría estar, como hemos dicho antes, en los núcleos geniculados del pulvinar del tálamo, y encenderse al proyectarse el ensueño. Si no hay una pantalla, ¿en qué otro lugar podrían proyectarse las imágenes que están siendo fabricadas por las neuronas de la corteza?

4-. Si las escenas se están proyectando en una pantalla, supongámosla situada en el NGL, y los ojos tienen la facultad de mirar hacia dentro, hacia el núcleo geniculado, a través del nervio óptico, los ojos estarían viendo también las escenas del ensueño, y tal vez por esa razón se mueven, produciendo el llamado movimiento REM. Recordemos que al núcleo geniculado lateral, están conectados los ojos mediante el nervio óptico, y este nervio puede servir como una especie de circuito de retroalimentación, (cables de ida y vuelta) provocando el movimiento REM.

5-. A esto podemos añadir, que si la amígdala también ha sido activada por el sistema SARA, también estaría viendo lo que esté ocurriendo en la proyección, pues cuando las escenas del ensueño proyectadas son de miedo o peligro, la amígdala inyectará hormonas del miedo, creándose un alto grado de excitación. Es el caso y el momento, en el que un ensueño se convierte en pesadilla.

Veamos otro ejemplo relacionado con los ensueños, concretamente en el caso de que se produzca alguna pesadilla.

Cuando estamos dormidos, podemos ver que el yo o grupo que siente y experimenta, al que podemos llamar también el observador o el vigilante, (el consciente) se encuentra desconectado de toda señal, externa e interna; no ve, no oye, no siente dolor, ni experimenta emoción, sentimiento, o alguna otra sensación. Y así mismo se encuentran, la mayoría de los otros núcleos y músculos, que están en reposo. No hay casi actividad neuronal ni muscular, y las ondas eléctricas son de muy baja frecuencia. El sistema de comunicación y de la locomoción, está en estado de total relajación y reposo.

Si mientras dormimos surge un ensueño, por deducción lógica debemos pensar que está siendo fabricado por las neuronas de la corteza, ya que estas son las que disponen de imágenes, palabras y vivencias (el grupo que cuenta cosas)..

Recordemos que las neuronas pueden actuar como cámaras de video, y estas no sólo contienen imágenes y las transfieren, sino que solas o en colaboración con otras, también pueden fabricar y componer historias ficticias. Esta capacidad que tienen las neuronas de la corteza de fabricar historias, podemos verla claramente también durante el estado de vigilia, cuando el grupo del cerebro que compone el discurso, cuenta un cuento, o una historia ficticia inventada por él mismo.

Si el ensueño es relativo a una pesadilla, solemos gritar y lo más usual es que nos despertemos agitados. La pregunta lógica que surge aquí es, ¿por qué gritamos si lo que está ocurriendo no es real, sólo es una escena visual interna e inventada, como una película proyectada en algún lugar del cerebro, por neuronas videocámaras de nuestra propia corteza? Si observamos este proceso, es lógico pensar que haya un grupo, que sea el que distingue lo irreal de lo real, y este debe ser el yo externo que conforma el estado consciente, pero no está activado o presente durante el ensueño. Toda la agitación está centrada en los grupos que manejan la química que producen las proyecciones del ensueño pesadilla. El yo consciente, por lógica, debe estar desactivado y desconectado, pues en el momento en que se activa y se conecta a la proyección, se produce el despertar total, y este yo consciente es el que está constatando que lo que se estaba proyectando, corresponde a las escenas de un ensueño.

De acuerdo a esta idea, el proceso sería el siguiente: la amígdala siempre reacciona automáticamente, no a lo que aparezca en los ojos, si no a lo que aparezca en una pantalla, porque está conectada a ella y no a los ojos, y su misión es inyectar hormonas correspondientes a lo que se esté proyectando en la pantalla, sin tener en cuenta de donde proceden las señales. Esto tiene lógica, pues vemos que también inyecta hormonas del placer, cuando la ensoñación es placentera aunque tampoco sea real, como por ejemplo en el caso de una ensoñación de tipo amoroso o sexual.

Ya vimos anteriormente, que el miedo y el placer, se producen por una reacción físico-química de la amígdala. Pero para que este núcleo de la zona límbica, reaccione ante la aparición de las imágenes correspondientes a una pesadilla, inyectando hormonas del miedo, debe estar contemplando lo que está sucediendo en la historia que está proyectando el ensueño, pues si no lo contemplara no habría ninguna reacción. Y si la amígdala está contemplando escenas de una historia onírica, es lógico pensar que las escenas estén apareciendo en algún lugar interno, pues la amígdala no está conectada a los ojos, ya que los párpados están cerrados.

¿Cómo es posible que un núcleo de neuronas, que está alejado de las neuronas que fabrican el ensueño, pueda ver que hay un peligro para el yo que siente la pesadilla del ensueño, y por consiguiente, actúa accionando un mecanismo de alarma, como si lo que está sucediendo en el ensueño fuese real? La respuesta más lógica, es la de suponer que las neuronas que fabrican el ensueño, lo están proyectando en un escenario o pantalla, y la amígdala reacciona siempre a lo que se muestre en esa pantalla, sin saber si lo que se proyecta en ella es real y procede del exterior, o es ficticio, fabricado e inventado por las neuronas de la corteza. Sus reacciones emanan siempre de las señales que aparezcan en las proyecciones, sean reales o no.

Y si vemos que la amígdala desencadena una emoción, porque reacciona ante la proyección de unas imágenes de peligro, ya sean estas reales o ficticias, y vemos que el hipocampo graba tanto lo real como lo ficticio, esto nos quiere decir que ninguno de estos dos núcleos son conscientes por sí mismos, y sólo reaccionan automáticamente a lo que aparezca en las proyecciones. Si fueran conscientes por sí mismos, se darían cuenta cuándo una proyección es real, y cuándo es ficticia.

También podemos ver que el hipocampo no distingue si las imágenes son reales o irreales. Tal vez por esta razón, cada persona graba en su memoria, distinta interpretación de una misma señal o información, pues la definición la extrae, de la interpretación que ya haya sido dada por el núcleo particular (el yo consciente) que interpreta y analiza las señales.

Con estas observaciones, es lógico pensar que hay un núcleo que es el que se da cuenta de todo lo que está pasando, en el interior de nuestro cuerpo y en el exterior, y es el que sabe qué escenas son internas, y ficticias, y cuáles son externas y reales. Y esto nos llevaría a pensar también, que los grupos inconscientes sólo ven lo que ocurre en las proyecciones, y el grupo al que llamamos el yo consciente, es el que ve y observa lo que ocurre en las proyecciones del interior y también en las del exterior o del entorno. Los grupos inconscientes del yo interno, estarían conectados sólo al escenario o pantalla, y el yo consciente externo lo estaría a la pantalla, y al mismo tiempo al exterior o medio ambiente, a través de los receptores sensoriales. Si esto es así, esta idea nos reafirma que los grupos inconscientes no están conectados a los receptores sensoriales, y si no lo están, por deducción debemos pensar que están conectados a un lugar global situado en el interior del cerebro.

Si esto es así, cuando se activa el núcleo del yo de asuntos exteriores, es cuando estamos plenamente conscientes de la realidad. Es probable que este grupo sea el único que sabe interpretar lo que es real y lo que es ficción, y lo hace cuando está conectado a los receptores sensoriales, a la corteza, a los núcleos auxiliares y al lugar de proyecciones. Pero lo importante aquí, es saber cuál es y dónde está este núcleo. Según la opinión de algunos científicos modernos, este puede ser uno de los sub núcleos del tálamo, o una de sus sub divisiones. Esto es muy probable que así sea, ya que este conglomerado del tálamo, es el más grande de la zona central del cerebro, y está conectado con la corteza, y con casi todas las demás zonas, a través de miles o millones de axones de ida y vuelta. Tengamos en cuenta, que aún falta mucho por saber cuales son todas las funciones que desarrolla el tálamo.

Desde hace algunos años, los científicos y neurocientíficos que estudian los mecanismos cerebrales, están viendo al conglomerado del tálamo con más interés, si observamos todos los estudios que algunos de esos científicos han hecho de él.

La siguiente es una relación de autores de renombrado prestigio, que han escrito libros y presentado artículos académicos sobre la intervención del tálamo en los procesos generales del cerebro.

- Kaufman y Rosenquist, 1985.
- Dr. Ignacio Vergara García, hospital San Juan de Dios de Bogotá, Colombia. (Los síndromes de lesión talámica1986-1989).
- Towns et al., 1990.
- Contreras et al., 1997.
- Llinás et al., 1998.
- Schiff y col., 2007.
- Jones, 2009.
- Saalmann et al., 2012.
- Baker et al., 2014
- Giulio Tononi y Christof Koch, 2015

Otra prueba de que tal vez exista una pantalla o plató en el interior del cerebro, podemos verla también si observamos a las personas que padecen esquizofrenia, pues cuando oyen voces interiores y actúan según les ordenan las voces, es porque el grupo del yo consciente no está conectado al sistema global comunicativo. Es obvio que en los esquizofrénicos, no hay una conexión precisa entre los dos yoes, y por ello no se produce el diálogo confirmativo que se da en el estado consciente total. En este caso, el resto de núcleos sí estarán conectados, y actuarán como si estuvieran despiertos, pero sin la intervención del grupo del yo consciente. Y por ende, toda la conducta del esquizofrénico, se derivará de lo que aparezca en la pantalla, al no existir la observación, interpretación e intervención del yo consciente. En este caso, el esquizofrénico actúa en el estado de vigilia, como si estuviera interpretando un ensueño, o sea, desconectado de lo que ocurre en el exterior.

En esta situación, todos lo núcleos auxiliares de la zona límbica, las neuronas de la corteza y las neuronas motoras, siguen activas y conectadas a la red, pero están actuando sin la supervisión o participación del grupo de neuronas que conforman el yo consciente. El grupo de neuronas del yo consciente está desconectado o inactivo, y por ello todas las acciones absurdas y descontroladas de la conducta del esquizofrénico, son inconscientes.

Tengamos en cuenta que las neuronas de la corteza, son las que fabrican las ideas, las fantasías, las mentiras, los ensueños y otras supuestas historias e irrealidades, pues son las que poseen toda la información. Y al no intervenir el grupo consciente, las neuronas motoras actúan de acuerdo a lo que aparezca en las proyecciones inconscientes. Al no intervenir el grupo que integra el estado consciente, para supervisar, aclarar y corregir anomalías en los procesos, cualquier cosa puede hacer una persona esquizofrénica, por muy absurda que esta sea.

Esto mismo puede ocurrir también, en las personas que padezcan trastorno bipolar, cuando sufren una crisis de hipermanía, acompañada de psicosis. Y a estos y a otros trastornos psiquiátricos, podemos verlos como una prueba, de que los procesos de la intercomunicación y su implicación en la conducta, se mueven siguiendo las señales que aparezcan en un escenario o pantalla, sean estas reales o ficticias. Sólo si todos los núcleos que intervienen en la intercomunicación y en la acción, están activos y conectados y funcionando en perfecta sincronía, se pueden dar en la personas un comportamiento consciente o correcto. Por lo que podemos deducir que para que se de el estado consciente, deben estar activados y conectados e integrados a un punto central, todos los grupos, sub grupos, formaciones y terminaciones sensoriales del sistema nervioso del encéfalo (cerebro) que actúan en el estado de vigilia, tanto los ejecutivos como los motores.

Si analizamos todo lo expuesto sobre los diversos procesos, y la acción que ejercen sobre los diferentes núcleos del cerebro, podemos extraer la siguiente deducción:

"No hay una neurona o grupo de neuronas, que tenga el poder único y supremo, de dirigir todos los actos del ser humano. Es lógico suponer, que todas las neuronas que participan en los procesos de la intercomunicación cerebral, obedecen a un plan general previsto, integral, comunitario, automático".

IX

¿Quién manda en el cerebro?

Entre las neuronas que conforman la población del cerebro del sapiens, parece que hay pocas divergencias de actuación. Es como un hormiguero en el que todos sus habitantes actúan de acuerdo a su misión asignada por los genes, y entre todos forman una cadena para conseguir una meta global.

Autocracia o democracia

Para saber si un ser humano actúa mediante una orden, debemos saber de dónde sale esa orden, por qué la da y cómo la trasmite al equipo locomotor. También debemos primero preguntarnos si todas las neuronas dan órdenes o sólo las da un grupo especial de neuronas.

¿Por qué podemos decir que la población de neuronas, del cerebro de los sapiens, se rige bajo un sistema democrático casi perfecto?

Si observamos un poco, veremos que toda asociación de seres animales, sea del tipo que sea, necesita unas reglas o un sistema para poder llevar a cabo la realización y consecución de sus actividades, y sus necesidades de convivencia en armonía. Y también podemos observar, que en casi todas las asociaciones que se forman entre individuos del reino animal, suele haber una jerarquía y un estatus entre ellos.

Ahora imaginemos que en el gobierno de una nación, con su sede en un edificio o palacio central, gubernamental, todos sus miembros estuvieran conectados, y realizaran sus reuniones por medio un sistema de videoconferencia, y expusieran sus acuerdos y resoluciones en una pantalla. E imaginemos que todos los ciudadanos de esa nación, también estuvieran conectados a esa pantalla mediante dos cables, uno para observar todo lo que hacen y dicen los miembros del grupo de gobierno, y otro para que cada ciudadano pudiera expresar su opinión personal. ¿Podría llevarse a cabo un sistema político operado por procesos electrónicos? Sería ideal, pero entre seres humanos tal vez no se pueda llevar a cabo en la actualidad. En cambio entre la población de neuronas que habitan dentro de un cráneo, sí podría ser plausible.

En la población de neuronas que constituyen el sistema nervioso, no parece que haya diferencias en el nivel y en el poder, en cuanto a jerarquía y gobernanza. El cargo y misión de cada neurona dependerá de su anatomía, de su posición o su pertenencia a un determinado grupo, de los neurotransmisores asignados, los potenciales de acción, y del tipo de información, más o menos importante, que tenga en su poder. Por lo que podemos suponer, que todas las neuronas y grupos que pertenecen al sistema nervioso, tienen el mismo rango y el mismo poder de decisión. Sólo hay neuronas con diferentes especialidades e influencias, adquiridas por determinados procesos o circunstancias, y en su mayoría funcionan con sistemas de reacción automática, y actúan de acuerdo a su misión.

Es muy difícil comprobar que haya en el cerebro del sapiens, una neurona o un grupo, que sea el único que de todas las órdenes a los demás, y este sea el que dirija todos los actos de la conducta. Lo que pudiera ser posible es que haya neuronas que actúen más rápido que otras, porque hayan sido más ejercitadas y sean más insistentes, y por lo tanto más influenciables. También es lógico pensar, que haya un núcleo o grupo, como el que hemos catalogado como el yo externo, que actúe no como jefe único y supremo, sino más bien como observador, filtro y mediador, intérprete y corrector, y este sea el que analice, corrija, opine y proponga hacer cambios, cuando estos sean necesarios. Este yo o grupo de neuronas tal vez pueda conseguir, mediante razonamientos, juicios y discernimientos, que se constituyan nuevas neuronas con nuevas instrucciones, y estas sean las que promuevan los cambios necesarios, imponiéndose a las que ya hayan adquirido mucha influencia.

Antes de describir teóricamente, la dinámica democrática que al parecer usa el cerebro en sus procedimientos, veamos lo que nos dicen las definiciones del diccionario de la RAE, sobre las palabras autocracia y democracia:

Autocracia es, *"Una forma de gobierno en la cual la voluntad de una sola persona es la suprema ley"*.

Democracia es, *"La participación de todos los miembros de un grupo o de una asociación, en la toma de decisiones"*.

La definición que nos da la RAE de la palabra democracia, no podemos aplicarla a los grupos de animales que viven en manada, pues casi todos tienen un jefe que dicta órdenes, o impone su fuerza a los demás, ya que estos no pueden usar la palabra. Tampoco se puede aplicar al pie de la letra, a las poblaciones o asociaciones que constituyen los homos sapiens, pues la mayoría de sus miembros no participan en la toma de decisiones. Estos pueden votar y opinar, pero su voto no es definitivo en algunos sistemas, y su opinión personal no tiene ningún poder de decisión, en los aspectos gubernamentales del día a día.

Si observamos a los países con sistemas democráticos, veremos que hay una gran variedad de fórmulas y procedimientos de elección de sus jefes o mandatarios. En unos hay dos votaciones en cada legislatura; en una ocasión se vota por los candidatos a la presidencia, (llamadas elecciones presidenciales) y en otra se vota por los diputados del congreso (llamadas elecciones legislativas).

En otros países, se vota una sola vez por uno de los partidos políticos, y luego entre todos los partidos forman el gobierno, si el ganador no ha conseguido mayoría absoluta de votos. En estos sistemas, podríamos decir que el voto de los ciudadanos, no tiene el poder directo de decidir quién debe ser el próximo mandatario, pues esto lo deciden los partidos políticos y sus diputados una vez constituido el congreso. En otros países hay una segunda votación, llamada segunda vuelta, para elegir a uno de los dos candidatos más votados en la primera vuelta.

Es evidente la multiplicidad de corrientes, ideas y opiniones, que propician los cerebros de los homos sapiens, al aplicar la democracia, con la creación de partidos políticos, asociaciones y plataformas. Debido a esa diversidad de opiniones y del número de partidos políticos, en ocasiones excesivo, es por lo que se dan tantas desavenencias, en la convivencia política de los homo sapiens.

En cambio, la población de habitantes neuronales del cerebro, forman una asociación tan acoplada, sistematizada y tan estricta y bien organizada, conseguida minuciosa y laboriosamente a través de muchos miles de años, que podemos verla como la representación de un sistema de democracia ideal o casi perfecta.

Henry Markram, director y fundador del proyecto Blue Brain, en la École Polytechnique Fédérale de Lausana, Suiza, dijo estas frases, refiriéndose al sistema operacional del cerebro:

"El cerebro es una empresa, donde la neurona es el modelo más eficiente de democracia. En realidad, no hay un nodo ni nodos jefes: cada nodo manda cuando es el que más información tiene, y la jerarquía cambia cada milisegundo, según quien tiene más datos para actuar".

Un nodo es un grupo de distribución de información dentro de una red, como puede ser la de internet. ¿Pero cómo llevan a cabo las neuronas este sistema de democracia casi a la perfección? Es lógico pensar que actúen mediante procesos sistemáticos, con una mecánica global automática preestablecida.

La mayoría de los habitantes de los pueblos, ciudades y países que conforman el planeta Tierra, han decidido en las últimas décadas, que la mejor manera de convivir es bajo un sistema de gobierno llamado democracia. Pero viendo cómo se están comportando la mayoría de las democracias, este sistema parece estar aún muy lejos de su perfección. Según mi opinión, para que una asociación pueda convivir con un sistema de gobierno que se acerque a la perfección, debe tener muy pocas diferencias de opinión entre sus componentes, y llegar a conseguir acuerdos con facilidad. La diversidad de corrientes ideológicas, sus intereses de todo tipo o el ego de algunos de sus componentes, hace que sea más difícil llegar a acuerdos o consensos entre los políticos. La historia nos está demostrando, que a mayor cantidad de partidos y mayor diversidad de ideas y opiniones, mayor es la dificultad para llegar a consensos.

Para que una población de seres, de las que conformen una determinada sociedad (pueblo, ciudad o país), puedan convivir bajo un sistema democrático casi perfecto, tendrían que participar, en todas las asambleas y reuniones relativas a la gobernanza, todos los individuos que tengan alguna injerencia en la administración y en el mantenimiento del orden, dentro de su territorio. Esto es muy difícil de conseguir, o casi imposible en los seres humanos, dado el tamaño de sus estructuras físicas, y los movimientos para desenvolverse en su medio ambiente. Pero entre las neuronas ejecutivas y ejecutoras del cerebro, puede ser posible esta fórmula, porque sus componentes son muy pequeños, casi no se mueven y están muy cerca unos de otros; además todos están enlazados a través de esa inmensa red de axones y dendritas, que forman la red del cableado global.

Podemos decir también que una población compuesta por seres humanos se mueve y se desarrolla por lo que sabe y puede hacer cada uno, y lo aporta a la comunidad. Y lo mismo se puede decir de una población compuesta por neuronas; esta se mueve y se desarrolla por la información que contiene cada una, y la aporta a las necesidades de todo el conjunto de células que constituyen el cuerpo biológico. Por consiguiente, la vida de todo ser biológico se deriva de la información que contienen sus genes por la herencia, y de la que adquieren sus neuronas durante su existencia.

Al parecer, las neuronas del cerebro no tienen intereses personales, ni necesidad de imponer su opinión, ni actuar por capricho, pues eso las llevaría a un caos o anarquía. Es lógico pensar que todas las neuronas están entrenadas para actuar bajo un mismo sistema, sujetas a una estructura, a unos programas y a unas normas únicas, automáticas, autogeneradas y predispuestas en cadena por los genes. No obstante, aunque la población de neuronas, esté encadenada a un sistema, y todas estén incrustadas y conectadas a una red global, es probable que algunas de ellas, sí tengan la oportunidad de ser más influyentes que otras, en determinadas decisiones y acciones de la conducta diaria, si han adquirido más fuerza o son más insistentes por estar más entrenadas. Estas neuronas podríamos decir que son más poderosas e influyentes que otras, en cuanto a algunas acciones o reacciones de la conducta.

Si observamos detenidamente, veremos que en el cerebro de un recién nacido, no hay ninguna neurona o grupo de neuronas que tenga el mando de sus acciones; sólo hay algunos grupos de neuronas que funcionan automáticamente, con sistemas preestablecidos, como son los grupos de neuronas motoras y las que actúan en algunos procesos sensoriales de percepción, pero todas las demás, o aquellas que intervendrán algún día en las acciones de la conducta, aún no tienen entrenamiento ni misión asignada.

Para que un cerebro pueda tomar una decisión, por sí mismo, debe poseer un grupo de análisis e interpretación, y otros grupos que guarden abundante información. Este conjunto, trabajando en coordinación sincrónica, llegará a determinar cuándo y por qué se debe tomar una decisión. Podemos considerar que antes de determinada edad, el mando de la conducta del cuerpo de un infante, lo tienen sus cuidadores, madre, padre o tutor, y este durará un periodo de varios años. Pero una vez que esos infantes con sus grupos de neuronas predispuestas, van adquiriendo información, experiencia y entrenamiento, querrán actuar por sí mismos, en algunos asuntos personales y de muchos de los de su medio ambiente.

En la vida diaria de cada ser humano adulto, se dan innumerables situaciones que deben ser resueltas por los grupos de neuronas ejecutivas y ejecutoras de su cerebro. Algunas de estas situaciones pueden ser urgentes, y en estos casos, las neuronas que más y mejor información tengan sobre una situación, serán las que deberán actuar, ejecutándola de inmediato. Otras situaciones, no urgentes ni peligrosas, pueden tardar en resolverse, proyectando determinadas neuronas posibles soluciones, que en algunos casos pueden ser modificadas, aplazadas e incluso desechadas.

También podemos decir que cuando hacemos planes para el futuro cercano o lejano, quienes intervienen en la planeación, son las neuronas que guardan información, y lo hacen de acuerdo a la información que poseen. Cuando hacemos planes, las neuronas ejecutivas o asesoras que tienen información los sugieren, de acuerdo a una necesidad o deseo, y otras neuronas motoras, los ejecutan. No se pueden hacer planes si no intervienen en ellos, neuronas que tengan conocimientos y experiencias. Los planes dependerán de las circunstancias, de lo que aporten las neuronas asesoras internas, y a veces de lo que aporten también algunos personajes asesores externos.

La mayoría de las decisiones, generalmente se toman por reacción a lo que está ocurriendo en el entorno de cada persona, o de acuerdo a los mensajes que proyectan determinadas neuronas del yo interno o inconsciente (neuronas archivo).

Aquí es donde puede ser que las neuronas influyentes poderosas, sobre todo aquellas que sean más persistentes y tengan mejor información, sean las que inclinen la balanza hacia una determinada decisión. O también un grupo de neuronas puede haber tomado la decisión de adoptar una creencia o ideología, y ese grupo se resistirá a cambiar de decisión. En casos excepcionales, algunas neuronas pueden llegar a crear estados obsesivos, porque insisten persistentemente en presentar sus deseos e influencias, proyectándolos antes que otras. Estas neuronas son las que crean los llamados trastornos obsesivos o de la personalidad.

Haciendo una deducción lógica, es fácil suponer que la orden de ejecutar cada movimiento y acción, que realice una persona, ha de estar relacionada con determinados factores, como la situación, el momento, la necesidad, la urgencia, etc., de ejecutar dicha acción. Pero en el cerebro, es de suponer que estos movimientos y acciones, no las ordene un solo grupo o jefe supremo, sobre todo en determinadas situaciones o momentos precisos, sino que sean ejecutados unas veces por un grupo de neuronas, y otras por otro grupo, según lo exija cada situación o asunto a decidir. En la asociación de neuronas que constituyen el sistema nervioso, concretamente en el departamento del cerebro, es probable que se de un proceso o característica especial, conformada por la conjunción de sus diversos grupos y redes neuronales.

La idea de una asamblea

Podemos asegurar, sin caer en el error, que una sola neurona, normalmente es un ser con un poder muy limitado. Pero cuando se unen cien mil millones de ellas, su poder puede llegar a ser capaz de constituir y accionar un cerebro, con tanta eficiencia como la que tiene el cerebro de la especie homo sapiens.

Es lógico suponer que toda interacción que ocurra en un cerebro, con la llegada de cada señal procedente del medio ambiente, o de algún receptor sensorial interno, proporcionará una experiencia personal, y con cada experiencia se iniciará un proceso de interpretación, aprendizaje y memorización. Se sabe que este proceso, automático, secuencial e inconsciente en principio, se inicia a partir de un primer receptor y emisor sensorial, y continúa a través de un recorrido por varios grupos neuronales, en línea directa y probablemente también en paralelo, terminando su recorrido en otro receptor destinatario final, situado en una zona de la corteza. Este último receptor se convierte en contenedor o custodio (memoria) de cada dato, señal y experiencia que le sea asignada.

Hemos visto que cada una de los cientos de millones de neuronas, que componen la corteza de cada ser humano, tiene en su poder uno o varios datos, con la consigna de aportarlo en el momento que sea preciso y necesario, y también hemos visto que otros cientos de millones de neuronas, se encargan de impulsar los motores que ejecutan los movimientos y las acciones de cada ser humano. Para que estas neuronas poseedoras de datos, sepan cuándo y cómo aportar su dato, y las motoras y ejecutoras de movimientos y acciones, sepan cuándo y cómo ejecutar sus acciones, tanto las unas como las otras, tienen que estar viendo, oyendo y sintiendo, todo lo que le ocurre, segundo a segundo, a ese ser humano, y estar entrenadas para hacerlo.

Podemos suponer que una de las mejores maneras de hacerlo, sería que esas neuronas estuvieran conectadas directamente a los ojos, a los oídos, a determinados puntos de la piel, y a los receptores sensoriales internos. Pero estas conexiones de cables directos no parece que existan, pues no hay pruebas de ello. Luego si estas neuronas, ejecutivas y ejecutoras, no disponen de un cable directo a los receptores que capturan las señales, lo más lógico es que pensemos que deben estar conectadas a un lugar central de proyección, en el cual los receptores sensoriales proyecten en ese lugar todo lo que estén captando, segundo a segundo, y desde ese lugar de proyección se deriven las acciones. En este caso podríamos deducir que el sistema debe estar compuesto de dos partes. Por una parte, las neuronas que recogen las señales (grupo ideado como el yo externo), las proyectarían en una pantalla, y las neuronas ejecutivas y ejecutoras (grupo del yo interno) actuarían en concordancia con lo que apareciera en esas proyecciones.

Si aceptamos que cada neurona es similar a una videocámara, y creemos en la existencia de una pantalla, de proyección central y global de todo cuanto le acaece a un ser biológico, podemos pensar también, que todas las neuronas que constituyen el sistema receptivo, el comunicativo, el ejecutivo y ejecutor, forman una enorme red, similar a la formada por la que hoy conocemos en computación como internet. En este caso, podemos imaginar que como es una red formada por seres vivos, es posible que sus procesos funcionen como una asamblea permanente, actuando durante las horas de vigilia. Este estado de intercomunicación, se llevaría a cabo forzosamente mediante un sistema similar a la celebración de una videoconferencia permanente, constituida por las neuronas y grupos participantes.

Una posible prueba de que el cerebro tal vez funcione con un sistema asambleario, nos la da la existencia de esos billones de cables, y conexiones que constituyen la masa blanca, que sirve de enlace entre las diferentes zonas y núcleos del cerebro, (bloque de procesos externos y bloque de internos) y que funcionan con corriente eléctrica. ¿O que otro nombre y descripción deberíamos darle? A esa masa blanca, que es el color de la mielina que envuelve a los axones y dendritas de las neuronas de la masa gris, le han llamado el conectoma. Esta red se está estudiando minuciosamente como se hizo, y se sigue haciendo, en el estudio de los genes.

Hay un proyecto en marcha, lanzado en julio del 2009 por los Institutos Nacionales de la Salud, de los Estados Unidos, llamado Proyecto Conectoma Humano (HCP), con el objetivo de construir un mapeo de la red neuronal, que proporcione una compilación de datos, tanto a nivel anatómico como funcional del cerebro. Esto puede dar la oportunidad de navegar por el cerebro, y sacar mejores conclusiones sobre sus comportamientos y facilitar datos sobre sus diferentes trastornos. También está el proyecto Blue Brain, aunque este sólo trata de una parte de la red.

Según las primeras pruebas extraídas del proyecto conectoma HCP, los expertos sugieren que el comportamiento de cada persona, está relacionado en parte con la arquitectura del cableado de su cerebro. Una de las ramas del proyecto HCP, liderada por el ingeniero biomédico Stephen Smith, de la universidad de Oxford,

Reino Unido, publicó una base de datos, de diferentes conectomas de cerebros en estado de reposo, de 460 personas entre 22 y 35 años de edad, con características similares como la edad, historial de consumo de drogas, estatus socioeconómico, rasgos de personalidad y diferentes pruebas de inteligencia. Encontraron que las personas con más educación, mejor resistencia física y con memoria por encima de la media, tenían sus cerebros más fuertemente conectados, que los que consumían alcohol, tabaco, tenían comportamientos agresivos y otros rasgos negativos.

Si pensamos que esa red global de neuronas, sirve para conectar a todos los grupos y neuronas implicadas en los procesos cerebrales, es lógico deducir que exista un sistema de asamblea permanente, entre todas las neuronas de la red. Esta asamblea, no sería como una simple asamblea de seres humanos, donde sólo se expone algún asunto pendiente, que necesita consensuarse y resolverse sin mucha prisa. En la del cerebro sería como una asamblea continua, dinámica, de opinión o exposición, y al mismo tiempo de decisión inmediata, sobre las acciones que deban ejecutar la estructura muscular y locomotora. En esta asamblea, cada participante debe exponer su opinión, o a veces actuar rápidamente, si cree que le corresponde hacerlo. Esto es muy probable que sea así, ya que habrá muchas ocasiones en las que sea necesario, que el cuerpo sea conducido a realizar determinadas acciones, a veces en cuestión de un segundo o menos de tiempo.

La lógica nos lleva a pensar, que para que se pueda dar una coordinación perfecta, en el sistema nervioso del ser humano, todas las neuronas encargadas de la intercomunicación, de los movimientos y de las acciones de la conducta, necesitarán ver qué ocurre alrededor del individuo, en todo momento y en tiempo real, para saber qué acción deben emprender cada una, en cada segundo, y en cada situación. Sólo si las neuronas asesoras, mensajeras, ejecutivas y ejecutoras, que participan en la asamblea, ven y saben lo que ocurre a su alrededor, pueden predecir y decidir cuándo, cómo y por qué deben actuar en consecuencia. Pero para que esta coordinación pueda darse, es lógico pensar que cada participante debe estar viendo y oyendo, todo lo que ocurre en el interior o exterior del cuerpo. Y esto sólo puede ocurrir si se está proyectando en algún lugar de la red global.

Imaginemos pues que el cerebro funciona mediante una asamblea general, o videoconferencia, a la cual están conectadas las neuronas observadoras, las intérpretes, las lectoras y grabadoras de la información en la memoria, las asesoras y consejeras, las que accionan los músculos del movimiento y la locomoción, las influyentes, etc. Si es así, es lógico pensar que todas esas neuronas, reaccionarán cada una de acuerdo a la misión que tenga encomendada, y lo hará en el momento en que la necesidad de hacerlo aparezca proyectada en una pantalla. Si el sistema nervioso y el cerebro, funciona con un sistema de asamblea, no es necesario que haya una neurona o grupo que sea el único que tome todas las decisiones de cada acción. En este caso, todas trabajarán en automático, directas o en paralelo, para conseguir una meta global.

Lo más lógico es suponer, que las neuronas asambleístas que contienen información, unas sean las que envíen mensajes o presenten propuestas, proyectándolas en una pantalla, y otras den respuesta a las proyecciones, a una velocidad electrónica.

Y también es lógico suponer, que muchas acciones de la conducta, deben realizarse de inmediato y con precisión. Esto sólo puede ocurrir, si todas las neuronas asambleístas, ya sean sensoriales, asesoras o motoras, están conectadas a una asamblea permanente, y todas están viendo y sintiendo todo lo que ocurre dentro y alrededor del individuo, segundo a segundo. ¿Cómo podría suceder esto? Veamos la siguiente analogía.

Si en un país o nación, algunos grupos de individuos están entrenados y capacitados, para actuar y resolver determinadas situaciones, ya sea por iniciativa propia o por entrenamiento y condicionamiento, de acuerdo a normas establecidas, debemos suponer que en la población de neuronas del cerebro puede ocurrir lo mismo. Veamos varias situaciones, que posiblemente se den, en cuanto a la ejecución de cualquier movimiento.

Se sabe que en el cerebro hay neuronas motoras, o grupos llamados plexos nerviosos, que tienen a su cargo el mover ciertas partes del cuerpo como la cabeza, los brazos, las piernas, los ojos, las mandíbulas, etc. Aquí cabe preguntarnos, ¿qué grupo de neuronas toma la decisión de cuándo, cómo y por qué, deben ser ejecutados esos movimientos o esas acciones?

Lo más lógico es que pensemos, que todos los movimientos y acciones que realiza el cuerpo, los ordene una sola neurona o un grupo directivo. Pero si esto fuera así, todo lo que ocurre dentro y alrededor del cuerpo, tendría que estarlo viendo esa neurona o ese grupo, antes de que hiciéramos cualquier movimiento o ejecutáramos una acción. Este sistema sería muy difícil llevarlo a cabo, ya que en el cerebro se dan muchos procesos paralelos al mismo tiempo. Algunas acciones deben ser ejecutadas tan rápidamente, que sería muy tardada su ejecución si hubiera que recibir antes la orden de un jefe. Es más probable que se produzca una reacción mecánica, automática y encadenada, y ella pueda ser ejecutada por cualquier grupo de neuronas, en lugar de esperar a que lo decida un grupo dirigente. Por ejemplo, si se produce un ruido extraño, procedente de izquierda o derecha de nuestro cuerpo, el ruido será proyectado por el sistema auditivo, y las neuronas motoras correspondientes, al sentirlo o verlo proyectado, moverán la cabeza hacia el lado de donde procede el ruido. La reacción la impulsará un grupo de neuronas, que mediante un sistema procedimental, estén entrenadas para responder al estímulo, ya que debe ser tan rápida la respuesta, que no hay tiempo para que tenga que pasar antes, por un grupo de mando. Si hay un grupo de mando, que podemos imaginarlo como el yo consciente, este grupo probablemente sólo sea un observador de muchas de las cosas que estén sucediendo.

Veamos un ejemplo, sobre las decisiones que puedan tomar las neuronas motoras, en caso de que el sistema global funcione mediante una asamblea, o una especie de videoconferencia, para poner en marcha determinadas acciones musculares.

Supongamos que vamos caminando por la acera de una calle, hacia una meta determinada. Las neuronas motoras de los plexos encargadas de mover las piernas, la cabeza y los ojos, estarán atentas, en general, sólo a lo que sucede en el campo visual frontal. Todas las neuronas que participen en la conducta corporal, estarán observando en ese momento (en la pantalla), aquellas señales que sean recogidas y proyectadas por cada sistema sensorial, a medida que vamos avanzando.

Si nos llega alguna señal de peligro, procedente de esos campos, visual frontal y auditivo, como una pelota que viene hacia nosotros, o un perro que nos ladra, o cualquier otro objeto o señal amenazante, las neuronas motoras, que están viendo todo lo que se proyecte en la pantalla central, moverán el cuerpo si es necesario para esquivar un posible impacto. Pero si el objeto llega por nuestra espalda, o del espacio, como una maceta que cae de un balcón, o una teja del tejado, las neuronas motoras no realizarán ningún movimiento de esquivo, porque no lo han visto reflejado en la pantalla, ya que no tenemos ojos en la nuca ni en la coronilla de la cabeza. En ese caso, el objeto nos caerá encima.

Si en el momento en que se desprende la maceta o la teja, hubiera algún aviso sonoro, de alguien que grita, que está cayendo un objeto, este aviso aparecerá en la pantalla por conducto del sistema auditivo, las neuronas motoras verán el aviso en forma de sonido, girarán la cabeza hacia el cielo y rápidamente moverán también el cuerpo. Esta acción mecánica la puede efectuar el cerebro en cuestión de un segundo, porque actúa por medio de un impulso eléctrico, y de una reacción automática en cadena.

En el ejemplo anterior, podemos observar que la decisión no está tomada por un grupo director o consciente, o por un grupo jefe o de alto mando, si no que ha sido una decisión espontanea, generada por una reacción en cadena, de unas neuronas motoras, que actúan mediante un sistema o programa automático y mecánico.

Otro ejemplo que podemos poner, es que si estamos manipulando algún objeto y se nos escapa de las manos, intentaremos cogerlo antes de que caiga al suelo. Esta reacción la hacemos en una fracción de segundo, y no parece que haya intervenido la orden de un grupo directivo.

Y un ejemplo más sería el siguiente: si vemos que se nos acerca alguien, de frente, con una vela encendida, y nos la acerca a una mano, con la intención de quemarnos, nuestro yo consciente estará muy atento y pondrá en alerta a las neuronas motoras, para que retiren la mano de la vela antes de que nos toque la piel. En este caso, el proceso de retirar la mano a tiempo podemos pensar que ha sido ordenado por neuronas de un grupo consciente. Ahora supongamos que estamos contemplando algo, con las manos entrelazadas en nuestra espalda, y la llama de una vela roza nuestra piel, sin que nos hayamos percatado que alguien se nos acercó por la espalda, con una vela encendida. En este caso las neuronas motoras retirarán la mano de inmediato, por iniciativa propia, sin que haya habido una orden previa, de un grupo consciente. Aquí es lógico pensar que los receptores sensoriales de la piel, hayan proyectado el estímulo en una pantalla, y de esa proyección se haya derivado la acción de las neuronas motoras. Y si la proyección del estímulo, la están viendo otros grupos motores voltearán el cuerpo, y el grupo del yo consciente analizará la situación.

Si observamos detenidamente, nos parecerá obvio que la neuronas motoras, no parece que sean dirigidas por un grupo de neuronas del yo consciente, en determinados casos, más bien parecen reacciones directas, por iniciativa de las neuronas que impulsan los motores de acción. Y si esto fuera así, podemos deducir que esas neuronas impulsoras, actúan tan rápido porque estarán viendo lo que le está ocurriendo al cuerpo en cada momento, pero no directamente a través de los ojos.

La pregunta que debería surgir de los ejemplos anteriores es la siguiente: ¿cómo es que ven las neuronas motoras, lo que ocurre en el campo visual, si no están conectadas directamente a los ojos? ¿Y quién toma la decisión de actuar y mover el cuerpo de inmediato, cuando haya que hacerlo extremadamente rápido?

Sólo caben dos respuestas a las anteriores preguntas: una de ellas, que la señal que llega del nervio óptico, convertida en impulso eléctrico, recorra una vía larga, pasando por el núcleo geniculado lateral del tálamo, después por el núcleo del hipocampo, que graba el suceso, después del hipocampo, tal vez por el claustro, después a la corteza visual, (lóbulo occipital) de ahí a la zona de las neuronas motoras, (lóbulo parietal) y de estas neuronas a los músculos correspondientes, para que realicen la acción necesaria. Este proceso no parece muy lógico, por lo largo y lento que puede llegar a ser.

La otra respuesta, que la señal convertida en impulso eléctrico, al llegar al núcleo geniculado lateral, se despliegue, se convierta en imagen, se proyecte en una especie de escenario o pantalla, y sea vista por las neuronas motoras, por el hipocampo que graba el suceso, por la amígdala y por el yo, todos al mismo tiempo, ya que todos están conectados a la pantalla, a través de la red global. Esta segunda hipótesis parece más factible, pues sería más rápida al acortar el recorrido, y el tiempo en emprender la acción conductual. Si cada grupo que interviene en acciones de la conducta, está conectado a un lugar de proyección general, este realizará su acción de inmediato, sin recibir alguna orden.

Volviendo a la idea de que exista un sistema asambleario en el cerebro, recordemos que las neuronas que contienen los datos o la información y las experiencias vividas, son las que más abundan en el cerebro, (se dice que el 80% del total) y podríamos deducir que son las que más influencia tienen en la expresión del lenguaje, en las reflexiones, en las acciones personales y en las decisiones y movimientos de la conducta. Aunque esto no quiere decir, que la influencia de estas neuronas, sea permanente, exclusiva, definitiva o irrevocable.

Se dice que las neuronas que intervienen en la comprensión del lenguaje, en el pensamiento y en el diálogo, son las situadas en los lóbulos temporal y frontal, del hemisferio izquierdo. En estas zonas se encuentran las que contienen todas las letras, palabras, nombres y frases que hemos memorizado durante el aprendizaje, las que construyen el discurso hablado, y también las que asesoran y accionan a las neuronas de los motores del habla. También están las neuronas que contienen los recuerdos de todas las vivencias, las que aportan los mensajes, las que originan pensamientos e ideas, las que rememoran deseos almacenados o sugieren otros nuevos, las que avisan de los peligros o problemas futuros, las que llevan a cabo las rutinas, y las que nos recuerdan los compromisos y las obligaciones familiares y sociales, que nos hemos propuesto y prometido cumplir. Aún así, esto no quiere decir que las neuronas de estas zonas, tengan un rango superior a las otras. Podemos verlas como que ese es su trabajo de conjunto.

Veamos una recreación de este último grupo de neuronas, situadas en las zonas que hemos mencionado anteriormente, y que suponemos que actúan como ejecutivas, asesoras, consejeras o mensajeras.

A casi todos nos ocurre, que cuando estamos solos, relajados, con los ojos cerrados y en silencio, nos llegan automáticamente, pensamientos, imágenes o recuerdos, de hechos ocurridos en el pasado. Estos pensamientos pueden ser agradables o desagradables, y se suelen llamar espontáneos o automáticos.

También es probable que nos llegue, el aviso de un asunto que tenemos pendiente, y que permanece a la espera de darle una solución. O también puede llegar el recuerdo de un deseo antiguo o reciente.

A cualquiera que le preguntemos de dónde salen estos recuerdos o deseos espontáneos, dirá que estos surgen de la mente. Y si les preguntamos dónde aparecen, probablemente no sepan qué contestarnos. Estas respuestas son muy vagas. Pero si indagamos y pensamos que todas esas señales, son datos que hemos ido guardando en las neuronas de la memoria de largo plazo, podemos decir con más precisión, que estos recuerdos, proceden directa y específicamente, de cada una de esas neuronas de la corteza que los contienen.

Esa sucesión de datos espontáneos, son enviados y proyectados de uno en uno, por las neuronas que los contienen, a través de sus axones, y por lógica deben hacerlo en un lugar concreto establecido. La sucesión de datos proyectados, ha de ser similar a las secuencias de señales que emite la antena emisora de un canal de televisión, como las imágenes que vemos en las pantallas de los televisores. Sí las neuronas de la corteza, son las que guardan cientos de miles de datos, es lógico suponer que cuando un dato se hace visible, es porque la neurona que lo posee, está enviando una copia de su dato, a un lugar de proyección general establecido, a través de una vía de comunicación, directa o indirecta. Esto es algo parecido a lo que ocurre cuando pedimos un dato al disco duro del ordenador, y nos lo presenta en un lugar visible (la pantalla), enviando una copia.

Si partimos de la idea de que el sistema de circuitos o redes cerebrales, funciona como una gran asamblea o videoconferencia, compuesta por millones de neuronas conectadas a un lugar central (escenario o pantalla), todos los participantes de la videoconferencia deben estar contemplando todas las señales y movimientos que se están proyectando en ella continuamente. Debemos recordar, por si ello contribuye a hacer alguna deducción más precisa, que existen millones de cables (axones y dendritas) de ida y vuelta, entre las capas de neuronas de archivo de la corteza y los sub núcleos del tálamo. Es obvio pensar que estos millones de cables son para enviarse datos de unas neuronas a otras, y para proyectarlos también en algún lugar central.

Veamos un ejemplo de ejecución lenta o meditada. Supongamos que una de estas neuronas que contienen datos, a las que hemos llamado asesoras o mensajeras, nos presente en un momento dado, en el lugar de proyecciones (supuesta pantalla), el deseo de que nos tomemos una copa de vino, porque están pasando anuncios de una marca de vinos, en un programa de televisión que estamos viendo. Esta sugerencia podemos considerarla de tipo asociativo y no urgente, ya que es sólo la proyección de un mensaje sobre un deseo surgido espontáneo. Veamos una secuencia de ideas y acciones, que pudieran ocurrir en un determinado espacio de tiempo:

1) En principio, sin importar en qué zona de la corteza esté situada, la neurona que envíe el mensaje de tomarse una copa de vino, lo proyectará en lugar donde sea visto por las neuronas que impulsan los motores de acción.

2) Las neuronas motoras, verán la proyección del deseo y se pondrán en estado de alerta, para poner en marcha el sistema locomotor, por si hubiese que enviar el cuerpo a donde está la botella de vino y las copas.

3) Todas las demás neuronas ejecutivas, asesoras, consejeras y motoras, que también deben estar conectadas mediante la red, estarán viendo que está siendo proyectado, la petición de realizar un deseo. Si el mensaje del deseo sigue presente e insistente, las neuronas motoras tomarán la decisión de llevar el cuerpo hacia donde esté situado el vino, guiadas por las neuronas que saben dónde está situado el vino.

4) Pero también pudiera ocurrir que otra neurona asesora, consejera, sugiera por el camino, que es mejor tomarse una cerveza bien fría, ya que hace mucho calor. En ese momento, esta otra neurona asesora proyectará la sugerencia de la cerveza en la pantalla. En este caso, las neuronas motoras actuarán de acuerdo a la segunda proyección, desviarán la trayectoria, y dirigirán el cuerpo a donde está la nevera y la cerveza.

5) También pudiera ocurrir, que antes de el cuerpo llegue a la nevera sonara el teléfono, y otra neurona proyectará el deseo de contestar. En este caso las neuronas motoras llevarán el cuerpo hacia donde está el teléfono, obedeciendo a la última señal proyectada, antes de ir a donde está la nevera. Incluso podría ocurrir, que al contestar la llamada, se origine la urgencia de tener que salir de casa, para atender un asunto importante surgido de la llamada. Como podemos ver, la secuencia de mensajes que proyecten las neuronas de la corteza, y su aplicación a los eventos circunstanciales, hacen que el ser humano haga unas cosas o haga otras.

La recreación y análisis anterior, pueden ser un ejemplo del sistema de democracia cerebral, que hace que nos preguntemos: ¿quién decidió la acción de beber vino, o la de beber cerveza, o la de contestar antes el teléfono, o atender un asunto fuera de casa? ¿Fue el yo consciente el que proyectó el primer deseo, el segundo y el tercero, o fueron las neuronas motoras, que reaccionaron circunstancial y automáticamente a las proyecciones de otras neuronas ejecutivas, individuales? Al final fueron los últimos mensajes proyectados, los que hicieron a las neuronas motoras mover el cuerpo hacia otro lugar y asunto diferente al primer deseo. Parece obvio que en algunas decisiones de la conducta, puede que actúe un grupo especial de neuronas, y en otras un sistema mecánico, automático y encadenado.

Otro ejemplo de acciones, que parecen suceder independientes del yo consciente, podemos verlas cuando decidimos irnos a dormir. ¿Qué neuronas son las que toman la decisión, de iniciar el proceso que origina el estado de sueño, cuando ya estamos acostados en la cama? Pueden intervenir varios factores en la decisión, pero está claro que la decisión de irse a dormir la toma el grupo consciente, pero el estado del sueño no se establece por una orden del yo consciente, pues podemos observar que a veces nos da mucho sueño cuando no deseamos dormir, o cuando es inoportuno, y otras veces queremos dormir y no se produce el estado de sueño. El implantar el estado de sueño parece una acción automática, propiciada por un conjunto de grupos, que actúan por la combinación de una serie de elementos, factores y reacciones físico-químicas internas.

Se dice que el hipotálamo y el sistema SARA, son los dos grupos que regulan e influyen el estado de vigilia y del sueño, pero estos pueden iniciar el estado de sueño, pero no son los únicos que intervienen y deciden el tiempo y la profundidad del mismo, pues vemos que no parece que esté en ellos decidir cuantas horas debemos dormir, ni qué tipo de sueño tendremos, ni a qué horas debemos despertar, pues otros núcleos o diversos factores, pueden intervenir, como la influencia de alguna neurona que contiene alguna preocupación, o por el efecto de alguna toxicidad que se haya producido al consumir algún alimento o bebida, o por alguna otra circunstancia, como la de que unas neuronas fabriquen una pesadilla.

Por todos los ejemplos anteriores, podemos deducir que en el cerebro no parece que haya una neurona, o grupo de neuronas, que tengan el poder o el control total y exclusivo sobre las demás, en la toma de decisiones y en las acciones de la conducta. Todo parece obedecer a un conjunto de mecanismos o condiciones.

Si partimos de la creencia de que puede haber grupos de neuronas, que ejerzan de ejecutivas, de asesoras y de ejecutoras, estas puede que tengan más influencia que otras, en las decisiones y acciones de la conducta. Esto podemos verlo en el caso de que una de estas neuronas, incite a una persona a consumir productos que son perjudiciales para su salud, y consigue que lo haga con frecuencia. Por ejemplo, esto podemos verlo en aquellas personas que tienen alguna adicción al sexo, a la comida, el alcohol, al juego, a las drogas o a otros productos negativos y perjudiciales para la salud. Podemos decir que estas neuronas actúan, parecido a como actúan los llamados virus que se introducen en los ordenadores.

Un virus informático es un micro programa, con un código o instrucción, que se introduce en un ordenador, se instala en el disco duro, y crea una distorsión en la ejecución de los programas establecidos, o en los archivos del ordenador infectado.

En la comparación ordenador y cerebro, si alguna neurona muy influyente nos está creando un trauma psicológico, podríamos decir que esa neurona actúa parecido a como actúa un virus informático, y en este caso lo llamaríamos virus cerebral. Esto suele ocurrir en las personas de mente débil o fanática. Podemos llamarles virus porque son como una instrucción dada a una neurona ejecutiva, y esta interfiere en el sistema cerebral normal convencional. Algunas de esas neuronas (virales) son tan fuertes y persistentes, que pueden crear determinadas obsesiones y fanatismos en las personas, sin que ellas se den cuenta. Este es uno de los conceptos psicológicos, en los que se basan las terapias de Programación Neuroligüística, PNL y la Terapia de Cognición Conductual, TCC.

El director del Instituto Americano de Formación e Investigación (IAFI), Axel Persello, nos explica que *"un virus mental es como una creencia que se arraiga en el inconsciente, (*en una neurona de la corteza*) y no se puede o no se sabe, como desecharla o modificarla. Por más que la persona reciba datos de la realidad y de sus experiencias, no quiere o no logra darse cuenta de que dicha creencia puede o debe ser cuestionada".*

Ejemplos de virus mentales, son aquellos que crean estados obsesivos compulsivos, adictivos, reactivos, fanáticos, etc. Y también podríamos considerar como virus mentales, otros estados del pensamiento o sentimiento interno, como la culpa, el miedo, los celos, el resentimiento, la falta de empatía, etc.

Quedarse anclado en un trauma o hecho del pasado, también puede ser considerado como virus mental. Y también un deseo extremo de odio y venganza, si la persona que lo posee no consigue deshacerse de ese deseo, y lo mantiene hasta que consigue ejecutarlo.

Los virus mentales son difíciles de borrar ya que son procesos de neuronas muy insistentes y persuasivas. Sólo dándole a una nueva neurona, una nueva instrucción, totalmente contraria a la antigua, y dándole mucha fuerza y refuerzos continuos, se podrá contrarrestar el efecto de la antigua instrucción que está creando el problema. La nueva instrucción, a una nueva neurona, es como ponerle una barrera o contrapeso a la antigua neurona, pero esto es difícil de conseguir en algunas personas. Se necesita fuerza de voluntad, y que el consciente se de cuenta que tienen un problema, y además que tenga el deseo de resolverlo.

Hasta ahora, los ejemplos expuestos anteriormente, son aplicables a personas sanas mentalmente, que tienen todos sus grupos neuronales funcionando con normalidad. Pero veamos un ejemplo de una persona que tiene un trastorno mental, y durante un periodo de crisis, el grupo que hemos llamado el consciente, se le desconecta del sistema global y no participa en la asamblea.

"Hace algunos años, conocí a un joven de unos treinta años, que asistía a reuniones terapéuticas, en una asociación de personas diagnosticadas con una enfermedad mental llamada trastorno bipolar. Este joven contó que un día de su vida normal, sintió el deseo de marcharse a Alemania. Las personas que son afectadas por este trastorno mental pueden cometer actos absurdos y hasta peligrosos. Su conducta a partir del momento que aparece la crisis, se deriva de los deseos que aparezcan proyectados por las neuronas de la corteza, sin razonar o analizar las consecuencias que pueden tener sus actos, los cuales pueden llegar a ser absurdos y problemáticos. Suelen perder la razón y la memoria.

Y aquel día, sin decir nada a nadie, este joven cogió todo el dinero de que disponía, se fue al aeropuerto, compró un billete de avión y viajó hasta la ciudad de Múnich, Alemania. Cuando se le acabó el dinero que llevaba, no supo qué hacer, pero ya no encontró la forma de regresar a su casa, pues ni se acordaba de quién era, ni de que era mejicano, y acabó cantando canciones mexicanas en el metro de Múnich, pidiendo dinero. Luego conoció a una alemana, vivió un tiempo con ella y cinco años después, se acordó que era mejicano y pudo regresar a su país. Después de acudir a varios psiquiatras, fue diagnosticado como enfermo de trastorno bipolar".

Analizando la conducta extraña que de repente empezó a tener esta persona, es lógico pensar que su yo consciente, el que siente interpreta y razona, se desconectó de la red global o asamblea. Al no intervenir el grupo de neuronas que razona o analiza las sugerencias o deseos que proyectan las neuronas del bloque inconsciente, esta persona no actuaba con normalidad.

Este caso nos puede servir como ejemplo también, que si pensamos que el cerebro funciona como una asamblea permanente, mantenida por videoconferencia, nos pueden surgir algunas preguntas: ¿qué alcance tiene la independencia y libertad de decisión del libre albedrío de una persona? ¿Y quién depende de quién entre los grupos de neuronas del cerebro? Si existe una pantalla o plató, desde la cual se tomen casi todas las decisiones, derivadas de las señales que aparezcan en ella, en ese caso, el yo consciente se puede considerar como un grupo importante o acaso superior, pero al mismo tiempo dependiente de las neuronas que están proyectando la información, ya que podrá sentir, opinar y decidir, sólo sobre aquellas señales que se proyecten en la pantalla.

Veamos otros tipos de proyecciones, y su relación con el sistema global de intercomunicación, en especial con los dos grupos, que hemos considerado como los dos bloques (consciente e inconsciente) o componentes principales de los procesos cerebrales.

Pensamientos, mensajes y recuerdos

En general, todas las ideas, imágenes o datos que nos aparecen secuencialmente, en ese lugar del cerebro que sirve de proyección (supuestamente en una pantalla), y que lo hacen cuando no estamos enfocados en una tarea o en algo rutinario, se pueden considerar como pensamientos, mensajes o recuerdos aislados. Aquellos que aparecen de improviso suelen ser involuntarios, y pueden o no estar relacionados entre sí, o con lo que estemos haciendo.

Debemos hacer una distinción entre pensamiento, mensaje y recuerdo, pues el recuerdo es sólo la aparición de un dato o una imagen, el mensaje puede sugerir un deseo o aviso de hacer algo pendiente, y un pensamiento puede traer consigo un diálogo y una reflexión.

Veamos las correspondientes definiciones que nos da el diccionario:

"Pensamiento es la capacidad que tienen las personas de formar ideas y representaciones de la realidad en su mente, relacionando unas con otras. O también el conjunto de ideas propias de una persona, de una colectividad o de una época".

"Mensaje, en términos generales, es una comunicación que envía un emisor a un receptor.

"Recuerdo es la memoria que se hace o aviso que se da de algo pasado o de que ya se habló. Y también el proceso de hacer consciente un hecho, o un acontecimiento almacenado en la memoria".

Sobre la definición de recuerdo, podemos preguntarnos: ¿qué es hacer consciente un hecho que ocurrió en el pasado y que está almacenado? Es obvio que la neurona de la memoria que guarda el recuerdo de ese hecho, para hacerlo consciente tiene que proyectar una copia, en algún lugar del cerebro, donde pueda ser contemplada por otras neuronas o por el grupo observador o el yo consciente.

Recordemos que los hechos son situaciones o momentos biográficos, que en su día fueron recogidos, procesados y codificados, y también grabados o asentados en determinadas neuronas de la corteza.

Los recuerdos pueden ser espontáneos, o relacionados con algo que estamos haciendo, sin necesidad de hacer alguna reflexión sobre ellos. A estos se les puede llamar inconscientes, y son de escenas contempladas y grabadas en algún momento del pasado, o de momentos vividos.

Las llamadas imaginaciones, también pueden considerarse como pensamientos. Una imaginación es como una película, y un ejemplo puede ser el siguiente: supongamos que cierro los ojos y me digo "voy a subir a una torre y desde allí veré el mar y un gran barco en la lejanía". Inmediatamente podemos vernos subiendo los escalones de una torre, luego nos veremos arriba, aparecerá el mar y un gran barco a lo lejos.

Si nos fijamos en el ejemplo de la imaginación, veremos que todas las imágenes que aparezcan en una imaginación, seguramente las hemos visto con nuestros ojos en algún momento de nuestra vida, y deben tenerlas en su poder diferentes neuronas. Si cada neurona archivo va aportando una imagen, agregándola a una secuencia imaginada, todas las neuronas archivo que contengan imágenes, estarán viendo que en ese momento se está trabajando en una imaginación, para saber cuándo proyectar la suya, pues sólo así podrán insertar su imagen, cuando crean que les corresponde.

La imaginación también podríamos compararla con los ensueños, pues un ensueño es la proyección mental de una historia corta, imaginada por un grupo de neuronas que se activan por algún proceso automático, mientras otros grupos están desactivados. La diferencia estriba en que la fabricación de una imaginación, se hace en estado consciente o de vigilia, y la de un ensueño ocurre en estado inconsciente o de sueño. Esto nos quiere decir, que en las escenas del ensueño sólo participan algunas neuronas del grupo inconsciente, en este caso el que cuenta y proyecta, y en las de la imaginación participan los dos grupos, o sea, el que aporta la información, y el que está observando y la ha solicitado.

Estos ejemplos me llevan a pensar lo siguiente: que la zona del cerebro donde aparecen la información y las imágenes de los objetos reales y en tiempo presente, debe ser la misma que en donde aparecen las imágenes de los relatos imaginados y ficticios. Esto puede ser una muestra más, de que en la actividad cerebral, tanto las escenas reales como las ficticias, aparecen en una especie de escenario o pantalla.

Se han hecho estudios con escáner sobre la actividad del cerebro, comparando imágenes tomadas sobre un recorrido real físico, mirándolo con los ojos abiertos, y haciendo el mismo recorrido después, mentalmente y con los ojos cerrados. En las imágenes se ve que se activan las mismas neuronas, cuando el recorrido se hace con los ojos abiertos, que cuando se hace con el pensamiento. Esto nos quiere decir que el primer recorrido, lo hacen las neuronas del yo externo, con el sistema visual y el sistema de aprendizaje y grabación en la memoria, y el segundo en proyección de respuesta por las neuronas del yo interno y de la memoria.

En el libro "Neurociencia. La exploración del cerebro", de Mark F. Bear, podemos extraer el siguiente ejercicio que recomienda hacerlo con el ojo mental: *"Cree una imagen de la casa en la que vive, e imagínese caminando por ella, mientras cuenta las ventanas a medida que se las encuentra".* Y después añade: *"Hay evidencias que sugieren, que una visualización nos activa algunos de los mismos procesos que se activan por estímulos visuales externos. Así que las visualizaciones pueden servirnos de método para explorar la consciencia visual".*

Algunos pensamientos pueden crearnos preocupación, como aquellos que surgen espontáneos, inconscientes o involuntarios, y que nos recuerdan algún problema que aún no hemos resuelto. Otros pueden ser con el deseo o la intención de que hagamos algo negativo o malicioso. A estos pensamientos, los psicólogos y educadores les llaman intrusivos. Estos pensamientos suelen aparecer de improviso, sin ningún motivo aparente, y algunos pueden convertirse en atemorizantes, inquietantes y hasta obsesivos. Y sin duda deben ser proyectados por neuronas que contienen determinada información, aunque no nos acordemos cuándo fue que la adquirieron.

Algunos de esos pensamientos intrusivos, pueden ser generados por diferentes estados de ánimo, y a veces, si se repiten con mucha frecuencia, se vuelven obsesivo-compulsivos. Pero vuelvo a preguntarme, ¿de dónde salen los pensamientos, sean del tipo que sean? Es lógico que deduzcamos, que aquellas neuronas o grupos, (núcleo amígdala) que reaccionan con preocupación a las proyecciones negativas, no saben que lo que aparece proyectado, procede de neuronas de su propio cerebro y no del exterior. Por lo tanto, podemos deducir que las neuronas actúan de cierta manera, porque han sido programadas, para desempeñar una función, de acuerdo al impulso de un proceso automático.

También podemos deducir, que si hay neuronas que nos generan pensamientos negativos, maliciosos, esas neuronas no deben ser conscientes de qué es el bien o qué es el mal, o de qué es lo correcto o lo incorrecto. Ellas actúan individualmente, de acuerdo a un sistema de reacción automática a una proyección.

Aunque muchas de las decisiones de la conducta, sean impulsadas mecánicamente por esas neuronas ejecutivas y ejecutoras, del bloque del yo inconsciente, es lógico pensar que exista ese otro grupo o bloque especial de neuronas conscientes, que aplique el razonamiento, y si este grupo lo cree necesario, interferirá para hacer rectificaciones y modificaciones, en futuras decisiones. A esto podemos llamar algo así como el grupo que observa e interviene en la re programación de algunas ideas y creencias, y podríamos considerarlo como la base de las terapias llamadas programación neuronal lingüística PNL, y la terapia cognitiva conductual o TCC. En este caso, este bloque o grupo de neuronas que razona, actuaría haciendo sugerencias o dando nuevas instrucciones, a nuevas neuronas, para convertirlas en nuevas ejecutivas, y conseguir en el futuro actuaciones más convenientes o apropiadas para el individuo.

¿Cómo se consigue esto? ¿Cómo se crea una nueva neurona, que actúe como nueva ejecutiva, con nueva misión, corrigiendo y suprimiendo el poder que tiene la ejecutiva antigua? Suponemos que proyectando un nuevo modelo de actuación, sugerido por el grupo del yo consciente. Veamos algunos ejemplos, extraídos de experiencias personales.

Hace años tuve una experiencia sobre una emoción o sentimiento constante, que me causaba algún malestar e irritación. En aquellos días había pasado por momentos frustrantes y fuertemente decepcionantes, con mi primera pareja sentimental, los cuáles me producían un continuo sentimiento de rabia y rencor hacia ella. Sentía haber sido engañado y vapuleado, y este sentimiento me aparecía proyectado de vez en cuando. Este sentimiento de rencor y malestar, me duró hasta que un día, un psicólogo me sugirió que aplicara mentalmente el perdón. Con aquella sugerencia y reflexión, fue creada una o varias neuronas, con la consigna de que cada vez que apareciera el sentimiento de rencor, estas nuevas neuronas ejecutivas, me recordaran que era positivo y terapéutico aplicar mentalmente el perdón. Con el tiempo y la intervención con la proyección continua de la nueva neurona, el sentimiento de rencor dejó de aparecer.

¿Cuál es la deducción que podemos obtener del ejemplo anterior? Es de suponer que la neurona que proyectaba de vez en cuando el rencor, dejó de hacerlo cuando vio que ya no era necesaria su intervención, porque otra neurona novicia, con otra distinta instrucción, la había reemplazado.

Veamos otro ejemplo también sobre una experiencia personal.

Hace unos años probé unas galletas que me encantaron. Eran unas galletas sencillas, hechas con harina de trigo, mantequilla y azúcar, y me gustaron tanto que me compré una lata para comerme una de vez en cuando. Por aquellas fechas empecé a despertarme de madrugada con algo de estrés físico y dolor de cabeza, y no me podía dormir nuevamente, por lo que después de pasar por el baño, iba a la cocina, me tomaba medio vaso de agua y una aspirina, me sentaba en el sofá, y me dedicaba a leer o escribir un rato.

Una madrugada, cuando estaba en la cocina, una de las neuronas mensajeras, me proyectó el deseo de comerme una galleta, de las de mantequilla, y acto seguido lo hice de muy buen agrado. Parece que la neurona que me sugirió comerme una galleta, estaba muy atenta a mis movimientos, porque, en madrugadas posteriores, en cuanto entraba en la cocina, esta neurona me proyectaba el deseo de comer una galleta. A veces me proyectaba el mensaje, incluso antes de entrar en la cocina, cuando aún estaba en el baño. Y después de varios días, la misma neurona u otra vecina o compañera, me sugirió que me comiera dos galletas, pues estaban tan ricas, que una sola era muy poca cosa. Con el tiempo adquirí la costumbre de comer hasta tres o cuatro galletas, cuando me despertaba en la madrugada y llegaba a la cocina. Un día advertí que estaba subiendo de peso. Cuando me subí a la báscula comprobé que mi peso había aumentado cinco kilos. En ese momento, mi yo consciente hizo una reflexión: *"es necesario dejar de comer galletas de mantequilla. A partir de este momento tomaré sólo medio vaso de refresco de limón, y ni una sola galleta"*.

Parece que al hacer aquella reflexión, una nueva neurona tomó la consigna de proyéctame la idea de tomar refresco de limón, en lugar de comer tres o cuatro galletas de mantequilla. Y a partir de aquella reflexión, cuando llegaba a la cocina de madrugada, la antigua neurona ejecutiva, a veces, me proyectaba el deseo de comer galletas, pero enseguida llegaba el mensaje de la nueva neurona, de que se había tomado la decisión de no comer galletas. Desde aquella reflexión, no volví a comprar ni a comer galletas de ningún tipo, y poco a poco volví a mi peso normal. Unas semanas después de cambiar el hábito, la neurona que me proyectaba el deseo de comer galletas de mantequilla, ya no lo hacía ni lo hizo nunca más.

Resumen

A través de la lectura de este libro, hemos visto:

Que tanto una máquina como todo ser vivo, es un conjunto formado por pequeñas piezas o partes, que forman una unidad productiva. Pero los seres biológicos, después del nacimiento siguen evolucionando según sean sus necesidades, sus circunstancias y sus experiencias.

Que que el cuerpo humano es una máquina autopoyética de origen prehistórico y genético, totalmente inexperta antes de nacer, que se incorpora a la vida totalmente vacía de información cultural, y tiene que aprender y comprender, capturando la información que encuentre en su medio, interpretándola y reteniéndola, para crear con ella programas de comportamientos individuales y sociales.

Que el cerebro está operado por una población de seres diminutos e inteligentes, la mayoría de ellos constituidos desde la gestación, y que estos han sido entrenados y especializados, para realizar determinadas funciones. Algunas de estas funciones son automáticas, sistemáticas, espontáneas, con cierta independencia y autonomía.

Que las capacidades y actitudes de la máquina humana, dependen del trabajo cooperativo y comunicativo de los cien mil millones de seres neuronales, acoplados en grupos y módulos, e interactúan a través de una red de cables, por la cual se transmiten la información que se captura del medio ambiente, y de sus órganos internos. Y con la información retenida en las neuronas que fungen de archivo, desenvolverse lo mejor posible dentro de la sociedad a la que pertenezca.

Que esos cien mil millones de neuronas, son seres inteligentes, individuales, creados por los genes, que cada una está separada de las otras, con anatomía determinada, y con capacidades y funciones especializadas, similares a las de una videocámara, y que están predispuestas para realizar un trabajo específico.

Que el cerebro realiza cientos de procesos paralelos y automáticos, y cada decisión y comportamiento de la conducta, que pueda tener su vehículo, el cuerpo, dependerá, en determinadas ocasiones, de la neurona o grupo de neuronas, que crean que les toque actuar en ese momento.

Que no parece que haya en el cerebro, una neurona o grupo, que sea el único que dirija y ordene todos los actos de la conducta. El cerebro parece funcionar mediante el un sistema de conjunto de acciones realizadas por sus grupos, con multitud de programas y procesos paralelos, que convergen y se integran a una red global. Esta red es probable que funcione como una asamblea o una videoconferencia permanente, durante el estado de vigilia.

Que la conducta de cada ser humano no es ingénita, pues esta conducta se deriva de la conjunción de varios factores, anatómicos, culturales, circunstanciales, etc. Un factor importante es el derivado de la herencia genética, pero la mayoría parece ser originada por la propia experiencia.

Que por la información recibida, que suele proceder de los padres, familiares, maestros, religiosos, políticos, periodistas, publicistas, algunos charlatanes, oportunistas y muchas otras fuentes, el ser humano construye sus creencias y programas de su propia conducta. Estos programas, junto a su arquitectura neuronal, son los que originan, la forma que cada ser humano tiene de ver la vida, de expresarse y de actuar en su día a día.

Que podemos decir que la conducta de cada ser humano, surge del conjunto de programas computacionales, derivados de los datos e instrucciones recibidas. Y si la mayoría de los datos e instrucciones que recibe, proceden de infinidad de fuentes, sus decisiones están condicionadas a la naturaleza y esencia de esas fuentes. De acuerdo a esta definición, podemos deducir que el ser humano se va programando, por educación parental y familiar, pero en un alto porcentaje, por la intrusión informática, certera o errónea, mal o bien intencionada, de muchos elementos informativos, intencionados y circunstanciales.

Que es probable que en algunos lugares del cerebro haya escenarios o pantallas, donde se represente todo lo que ocurre dentro y fuera del cerebro, y desde ahí emanen todas las acciones del pensamiento y la conducta.

Que si equiparamos a las neuronas a las cámaras de video, y vemos que estas son inteligentes, podríamos suponer, que el sistema más rápido y efectivo para procesar la información y ejecutar las acciones de la conducta, deba ser a través de una especie de asamblea o videoconferencia permanente, durante el estado de vigilia.

Este sistema daría lugar a los diálogos, que creemos mantengan el grupo consciente con el grupo inconsciente.

Que los grupos y neuronas se desenvuelven según instrucciones genéticas, y se alimentan del flujo de información, ocasional, circunstancial, que reciben de los instructores externos y de la injerencia de sus propias neuronas. Y que de todos los miles de datos que están guardados en la corteza, sólo unos cuantos circulan en el momento presente, y no siempre son los mismos

Que un deseo puede derivarse de una experiencia placentera que haya experimentado una persona, o de la creencia de que una determinada acción, le proporcione un bien material o un estado agradable. Esta experiencia o creencia la guarda una neurona de la corteza, y la proyectará para que sea ejecutada, cuando lo crea necesario. La proyección de un deseo puede provocar una reacción en cadena, y llegar a producir un movimiento en la conducta, que le lleve a obtener lo deseado.

Que las neuronas pueden trabajar individualmente, o agruparse en conjuntos especializados, para realizar un determinado y específico trabajo individual o de grupo. Los conjuntos de neuronas se enlazan para realizar un determinado número de procesos con fines globales. Y con la integración de todos los grupos, actuando en perfecta sincronía, se produce un estado excepcional cerebral, al que podemos llamar estado consciente o presencia integral de la consciencia.

Que la consciencia, o el estado consciente, aparecen en el momento en que todos los grupos cerebrales, están conectados y en sincronía, y dependen en parte del leguaje. Si no tuviéramos la facultad de expresarnos por medio del lenguaje, no tendríamos el mismo nivel de consciencia que tenemos. Es muy probable que los antiguos homos sapiens, no tuvieran el mismo nivel de conciencia que el que tienen en la actualidad, antes de que apareciera en ellos el lenguaje.

En cuanto a la jerarquía y gobernabilidad, sobre todo en la comunicación y en los actos de la conducta, no parece que haya una neurona o grupo especial de neuronas, que tenga el control y el poder de decidir, en todas las acciones de la conducta, aunque es muy probable que sí haya un grupo o núcleo, que ejerza como el que siente, observa, analiza, propone, etc., y a este núcleo podemos llamar el componente principal de la consciencia.

De acuerdo a la idea del premio Nobel Daniel Kahneman, hemos visto que puede haber dos yoes, a uno lo hemos supuesto como el yo externo, o de asuntos exteriores, (yo consciente) y al otro el yo interno y sólo de asuntos interiores (yo inconsciente). La unión y sincronía perfecta de los procesos de estos dos conjuntos, hace que se de la condición para que los homos sapiens, seamos los mamíferos más inteligentes y racionales del planeta Tierra.

Y por último, el cerebro es considerado por algunos científicos, como una democracia, ya que cualquier neurona o grupo adherido a la red global, puede opinar o actuar en alguna determinada decisión, por impulso vital o que sea necesaria en caso de urgencia o circunstancia.

Bibliografía

Bear, Mark F., Connors, Barry, W., Paradiso, Michael, A. 2016. Neurociencia. La exploración del cerebro. Editorial Wolters Kluwer cuarta edición.

Córdoba Claros, María Angélica, 2017. Tesis doctoral sobre Arquitectura y conexiones talamocorticales del núcleo pulvinar medial, en el mono tití común. Facultad de Medicina de de la Universidad Autónoma de Madrid.

Damasio, Antonio, (2010) Y el cerebro creó al hombre. ¿Cómo pudo el cerebro generar emociones, sentimientos, ideas y el yo? Editor digital, Diegoan. ePub base r1.2

Delgado Barragán, José Elías. 2003. Fundamentos de la función visual. Máster en optometría y entrenamiento visual. Universidad El Bosque. Bogotá, Colombia.

Edelman, Gerald M., Tononi, Giulio. 2002. El universo de la consciencia. Cómo la materia se convierte en imaginación. Editorial Crítica. Título original: A Universe of consciousnes. How matter becomes imagination (2000)

Kandel, Eric R. 2007. En busca de la memoria. El nacimiento de una nueva ciencia de la mente. Ktz Editores. Buenos Aires, Argentina.

Kahneman, Daniel. (2012) Editor Digital: Sharadore, r1.2: No Tan Malo.

Kaku, Michio, (2016). El futuro de nuestra mente. Editorial digital: Un Tal Lucas. ePub Base r1.2

Llinás, Rodolfo. 2002. El cerebro y el mito del yo. Editorial Norma. Bogotá, Colombia.

Manes, Facundo, Niro, Mateo. (2014) Usar el cerebro. Conocer nuestra mente para vivir mejor. Edotor digital, Titivillus. ePub base r1.2

Maturana Romesín, Humberto. Varela García, Francisco J. 1998. De Máquinas y Seres Vivos. Editorial Universitaria, S. A. Santiago de Chile.

Méndez-Bértolo, Constantino. (2016) Primera prueba directa de reacción de la amígdala frente al miedo. Unidad de Información Científica y Divulgación de la Investigación. Universidad Complutense de Madrid.

Monserrat, Javier. 2006. Sobre la Antropología Neurológica, de Gerald Edelman. Discusión sobre su teoría de la mente. Universidad Autónoma de Madrid. Pensamiento. ISSN 0031-4749. Volumen 62, (2006), número 234, pp. 441-470.

Puig, Mario Alonso. (2010) Reinventarse. Tu segunda oportunidad. Editor digital, Titivillus. ePub base r1.0

Rubia, Francisco J. (2006) ¿Qué sabes de tu cerebro? Editor Digital, Titivillus. ePub base, r2.1

Sigman, Mariano. (2015) la vida secreta de la mente. Editor digital, Titivillus. ePub base r2.1

Tononi Giulio, Koch, Christof. 2014. Conciencia: aquí, allá y ¿en todas partes? Departamento de Psiquiatría, Universidad de Wisconsin, Madison WI, EE. UU. Instituto Allen de Ciencias del Cerebro, Seattle, WA, EE. UU.

Velayos, J. L., Moleres, F. J., Irujo, A. M., Yllanes, D., Paternain, B. Septiembre 2003. Bases anatómicas del sueño. Facultad de Medicina Universidad de Navarra. Departamento de Anatomía. Anales del Sistema Sanitario. Versión impresa ISSN 1137-6627.

Valverde García, F. Los sistemas reticulares del tallo encefálico. 1958. Revista Clínica Española. Tomo LXXI, 31 de octubre de 1958, Número 2.

Vergara, Ignacio, Saavedra, Myriam, Amador, Roberto, Lorenzana, Pablo, Parra de Ríos, Lucía. 1991. Los síndromes de lesión talámica. Acta Médica Colombiana, Volumen 16, número 6. Noviembre, diciembre, 1991. Unidad de Neurología del Centro Hospitalario San Juan de Dios de Bogotá. Colombia.